脊柱外科诊疗精要

王文君　编著

吉林科学技术出版社

图书在版编目（CIP）数据

脊柱外科诊疗精要 / 王文君编著. –– 长春 : 吉林
科学技术出版社, 2021.8
ISBN 978-7-5578-8548-9

Ⅰ.①脊… Ⅱ.①王… Ⅲ.①脊柱病 – 外科学 – 诊疗
Ⅳ.①R681.5

中国版本图书馆CIP数据核字(2021)第166180号

脊柱外科诊疗精要

编　　著	王文君
出 版 人	宛　霞
责任编辑	张　楠
助理编辑	张延明
封面设计	周砚喜
制　　版	山东道克图文快印有限公司
幅面尺寸	185mm × 260mm
开　　本	16
印　　张	14.5
字　　数	240 千字
页　　数	232
印　　数	1–1 500册
版　　次	2021年8月第1版
印　　次	2022年5月第2次印刷

出　　版	吉林科学技术出版社
发　　行	吉林科学技术出版社
地　　址	长春市净月区福祉大路5788号
邮　　编	130118

发行部传真／电话　0431-81629529　81629530　81629531
　　　　　　　　　　81629532　81629533　81629534
储运部电话　0431-86059116
编辑部电话　0431-81629518

印　　刷	保定市铭泰达印刷有限公司

书　　号	ISBN 978-7-5578-8548-9
定　　价	68.00元

目　录

第一章　脊柱基础知识

第一节　脊柱与脊髓的解剖与生理特点

人类脊柱由24块椎骨（颈椎7块、胸椎12块、腰椎5块），1块骶骨和1块尾骨借韧带、关节及椎间盘连接而成。脊柱上端承托颅骨，下联髋骨，中附肋骨，并作为胸廓、腹腔和盆腔的后壁。脊柱内部有纵向的椎管容纳脊髓。脊柱具有支持躯干、保护内脏、保护脊髓和进行运动的功能。脊柱内部自上而下形成一条纵行的脊管，内有脊髓。

前面观椎体自上而下渐加宽，第2骶椎最宽，与椎体的负重有关。自骶骨耳状面以下，重力传至下肢骨，体积渐缩小。

后面观椎骨棘突连贯成纵嵴，位于背部正中线。颈椎棘突短而分叉，近水平位；胸椎棘突细长，斜后下方，呈叠瓦状排列；腰椎棘突呈板状水平向后。

侧面观可见颈、胸、腰、骶四个生理性弯曲，颈和腰曲凸向前，胸和骶曲凸向后。

在正常情况下，脊柱有4个弯曲，从侧面看呈S形，即颈椎前凸、胸椎后凸、腰椎前凸和骶椎后凸。长期姿势不正和某些疾病（如胸椎结核、类湿性脊柱炎等）可使脊柱形成异常弯曲，如驼背。

一、组成部分

（一）概述

脊柱是身体的支柱，位于背部正中，上端接颅骨，下端达尾骨尖。

脊柱分颈、胸、腰、骶及尾五段，上部长，能活动，好似支架，悬挂着胸壁和腹壁；下部短，比较固定。身体的重量和所受的震荡即由此传达至下肢。

脊柱由脊椎骨及椎间盘构成，是一相当柔软又能活动的结构。随着身体的运动载荷，脊柱的形状可有相当大的改变。脊柱的活动取决于椎间盘的完整，相关脊椎骨关节突间的和谐。

脊柱的长度，3／4是由椎体构成，1／4由椎间盘构成。

（二）结构

脊柱由26块脊椎骨合成，即24块椎骨（颈椎7块、胸椎12块、腰椎5块），骶骨1块，尾骨1块，由于骶骨系由5块，尾骨由4块组成，正常脊柱也可以由33块组成。

这样众多的脊椎骨，由于周围有坚强的韧带相连，能维持相当稳定，又因彼此之间有椎骨间关节相连，具有相当程度的活动，每个椎骨的活动范围虽然很小，但如全部一起活动，范围就增加很多。

脊柱的前面由椎体堆积而成，其前与胸、腹内脏邻近，不但保护脏器本身，同时尚保护至脏器的神经、血管，其间仅隔有一层较薄的疏松组织。椎体破坏时，在颈部，脓液可聚集于咽后，或沿颈部下降至锁骨下窝，亦可沿臂丛至腋窝；在胸部可沿肋间神经至胸壁，亦可波及纵隔；在腰部可沿腰大肌筋膜下降，形成腰大肌脓肿，可流注至腹股沟下方，亦可绕过股骨小转子至臀部。

脊柱的后面由各椎骨的椎弓、椎板、横突及棘突组成。彼此借韧带互相联系，其浅面仅覆盖肌肉，比较接近体表，易于扪触。脊柱后部的病变易穿破皮肤。

在脊柱前后两面之间为椎管，内藏脊髓，其周围骨性结构如椎体、椎弓、椎板，因骨折或其他病变而侵入椎管时，即可引起脊髓压迫症，甚至仅小量出血及肉芽组织即可引起截瘫。

1. 椎间短韧带　很多在相邻椎骨的椎弓之间的叫椎弓间韧带，由弹性结缔组织构成，呈黄色，故又称黄韧带。黄韧带有很大的弹性，连接着相邻的椎板，协助椎板保护椎管内的脊髓，并限制脊柱的过度前屈。此外在各棘突之间、各横突之间，分别生有棘间韧带和横突间韧带。

2. 脊柱的长韧带　主要有三条：在椎骨前面的是前纵韧带，上连枕骨大孔前缘，下达骶骨前面，紧贴椎体和椎间盘前面，厚实而坚韧，对脊柱稳定有重要作用。椎体后面的后纵韧带长度与前纵韧带相当，与椎体相贴部分比较狭细，但在椎间盘处较宽，后纵韧带可限制脊柱过分前屈及防止椎间盘向后脱出的作用。在棘突尖上还有一条上下连续的棘上韧带，在胸、腰、骶部紧贴棘突末端，至颈部则呈板片状，将两侧肌肉分开，且由弹性结缔组织构成，特名之为项韧带。

环枕关节和寰枢关节是脊柱上端与颅骨之间的连接，又合称为环枕枢关节。

（三）相关功能

脊柱为人体的中轴骨骼，是身体的支柱，有负重、减震、保护和运动等功能。

1. 支持和保护功能　人体直立时，重心在上部通过齿突，至骨盆则位于第2骶椎前左方约7厘米处，相当于髋关节额状轴平面的后方，膝、踝关节的前方。脊柱上端承托头颅，胸部与肋骨结成胸廓。上肢借助肱骨、锁骨和胸骨以及肌肉与脊柱相连，下肢借骨盆与脊柱相连。上下肢的各种活动，均通过脊柱调节，保持身体平衡。脊柱的四个生理弯曲，使脊柱如同一个弹簧，能增加缓冲震荡的能力，加强姿势的稳定性，椎间盘也可吸收震荡，在剧烈运动或跳跃时，可防止颅骨、大脑受损伤，脊柱与肋、胸骨和髋骨分别组成胸廓和骨盆，对保护胸腔和盆腔脏器起到重要作用。另外，脊柱具有很大的运动功能。

2. 运动功能　脊柱除支持和保护功能外，有灵活的运动功能。虽然在相邻两椎骨间运动范围很小，但多数椎骨间的运动累计在一起，就可进行较大幅度的运动，其运动方式包括屈伸、侧屈、旋转和环转等项。脊柱各段的运动度不同，这与椎间盘的厚度、椎间关节的方向等制约因素有关。骶部完全不动，胸部运动很少，颈部和腰部则比较灵活。人在立正姿势时，通过身体所引的垂直重力线经过颈椎体的后方，在第7颈椎和第1胸椎处通过椎体，经胸椎之前下降，再于胸腰结合部越过椎体，经腰椎后方并穿过第4腰椎至骶骨岬再经骶骨前方、骶髂关节而传至下肢。脊柱的弯曲，特别是颈曲与腰曲，随重力的变化而改变其曲度。

脊柱背侧主要为肌肉，脊柱周围的肌肉可以发动和承受作用于躯干的外力作用。直接作用于腰背部脊柱的肌肉有背肌、腰肌。背肌分浅层和深层：浅层包括背阔肌、下后锯肌，深层包括骶棘肌、横突棘肌、横突间肌、棘突间肌；腰肌包括腰方肌和腰大肌。间接作用于腰脊部脊柱的肌肉有腰前外侧壁肌、臀大肌、臀中肌、臀小肌、股二头肌、半腱肌及半膜肌等。

二、形成过程

（一）脊柱形成

脊柱的发育是由中胚层的生骨节细胞围绕脊髓和脊索形成的。胚胎早期，每侧体节腹内侧面分出一团间充质细胞，为生骨节。生骨节逐渐移向中线脊索周围。起初生骨节组织的节段包绕脊索与体节对应，当进一步发展时，每个生骨节的尾端部分变致密，并和下位生骨节的头端连接起来，形成新的节段称椎骨原基，即后来的椎体。椎体形成后不久，在其背面伸出密集的间充质，形成神经弓，包围脊髓。腹面形成肋突，肋突在胸椎形成肋骨，在颈、腰椎与横突相合。椎骨原基形成软骨，后骨化为椎体。椎体中的脊索完全退化，但在椎间隙中央的脊索，却保留下来，增长并经过黏液样变性，形成髓核。髓核周围的纤维组织分化成纤维软骨环，与髓核共同构成椎间盘。临床上偶遇到骶尾部的脊索组织残留并异常生长而形成肿瘤，压迫周围组织产生腰骶痛及盆腔脏器功能障碍。

生骨节旁的生肌节组织，原来与生骨节位于同一节段，当生骨节重新组合之后，则处于两相邻椎骨间，并逐渐发育成脊旁肌肉。原位于生骨节间的动脉，此时处于椎体腰部，形成脊间动脉，即以后的肋间动脉及腰动脉。神经则位于两椎骨间，通过后来形成的椎间孔与脊髓相接，成脊神经。

出生时的椎骨在椎体和两侧椎弓各有一个骨化中心。出生后一年，胸、腰椎两侧椎弓完全融合。颈椎第2年初融合。骶骨较晚，在7～10岁融合，且常融合不良，形成脊柱裂。椎弓与椎体的融合,在颈椎为3岁,胸椎为4～5岁,腰椎6岁,骶椎7岁或更晚。次发骨化中心在青春期才出现。

脊柱的分节和包绕神经管,是一个复杂的演化发育过程,在发育过程中脊椎的发育缺陷可形成半椎、楔椎、蝶椎、融合椎、移行椎,是常见的脊椎畸形之一,更常见的发育障碍是两侧椎弓对合障碍形成的脊柱裂。较轻的脊柱裂多为腰骶椎骨的后弓没有合并,但脊神经正常,表面皮肤正常或仅有小凹,或有色素沉着及毛发,因临床无症状,常在X射线片中发现,称隐性脊柱裂;重者可同时有脊神经、脊膜或脊髓的膨出,产生相应的脊神经功能障碍。

在胚胎1～3个月时,脊髓和脊柱的长度一致,在以后的发育过程中,脊柱的生长迅速超过了脊髓,致脊髓末端在椎管内上升。在出生时其末端位于腰3(第3腰椎,下同)水平,至成人末端在腰1下缘,腰2以下的脊膜称为终丝,仍连于尾骨水平。随着这种生长不相称的结果,腰骶脊神经就从脊髓的发出处,斜行到相应的脊柱节段出椎间孔处,脊髓以下的神经呈马尾状,称为马尾神经。腰椎穿刺、碘水造影,均在此水平以下进行,以免刺伤脊髓。

(二)生理弯曲形成

新生儿的脊柱是由胸椎后凸和骶骨后凸形成的向前弯曲,这两个弯曲可以最大限度地扩大胸腔、盆腔对脏器的容量。婴儿出生时,颈部始呈稍凸向前的弯曲,当生后3个月,婴儿抬头向前看时,即形成了永久性向前凸的颈曲以保持头在躯干上的平衡。在生后的18个月幼儿学习走路时,又出现了前凸的腰曲,使身体在骶部以上直立。

1. 弯曲过程 这样的脊柱出现了人类所特有的4个矢状面弯曲:两个原发后凸和两个继发前凸。胸椎的后凸是由于胸椎椎体前窄后宽的结果,而颈部的继发前凸主要是由椎间盘的前宽后窄来构成的,其椎体则前后等高或前方稍矮。腰椎的前凸则除了椎间盘的前高后矮外,腰4及腰5椎体亦变得前高后矮;腰3椎体不定,仍多为方形,而腰1、腰2椎体仍适应胸腰段的后凸而呈后高前矮的形态。

完成四个弯曲的人类,脊柱在站立位时,重力线应通过每个弯曲的交接处,然后向下以髋关节稍后方,膝踝关节稍前方而达地面。腰椎前凸在每个人并不一致,女性前凸较大。

青年性圆背患者,或老年性驼背患者,为保持直立位,腰椎前凸亦增加。老年人椎间盘退变后颈椎及腰椎前凸可减少。脊柱的弯曲可协助椎间盘减少振荡,但却使支撑力减少,在弯曲交界处容易损伤(如胸12、腰10)及慢性劳损(如腰4、腰5)成为腰痛的易发病处。脊柱的前凸增加称前凸,常见于腰椎及骶骨水平位的人。过大的弧形后凸常见于胸部,如为骤弯则称为成角畸形,常见于骨折、结核。向侧方的脊柱弯曲称为侧凸。这些都影响脊柱的承重和传递功能,故为病理状态,可导致腰痛。

人类直立运动已有300万～500万年的历史,但直立后的脊柱仍不能完全适应功能的需要，特别是腰骶交界处的慢性劳损，常为腰痛发病的基础。

脊柱的四个生理弯曲：即颈曲、胸曲、腰曲及骶曲，颈曲凸向前、胸曲凸向后、腰曲凸向前、骶曲凸向后。

2. 脊柱负荷　脊柱的负荷为某段以上的体重、肌肉张力和外在负重的总和。不同的部位的脊柱节段承担着不同的负荷。由于腰椎处于脊柱的最低位，负荷相当大，又是活动段与固定段的交界处，因而损伤机会多，成为腰背痛最常发生的部位。

脊柱的负荷有静态和动态两种。静态是指站立、坐位或卧位时脊柱所承受的负荷及内在平衡，动态则指身体在活动状态下所施于脊柱的力。这些负荷需要相应的关节、韧带和肌肉来维持。

脊柱是一个有弹性的，可以伸屈的骨与软组织的综合性结构，上接颅骨，下至骶骨，由24个脊椎所构成，各脊椎以关节和韧带相连接，除枢、寰椎外，各椎体之间有椎间盘。

相邻二椎之间，两侧各有椎间孔，为脊神经和血管的通路。枢寰椎之间无椎间孔，第一对椎间孔在2～3颈椎之间，最下一对在第五腰椎与第一骶椎之间。上下关节突的功能，主要是控制或引导脊柱的运动方向。横突和棘突为韧带和肌肉所依附。胸椎横突有限制肋间运动的作用，其他脊椎横突可作为脊柱侧方运动或旋转运动的支点。韧带中最重要的是前、后纵韧带和黄韧带。前、后纵韧带由寰、枢椎至骶骨，固着于椎体的前、后面，并与椎间盘相连。黄韧带的作用是控制脊椎的运动，限制脊柱的过度前屈。躯干的肌肉，用以发动脊柱的运动，保持人体的直立姿势。在截瘫患者的功能性或姿势性代偿调解中，起到重要作用。

脊髓是人和脊椎动物中枢神经系统的一部分，在椎管里面，上端连接延髓，两旁发出成对的神经，分布到四肢、体壁和内脏。脊髓的内部有一个"H"形灰色神经组织，主要由神经细胞构成。脊髓是许多简单反射的中枢。

三、脊髓概述

脊髓是中枢神经的一部分，位于脊椎骨组成的椎管内，呈长圆柱状，全长41～45厘米。上端与颅内的延髓相连，下端呈圆锥形，随个体发育而有所不同，成人终于第一腰椎下缘或第二腰椎上部（初生儿则平第三腰椎）。临床上做腰椎穿刺或腰椎麻醉时，多在第3～4或第4～5腰椎之间进行，因为在此处穿刺不会损伤脊髓。

脊髓两旁发出许多成对的神经（称为脊神经）分布到全身皮肤、肌肉和内脏器官。脊髓是周围神经与脑之间的通路，也是许多简单反射活动的低级中枢。

脊髓系中枢神经的一部分。脊髓两旁发出许多成对的神经（称为脊神经）分布到全身皮肤、肌肉和内脏器官。脊髓是周围神经与脑之间的通路，也是许多简单反射活动的低级中枢。脊柱外伤时，常合并脊髓损伤。严重者脊髓损伤可引起下肢瘫痪、大小便失禁等。

脊髓位于椎管内，呈圆柱形，前后稍偏，外包被膜，它与脊柱的弯曲一致。脊髓的上端在平齐枕骨大孔处与延髓相连，下端平齐第一腰椎下缘，长40～45厘米。脊髓的末端变细，称为脊髓圆柱。自脊髓圆柱向下延为细长的终丝，它已是无神经组织的细丛，在第二骶椎水平为硬脊膜包裹，向下止于尾骨的背面。

脊髓的全长粗细不等，有两个膨大部，自颈髓第四节到胸髓第一节称颈膨大；自腰髓第二至骶髓第三节称腰膨大。

脊髓的表面有前后两条正中纵沟分为对称的两半。前面的前正中裂较深，后面的后正中沟较浅。此外还有两对外侧沟，即前外侧沟和后外侧沟。前根自前外侧沟走出，由运动神经纤维组成；后根经后外侧沟进入脊髓，由脊神经感觉神经元的中枢突所组成。每条后根在与前根会合前，有膨大的脊神经节。腰、骶、尾部的前后根在通过相应的椎间孔之前，围绕终丝在椎管内向下行走一段较长距离，它们共同形成马尾。在成人（男性），一般第一腰椎以下已无脊髓，只有马尾。

（一）内部结构

脊髓的横切面，显示有位于中央部的灰质和位于周围部的白质；脊髓的颈部，灰质和白质都很发达。

1. 灰质　呈蝴蝶形或"H"状，其中心有中央管，中央管前后的横条灰质称灰连合，将左右两半灰质联在一起。灰质的每一半由前角和后角组成。前角内含有大型运动细胞，其轴突贯穿白质，经前外侧沟走出脊髓，组成前根。颈部脊髓的前角特别发达，这里的前角细胞发出纤维支配上肢肌肉。后角内的感觉细胞，有痛觉和温度的第二级神经元细胞，并在后角底部有小脑本体感觉径路的第二级神经元细胞体（背核）。灰质周缘部和其联合细胞以其附近含有纤维的白质构成所谓的脊髓的固有基束，贯穿于脊髓的各节段，并在相当程度上保证完成各种复杂的脊髓反射性活动。

2. 白质　脊髓的白质主要由上行（感觉）和下行（运动）髓鞘神经纤维组成（纵行排列），分为前索、侧索和后索三部分。

3. 前索　位于前外侧沟的内侧，主要为下行纤维束，如皮质脊髓（锥体）前束、顶盖脊髓束（视听反射）、内侧纵束（联络眼肌诸神经核和项肌神经核以达成肌肉共济活动）和前庭脊髓束（参与身体平衡反射）。两侧前索以白质前连合相互结合。

4. 侧索　位于脊髓的侧方前外侧沟和后侧沟之间，有上行和下行传导束。上行传导束有脊髓丘脑束（痛觉、温度觉和粗的触觉纤维所组成）和脊髓小脑束（本体感受性冲动和无意识性协调运动）。下行传导束有皮质脊髓侧束亦称锥体束（随意运动）和红核脊髓束（姿势调节）。

5. 后索　位于后外侧沟的内侧，主要为上行传导束（本体感觉和一部分精细触觉）。颈部脊髓的后索分为内侧的薄束和外侧的楔束。

（二）脊髓的功能

1. 反射功能　脊髓是神经系统的重要组成部分，其活动受脑的控制。来自四肢和躯干的各种感觉冲动，通过脊髓的上行纤维束，包括传导浅感觉，即传导面部以外的痛觉、温度觉和粗触觉的脊髓丘脑束、传导本体感觉和精细触觉的薄束和楔束等，以及脊髓小脑束的小脑本体感觉径路。这些传导路径将各种感觉冲动传达到脑，进行高级综合分析；脑的活动通过脊髓的下行纤维束，包括执行传导随意运动的皮质脊髓束以及调整锥体系统的活动并调整肌张力、协调肌肉活动、维持姿势和习惯性动作，使动作协调、准确，免除震动和不必要附带动作的锥体外系统，通过锥体系统和锥体外系统，调整脊髓神经元的活动。脊髓本身能完成许多反射活动，但也受脑活动的影响。

脊髓发生急性横断损伤时，病灶节段水平以下呈现弛缓性瘫痪、感觉消失和肌张力消失，不能维持正常体温，大便滞留，膀胱不能排空以及血压下降等，总称为脊髓休克。损伤一周至数周后，脊髓反射始见恢复，如肌力增强和深反射亢进，对皮肤的损害性刺激可出现有保护性屈反射。数月后，比较复杂的肌反射逐渐恢复，内脏反射活动，如血压上升、发汗、排便和排尿反射也能部分恢复。膀胱功能障碍一般分为三个阶段，脊髓横断后，由于膀胱逼尿肌瘫痪而使膀胱括约肌痉挛，出现尿潴留；2~3周以后，由于逼尿肌日益肥厚，膀胱内压胜过外括约肌的阻力，出现溢出性尿失禁；到第三阶段可能因腹壁肌挛缩，增加膀胱外压而出现自动排尿。

脊髓半侧切断综合征表现为病灶水平以下，同侧以上运动神经元麻痹，关节肌肉的震动觉缺失，对侧痛觉和温度觉消失；在病灶侧与病灶节段相当，有节段性下运动神经元麻痹和感觉障碍。由于切断后索，病灶节段以下，同侧的本体感觉和两点辨别觉消失。由于切断锥体束，病灶节段水平以下，同侧出现上运动神经元瘫痪；由于锥体外系统的抑制作用被阻断，而脊髓后根传入冲动的作用明显，因而肌张力增强，深反射亢进，趾反射变为趾背屈。由于切断脊髓丘脑束，在对侧，相当于病灶节段以下一或二脊髓节段水平以下，痛觉和温度觉消失。由于切断节段的后根受累，同侧出现节段性感觉消失；而由于对上位节段产生刺激，于感觉消失区的上方，有节段性感觉过敏。由于侧角受累，可以出现交感神经症状，如在颈8节段受损害，同侧颜面、头颈部皮肤可有血管运动失调征象和霍纳综合征（瞳孔缩小、眼裂狭小和眼球内陷）。

脊蛙反射实验是指蛙在没有脑而只有脊髓的情况下，可以出现搔扒反射，而在没有脑，脊髓又受损的情况下，不能出现搔扒反射，这表明脊髓具有反射功能。同时，脊髓里的神经中枢也是受大脑控制的，人能有意识地控制排便和排尿就是一个例证。婴幼儿因大脑的发育尚未完善，对排尿道的抑制能力较弱，所以排尿次数多，而且容易发生夜间遗尿现象。

2. 传导功能　当尿液在膀胱内积存到一定量时，就会刺激膀胱壁上的感受器；使感受器产生神经冲动；神经冲动经过传入神经传到脊髓的排尿中枢；同时，神经冲动经过神经纤维向上传到大脑，使人产生尿意。在适宜的外界环境下，由大脑发出神经冲动经过神经纤维传到脊髓的排尿中枢，神经冲动再沿着传出神经到膀胱，引起排尿反射。如果外界环境不适宜（比如在课堂上），大脑就暂时抑制脊髓中的排尿中枢而不排尿。可见，脊髓还具有传导功能。

（三）脊髓形态

脊髓位于椎管内，其前端在枕骨大孔处于延髓相连，后端止于荐骨中部，呈背腹略扁圆柱状。椎动物背部正中从前向后走行的白色素状物，与脑相连，并和脑一起构成中枢神经系统。它和脑都是由神经管分化产生的。其中，心有纵行的连接脑室的中央管（analis centralis），围着中央管的灰质构成脊髓的内层，外层由白质构成。

脊髓表面有6条纵沟，前面正中的沟较深称前正中裂（anterior median fissure），后面正中的沟较浅称为后正中沟（posterior median sulcus）。前、后正中两条纵沟把脊髓分为对称的两半。在前正中裂和后正中沟的两侧，分别有成对的前外侧沟和后外侧沟。在前、后外侧沟内有成排的脊神经根丝出入，是由位于前灰柱的前柱细胞发出运动神经纤维形成，出前外侧沟的根丝形成31对前根［腹根（anterior root）］，入后外侧沟的根丝形成31对由感觉神经形成的后根［背根（posterior root）］。在后根上有膨大的脊神经节（spinal ganglia）。前、后根在椎间孔处汇合成1条脊神经，由椎间孔出椎管。

与每对脊神经前后要相连的一段脊髓称为一个脊髓节段（segments of spinal cord），因此脊髓分为31个节段：8个颈段、12个胸段、5个腰段、5个骶段和1个尾段。

按脊髓的节段出入脊髓，构成脊神经的末梢神经。在外侧柱有属于自主性神经系统的神经细胞。整个脊髓外面被与脑膜相连的脊髓膜包围，进而被藏在纵贯整个脊柱的椎管内。脊髓的横切面，头索类的呈三角形，圆口类的呈扁椭圆形，高等脊椎动物的为椭圆形。板鳃类，由于其髓鞘发达，故其灰质与白质可明显地区分开来。

两栖类以上的脊椎动物，在其发出前、后肢神经的部位已变粗大，分别形成起自颈髓第4节段到胸髓第1节段的部分组成的颈膨大（intumesentia cervicalis）和自腰髓第2节段到骶髓第3节段组成的腰膨大（intumensentia lumbalis）。

在胚胎3个月以前，脊髓和椎管的长度大概相等，所有脊神经根几乎都呈直角伸向相应的椎间孔，从胚胎第4个月起，脊髓的生长速度比脊柱缓慢，脊髓长度短于椎管，而其上端连接脑处位置固定，结果使脊髓节段的位置由上向下逐渐高出相应的椎骨，神经要向下斜行一段才达相应的椎间孔。腰、骶、尾段的神经要在未出相应的椎间孔之前，在椎管内垂直下行，围绕终丝形成马尾（cauda equina）。因此，脊髓的长度与椎管的长度并不一致，成人的脊髓终止于第1腰椎，只有浸泡在脑脊液中的马尾和终丝，故临床上常在第3、4腰椎棘突之间进行腰椎穿刺。腰神经、骶神经和尾神经在椎管的不同高度的位置上伸出椎间孔，呈束状走向末梢。

（四）脊髓躯体运动功能

1. 屈肌对侧伸肌反射　肢体的皮肤受到伤害性刺激时，该侧肢体出现屈曲运动，关节的屈肌收缩而伸肌弛缓，称为屈肌反射。屈肌反射具有保护性意义，使肢体屈缩而避开伤害性刺激。屈肌反射的强度与刺激强度有关，例如足部较弱的刺激只引起踝关节的屈曲；刺激强度加大时，则膝关节和髋关节也可发生屈曲。如刺激强度更大，则可在同侧肢体发生屈肌反射的基础上，出现对侧肢体伸展的反射，称为对侧伸肌反射。动物的一侧肢体屈曲，对侧肢体伸直，以利于支持体重，维持姿势。屈肌反射与对侧伸肌反射的中枢均在脊髓。

2. 牵张反射　当骨骼肌受到外力牵拉而伸长时，能反射地引起受牵拉的同一块肌肉发生收缩，称为牵张反射。由于牵拉的形式不同，肌肉收缩的反射效应也不相同，因此牵张反射又可分为腱反射和肌紧张两种类型。

（1）腱反射：是指快速牵拉肌腱时发生的牵张反射。例如，叩击膝关节以下的股四头肌肌腱，使该肌受到牵拉，则股四头肌发生一次快速收缩，称为膝跳反射；叩击跟腱使小腿腓肠肌受到牵拉，则该肌发生一次快速收缩，称为跟腱反射。腱反射的特点是，叩击肌腱时，肌肉内的肌梭（一种本体感受器）几乎同时受到牵拉，其传入冲动进入中枢后又几乎同时使该肌的运动神经元发生兴奋，于是该肌的肌纤维几乎同时发生一次收缩。临床上常检查腱反射来了解脊髓的功能状态，如果某一腱反射减弱或消失，则提示相应节段的脊髓功能受损；如果腱反射亢进，则提示相应节段的脊髓失去了高位中枢的制约。

（2）肌紧张：脊髓动物的骨骼肌仍然保持一定的肌肉张力，称为肌紧张，它也是一种牵张反射。肌紧张是由于肌肉受到缓慢而持续的牵拉而发生的，整个肌肉处于持续的、微弱的收缩状态，以阻止肌肉被拉长。肌紧张的意义在于维持身体的姿势，而不表现明显的动作。在肌紧张发生过程中，同一肌肉内的不同肌纤维轮换地进行收缩，因而能持久维持着肌紧张而不易疲劳。在正常情况下，人和动物的骨骼肌在无明显的运动表现时，也处于持续的、微弱的收缩状态，伸肌和屈肌都有一定的紧张性。但在直立姿势时，伸肌紧张处于主要地位；因为直立时，由于重力的影响，支持体重的关节趋向于被体重所弯曲，被弯曲的关节势必使伸肌受到牵拉，从而引起牵张反射，使伸肌的肌紧张加强，以对抗关节的屈曲来维持直立姿势。由于重力持续作用于关节，肌紧张也就持续地发生。

由于交感神经和部分副交感神经发源于脊髓侧角和相当于侧角的部位，因此，脊髓是部分内脏反射活动的初级中枢。在脊髓颈部第五节段以下离断的动物，手术后暂时丧失反射活动的能力，进入无反应状态，这种现象称为脊髓休克。脊髓休克的主要表现：在横断面以下的脊髓所支配的骨骼肌紧张性减低甚至消失，血压下降，外周血管扩张，发汗反射不出现，直肠和膀胱中粪和尿积聚，说明动物躯体与内脏反射活动均减退以至消失。以后，脊髓反射活动可以逐渐恢复，恢复的迅速与否，与动物种类有密切关系；低等动物，如蛙在脊髓离断后数分钟内反射即恢复，犬则需几天，而人类则需数周以至数月（人类由于外伤等原因也可出现脊髓休克）。反射恢复过程中，首先是一些比较简单、比较原始的反射先恢复，如屈肌反射、腱反射等；然后才是比较复杂的反射逐渐恢复，如对侧伸肌反射等。反射恢复后的动物，血压也逐渐上升到一定水平，动物可具有一定的排粪与排尿反射、发汗反射甚至亢进。这些均说明脊髓可以完成部分内脏反射活动，例如血管张力反射（维持血管紧张性以保持一定的外周阻力）、排便反射、排尿反射、发汗反射等。但是，这种反射调节功能是初级的，不能很好地适应生理功能的需要；例如，基本的排尿反射可以进行，但排尿不能受大脑控制，而且排尿也不完全。所以，内脏活动更完善的调节必须有较高级中枢的参与，同时也具有传导功能。

（五）脊髓的病变

1. **急性脊髓炎**　是非特异性炎症引起脊髓白质脱髓鞘病变或坏死，导致急性横贯性脊髓损害，也称为急性横贯性脊髓炎，以病损水平以下肢体瘫痪、传导束性感觉障碍和尿便障碍为临床特征。

急性脊髓炎亦称急性非特异性脊髓炎，同病变常为脊髓横贯性损害，故又称横贯性脊髓炎。本病属常见的脊髓疾病，一年四季各地均有散在病例发生，但以夏秋季较多，冬季少见，多数病例来自农村。

2. **脊髓损伤**　是一种致残率高、后果严重的疾病，直接或间接暴力作用于脊柱和脊髓皆可造成脊髓损伤。脊髓损伤占全身损伤的0.2%～0.5%。在房屋、矿山、公路、坑道倒塌事故中相当多见，在地震灾害中发病率高达10%，多伴于脊柱外伤与骨折，在脊柱骨折脱位中伴发脊髓损伤的约占20%。

和平时期的脊髓损伤多见于砸伤、摔伤、跌落伤、交通事故和运动性损伤等，绝大多数为闭合性损伤。战时脊髓损伤多为枪炮弹片伤、爆炸性损伤和刀刺伤，常为开放性损伤。虽然损伤局限，因与外界相通，感染的危险较大。

对脊髓损伤的处理原则是尽可能恢复脊髓功能，预防各种并发症的发生，闭合复位，保持脊柱的稳定性，进行椎板切除和脊髓前路减压术，重建脊髓性瘫痪的感觉、运动功能，恢复患者的劳动力和有效地降低残疾率。

3. **脊髓肿瘤**　亦称椎管内肿瘤，包括起源于椎管内不同组织，如脊髓、神经根、脊膜或椎骨的各种瘤样病变。小儿椎管内肿瘤的发病率较颅内肿瘤明显降低，其中成人较为常见的脊膜瘤和神经纤维瘤在儿童尤为罕见，而胚胎残余组织的肿瘤（上皮样囊肿和皮样囊肿）则好发于儿童期。椎管内肿瘤可发生在脊椎的任何节段。临床主要表现为肿瘤所在平面的神经根损害及该水平以下的长束受累的症状和体征。椎管内肿瘤是指生长在椎管内的各种组织如脊髓、脊膜、神经根、血管和脂肪组织的原发性或继发性肿瘤。

近年来，随着选择性脊髓血管造影和显微外科技术的不断开展，对脊髓肿瘤的诊治可以说进入了一个划时代的新纪元。

椎管内肿瘤的发生率据国外统计为2.5人／10万人口，国内约占神经系统疾病住院患者的2.5％。与颅内肿瘤的比例为1：（6～10.7）。如按脊髓和脑体积的比值1：8计算，两者发生肿瘤的机会是相当的。因此，椎管内肿瘤并非少见，而且绝大多数是良性肿瘤，如能及早诊治，疗效是满意的。

4. 脊髓空洞症　就是脊髓内有空洞形成，是一种缓慢进展的脊髓退行性病变。大部分学者认为本病由先天性发育异常所致，空洞的形成可能是由于机械因素，在压力影响下脑脊液从蛛网膜下腔沿着血管周围间隙进入脊髓内所造成，由于脊髓形成病理性空洞并有胶质生成，所以其正常的功能如感觉传导、运动传导、躯体营养反射活动等就会发生明显的障碍。此外，本病也可以发生在延髓，出现延髓空洞。

第二节　脊柱的生物力学

脊柱疾病和损伤与脊柱受力的异常有明确关系，而康复治疗和预防也需要对脊柱运动的生物力学有清楚的了解。

一、结构特征

脊柱是人体运动的主轴。由多个椎体、多重关节（椎间关节、椎小关节）、众多肌肉和韧带紧紧围绕生理弯曲，以满足脊柱的坚固性和可动性（柔韧性）。其活动有三维方向（前后、左右、旋转）和6个自由度（3个平动、3个转动）。

二、位置特征

颈段支撑头颅，重心处于颈部前2／3和后1／3的交界处；胸段重心偏后（胸廓前后径的后1／4），与胸廓共同分解胸以上躯体的重量。腰段居中，甚至前凸，以支撑体重。

三、解剖特征

椎管：椎骨构成一个可褶曲的有效管腔以容纳延髓和脊髓。

（一）椎骨

由椎体、椎弓、上下关节突、棘突和横突构成。椎体是椭圆形短扁骨，一圈致密的骨皮质包围海绵状的髓质（松质骨），上下骨皮质中有较厚的软骨板衬垫，边缘由较厚的环形衬板构成。椎体的骨小梁除按应力线斜行交叉外，还可看到一组从椎体上面向后延伸，至椎弓根水平时呈扇形分布于下关节突与棘突，另一组则从椎体下面向后延伸到椎弓根水平时呈扇形分布于下关节突与棘突。椎体前缘最薄弱，易于发生压缩性骨折。横突和棘突作为脊柱肌肉的附着点，是脊柱动态稳定性的基础之一。

（二）椎间盘

内部为髓核，外部为纤维环。髓核为半液态，由富亲水性的葡萄糖胺酸聚糖的胶状凝胶所组成。除了下腰椎的髓核位置偏后外，髓核均位于椎间盘的正中。纤维环为多层致密的结缔组织彼此斜行交织而成，自边缘向心分布，致密的纤维环开始是垂直的，越接近中心越倾斜，到中心接触髓核时，几乎近水平走向，并围绕髓核成椭圆形。椎间盘受压时，髓核承受75％的压力，其余25％的压力分布到纤维环。髓核还同时具有稳定脊柱运动的功能，在伸展运动时，上方椎体向后移位，缩减了椎间隙后缘，髓核受挤向前方偏移。在前屈运动时，正好相反，从而使椎体获得较强的自稳性。椎间盘总厚度约为脊柱全长的25％。白天站立和行走的压力使髓核丧失少量水分，而在睡眠或休息时由于髓核压力减小，水分又得到重储存。因此早晚身高有2厘米的差异。20岁以后髓核对水分重储存能力减退。由于提重物和年龄增长产生的微损伤使纤维环的纤维成分增加，而能复原的弹性成分相对减少。因此30～50岁的成年人纤维环易遭受损伤，继后髓核脱出而压迫神经根。

（三）椎小关节

椎小关节由相邻椎体的上下关节突构成，和椎间盘的载荷分配随脊柱位置而异，一般承受0～30％的脊柱载荷。脊柱过伸位时小关节突承载力显著增加。

（四）脊柱韧带

有前纵韧带、后纵韧带、棘间韧带、棘上韧带和黄韧带。韧带主要作用于脊柱的静态稳定性。大多数脊柱韧带由延伸度较小的胶原纤维构成。黄韧带含有较高比例的弹力纤维。韧带还作用于拉伸载荷在椎体间的传递，使脊柱在生理范围内以最小的阻力进行平稳运动。

运动节段：由两个相邻的椎体、椎间盘和纵韧带形成节段的前部。相应的椎弓、椎间关节、横突和棘突以及韧带组成节段的后部。椎弓和椎体形成椎管以保护脊髓。运动节段是脊柱的最小功能单元。前部：椎体的设计主要是为了承担压缩负荷，上部身体的重量加大时，椎体就相应变得更大，因此腰椎的椎体比胸椎和颈椎的椎体要高，其横截面积也大一些。腰椎椎体的尺寸增大，使它们能承受这部分脊柱所需的较大负荷。后部：后部控制运动节段的运动。运动的方向取决于椎间小关节突的朝向。第1、2颈椎小关节突朝向横面，其余颈椎的椎小关节突均与横面呈45°夹角而与额面平行，从而能够屈曲、伸直、侧弯和旋转。胸椎小关节突的朝向与横面呈60°，与额面呈20°夹角，使其能侧弯、旋转和少许屈伸。腰区椎小关节突的朝向与横面呈直角，与额面呈45°，使其能屈伸和侧弯，但不能旋转。腰骶小关节突的朝向和形状使之能有某些旋转活动。

（五）脊柱偶连运动

脊柱运动一般是几个节段的联合动作，称之为偶联运动。影响偶联运动的骨性结构有胸廓和骨盆，胸廓限制胸椎运动，骨盆倾斜可以增加躯干的运动。脊柱运动的正常范围差异很大，有较强的年龄因素。脊柱整体屈曲50°～60°，起始于腰椎。骨盆前倾和髋部屈曲增加脊柱前屈范围，胸椎的作用有限。虽然胸椎小关节的形状有利于侧弯，但肋骨限制其活动。脊柱旋转主要发生在胸椎和腰骶部，腰椎的旋转十分有限。

（六）脊柱负荷

腰椎是脊柱主要的承重部位。放松直立位时，椎间盘压力来自椎间盘内、被测部位以上的体重和作用在该运动节段的肌肉应力。躯干屈曲和旋转时椎间盘的压应力和拉应力均增加。腰椎载荷在放松坐位高于放松直立位，有支撑坐位小于无支撑坐位。仰卧位时脊柱承载最小。仰卧位膝伸直时，腰肌对脊柱的拉力可以在腰椎上产生载荷。髋和膝关节有支撑屈曲时，由于腰肌放松使腰椎前凸变直，载荷减小；附加牵引时载荷可以进一步减小。患者仰卧、髋和膝关节支撑下屈曲、脊柱前凸变平，牵引力可更为均匀地分布到整个脊柱。携带重物时，物体重心与脊柱运动中心之间的距离越短，阻力臂越短，脊柱载荷越小。身体前屈位拿起重物时，除了物体重力外，上身重量也产生脊柱剪力，增加脊柱载荷。

［举例］体重70千克，提起20千克重物，脊柱前屈35°，作用在腰骶部及腰椎的力：

①上身重力（W）450牛顿（约为65％体重）。②物体重力（P）200牛顿。③竖脊肌收缩力（M）。腰椎发生两个力矩，即力W和力P以及它们与瞬时运动中心的距离（力矩W×Lw和P×Lp）。反向平衡力矩（力矩M×LM）由力M以肌与它瞬时中心的距离产生，力W的力臂（力与瞬时中心的垂直距离）为0.25米，力P的力臂为0.4米，力M的力臂为0.05米。身体处于平衡状态时，作用在腰椎上的力矩之和必须为0（把顺时力矩规定为正，逆时针力矩为负）。

$\sum$力矩 = 0；（W×Lw）+（P×Lp）–（M×Lm）= 0

（450 N×0.25 m）+（200 N×0.4 m）–（M×0.05 m）= 0

M×0.05 m = 11 – 2.5 Nm+80 Nm

M = 3850 Nm

作用在椎间盘上的总压缩力（力C）可用三角形法计算。若椎间盘与横面倾斜35°，力C为作用在椎间盘上压缩力之和，包括：①上身重量（W）所产生的力，它作用在35°倾斜的椎间盘上（W×cos35°）。②物体重量（P）产生的力，它作用在倾斜的椎间盘上（P×cos35°）。③竖脊肌（M）产生的力，呈直角作用于倾斜的椎间盘。椎间盘（C）总压缩力也可通过平衡公式求出。

$\sum$力 = 0；（W×cos35°）+（P×cos35°）+M – C = 0

（450N×cos35°）+（200N×cos35°）+3850N – C = 0

C = 365.5+163.8+3850（N）

C = 4382 N

不同姿势下腰（L3）椎间盘所受的力牛顿（N）

仰卧位	受力（N）	坐位	受力（N）
仰卧清醒	250	直坐（无支持）	700
半卧位	100	坐位100°，腰部靠垫4cm	450
腰麻或截瘫	80	坐位100°，有扶手	400
被动牵引30秒	250	坐位100°，有靠背和脚踏板	500
被动牵引3分钟	<100	坐办公椅内	500
自体牵引	500	起坐无扶手	1000
仰卧上肢练习（手握20N重物）	600	起坐有扶手	700
仰卧起坐（大范围）	1200	坐办公椅握20N重物	700
双腿抬起	800	腰前屈每手握100N重物	1400
仰卧起坐（小范围，等长收缩）	600	上举50N重物	1400
头低位床面倾斜10°	300		

站立位	受力（N）
放松站立	500
咳嗽	700
挺胸大笑	700
平跳	700
腰椎前屈20°	700
腰椎前屈40°	1000
腰椎前屈20°，每手握100N重物	1200
腰椎前屈20°，旋转20°，每手握50N重物	2100
上举100N，跪、躯干挺直	1700
前平举100N，腰椎前屈，屈膝伸直	1900
前平举100N	1900
腰椎前屈30°，前平举每手40N重物	1700
腰围支持下腰椎前屈30°，每手举40N重物	1200

（七）运动对腰椎载荷的影响

所有运动都会增加腰椎载荷。竖脊肌和腹肌运动训练应在脊柱载荷适合的条件下进行。双腿直腿上抬时腰方肌的活动最大，并使脊柱前凸。屈髋、膝限制腰肌活动后再行仰卧起坐，可以有效地训练腹肌，但也使腰椎间盘压力增加。若活动范围仅限于躯干屈曲，头和肩只抬高到肩胛带离开桌面的位置，以排除腰椎运动，使腰椎载荷减小。胸前抱膝运动使腹外斜肌和腹直肌活动。

（八）骶髂关节

骶髂关节的韧带损伤、多动或少动、炎症等是下腰疼痛的主要原因。骶髂关节为平面关节。骶骨关节面覆有透明软骨，而髂骨关节面表面为纤维软骨；关节腔内有滑液，并有关节囊。随年龄增长，骶髂关节的骨赘和关节强直的发生率很高，主要在男性，女性发生率极低。骶髂关节运动范围平均4°。骶髂关节的骨性结构和强厚广泛韧带的结合形成了关节的自锁机制。当压力增加导致骶骨在髂骨表面向下运动和后韧带紧张，将两侧髂骨向中间靠拢，像钳子一样将骶骨夹得更紧阻止髂骨的下降。

（九）肌肉作用

头、颈和躯干肌在中线两侧成对排列，两侧肌收缩产生矢状面上的前屈和后伸运动。一侧肌收缩则在额状面或横断面产生侧屈或旋转运动。承受重力、附肢肌收缩以及地面的反作用力时，颈肌和躯干肌协同收缩稳定椎骨。

1. 头和脊柱平衡　相关的肌肉包括：前：枕下肌、头长肌、颈长肌、斜角肌、胸锁乳突肌、腹直肌、腹内斜肌、腹外斜肌和腰大肌。后：枕下肌、横突棘肌和竖脊肌。外侧：斜角肌、胸锁乳突肌、腰方肌、腰大肌、腹内斜肌和肋间肌。放松坐位或直立位时，这些肌肉仅有与姿势摆动有关的小量周期性活动。头、躯干和上肢的重心移动或推拉躯干可直接激活肌收缩使躯干恢复平衡。

2. 躯干运动和椎骨稳定　横突棘肌和竖脊肌的主要功能是脊柱后伸时协同稳定脊柱。闭链运动中腰大肌是主要动作肌和躯干固定肌。躯干肌的重要功能是固定胸廓、骨盆和脊柱，使肢体运动时可稳定颈部、肩部和髋部肌肉的起点。

3. 前屈和抬高（膝伸直）　当人站立屈髋去触脚趾时，发生伸髋肌（主要是腘绳肌）和竖脊肌的离心收缩来控制屈髋和脊柱的向前弯曲。这些肌肉的向心收缩，使躯干恢复直立位。当躯干前屈全程的2/3时，肌电图可见竖脊肌突然抑制现象，一直持续到躯干恢复直立位的1/3，称为"临界点"，其平均值为屈躯干81°。当将重物放下去或从地面提起时，临界点的角度稍有增加。

4. 蹲起和蹲下　从地面上提起物体的一种方法是屈膝、屈髋以及背屈踝关节。蹲起可用两种骨盆和脊柱的位置：①腰部脊柱前凸位的骨盆前倾。②脊柱后凸位的骨盆后倾。根据躯干的位置，在提物时竖脊肌的肌电活动是不同的。当躯干在脊柱前凸位，肌电活动大于屈曲位，最大肌电活动在提物开始时。蹲下则需小腿三头肌、股四头肌和伸髋肌的离心收缩，当脊柱前凸位时还伴有竖脊肌的等长收缩。当脊柱在后突位膝伸直屈髋时，竖脊肌的肌电活动减弱和抑制。如在脊柱后凸位提物时，竖脊肌在提物开始时无肌电活动，而峰值在提物的中段。

5. 肢体功能性活动　用上肢来抬高身体的动作有引体向上、俯卧撑、从坐位推起、拐杖行走等。这些运动的主动肌是肘关节屈肌（引体向上）、肘关节伸肌（推起）、肩关节内收肌和伸肌以及降肩胛骨肌的向心收缩，腹肌和躯干伸肌的等长收缩也同样重要。当脊髓损伤造成腹肌和躯干肌麻痹时，不管患者的手臂有多强健也不能抬高躯体。在手臂固定的闭链运动中，背阔肌（$C_3 \sim C_6$）和腰方肌（$T_{12} \sim L_1$）提供强大作用力使骨盆接近臂或胸廓。站起和坐下、深屈膝、上楼或下楼均有相似肌活动的形式。从坐或蹲位上站立或上一级楼梯都需股四头肌的向心收缩来伸膝以及伸髋肌特别是腘绳肌的向心收缩来伸髋。竖脊肌相关的等长收缩来保持和头和脊柱的直立位。下降身体去坐或蹲下或下一级楼梯则需股四头肌和腘绳肌的离心收缩来屈膝、屈髋以及竖脊肌的等长收缩。开链运动中股四头肌和腘绳肌有拮抗关系，但在支持、抬高或下降身体的闭链运动中改变为协同收缩。推或拉物体（抽屉或门）需躯干高度稳定，以产生有效的推拉力。推的动作使腹肌和屈髋肌活动，这样躯干不能伸直，而拉则背和髋伸肌活动，所以躯干不能屈。俯卧撑的撑上期主要动作肌为伸肘肌、盂肱关节的内收肌和伸肌以及肩胛骨的外展肌的向心收缩。为了维持挺直的躯干，前面有腹肌、屈髋肌和伸膝肌的等长收缩。除竖脊肌保持颈部伸直外，其他的背肌相对不活动。上肢的肌离心收缩，躯干前部的肌和小腿肌继续等长收缩，来使躯体回到原来的位置。

（十）胸腰筋膜（胸背筋膜）

这是非常强健的结缔组织，联结肋骨、椎骨、髂骨和骶骨以及韧带系统和躯干肌，作用于提举重物越过头和用高速投掷物体时稳定躯干。胸腰筋膜有前、中、后三层。前层最深，附于腰椎横突向外覆盖腰方肌。中层由强健的横行纤维组成，内侧附于腰椎横突，外侧附于第12肋和腹横肌。后层覆盖于背部，内侧附于棘突和棘上韧带，上方与夹肌的筋膜交织，下方附于骶骨，并与臀肌的筋膜交织，外侧附于肋骨和髂骨；在外侧中央成为腹内斜肌的起点。

第三节　脊柱患者的检查

检查脊柱时，应脱去上衣，双足并拢站立位，双下肢直立，双手自然下垂，背面视诊。

一、脊柱

是否正中，有无侧凸畸形，上身倾向何侧。脊柱侧凸，应记明侧凸的方向及部位C形、反C形、S形或反S形；两肩是否等高，双髂嵴上方是否水平。上身移向何侧，可从第7颈椎棘突垂一条直线来估计移位的程度。

脊柱侧凸可分为：

1. 姿势性侧凸　见于儿童发育期坐位姿势不良、椎间盘脱出症、脊髓灰质炎后遗症等，如站立位有侧弯而在坐位或卧位消失时，可因两下肢不等长所致。

2. 器质性侧凸　见于枸偻病、慢性胸膜增厚、胸膜粘连及肩部畸形等病变，改变体位不能使侧凸得到纠正。

二、背肌情况

正常及经常锻炼者，背肌在脊柱两旁隆起，中央呈现一条沟状。经常在弯腰位工作或缺乏锻炼者背肌萎缩，两侧背肌变平而中央的棘突呈一条隆起，日久易产生驼背及腰背韧带劳损。此外，应注意双侧骶棘肌是否对称、有无萎缩或痉挛。凡腰痛的患者，如腰椎结核、急性扭伤等，常有腰肌痉挛。

三、自动运动

脊柱的运动主要在颈椎及腰椎，它的运动包括前屈后伸，左右侧屈及左右旋转。检查颈椎时应固定双肩，使躯干不参与运动。

检查胸椎活动度可先固定骨盆再转动肩部，以深呼气和呼气胸围之差作为胸部扩张度，一般正常值为5厘米；若胸部扩张度消失，往往提示肋骨后关节与胸椎间的异常，多见于强直性脊柱炎。

第四节　脊柱的辅助检查

一、核磁共振

（一）核磁共振的成像原理

核磁共振成像术又叫磁共振成像术，简称核磁共振、磁共振或核磁，是20世纪80年代发展起来的一种影像检查技术。它的全称是核磁共振电子计算机断层扫描术（magnetic resonance imaging-computed tomograph，MRI-CT）。什么是核磁共振成像技术呢？简单地说，就是利用核磁共振成像技术（magnetic resonance imaging，MRI）进行医学诊断的一种医学影像技术。核磁共振是一种物理现象，早在1946年就被美国的布劳克和相塞尔等人分别发现，作为一种分析手段广泛应用于物理、化学等领域，用作研究物质的分子结构。直到1971年，美国人达曼迪恩才提出，将核磁共振用于医学的诊断，当时，未能被科学界所接受。然而，仅仅10年的时间，到1981年，就取得了人体全身核磁共振的图像，使人们长期以来，设想用无损伤的方法，既能取得活体器官和组织的详细诊断图像，又能监测活体器官和组织中的化学成分和反应的梦想终于得以实现。

核磁共振完全不同于传统的X射线和CT，它是一种生物磁自旋成像技术，利用人体中的遍布全身的氢原子在外加的强磁场内受到射频脉冲的激发，产生核磁共振现象，经过空间编码技术，用探测器检测并接受以电磁形式放出的核磁共振信号，输入计算机，经过数据处理转换，最后将人体各组织的形态形成图像，以作诊断。

核磁共振所获得的图像异常清晰、精细、分辨率高，对比度好，信息量大，特别对软组织层次显示得好。使医生如同直接看到了人体内部组织那样清晰、明了，大大提高了诊断效率。避免了许多以往因手术前诊断不明而不得不进行的开颅、开胸、开腹探查及其他的一些探查诊断性手术，使患者避免了不必要的手术痛苦以及探查性手术所带来的副损伤及并发症。所以，它一出现就受到影像工作者和临床医生的欢迎，目前已普遍的应用于临床，对一些疾病的诊断成为必不可少的检查手段。

核磁共振提供的信息量不但大于医学影像学中的其他许多成像术，而且不同于其他的成像术，它是一项革命性的影像诊断技术。因此，它对疾病的诊断具有很大的潜在优越性。20世纪80年代美国政府开始批准核磁共振机的商品化生产，并开始临床应用。我国从1985年引进第1台核磁共振机至今已有超过1000台在工作，目前医生们越来越认识到它在诊断各种疾病中的重要作用，其使用范围也越来越广泛。

（二）核磁共振的适用范围以及在脊柱外科疾病诊断中的应用

核磁共振成像不仅能分辨人体中脂肪、肌肉、肌腱、血管、神经及骨骼等组织，还能分辨脑脊髓的灰质和白质、肾皮质和肾髓质以及肾周围脂肪等。因此，核磁共振应用的范围很广。目前，在临床上已用于脑、脊髓、心脏、肌肉、肺、肝、肾、胰、盆腔、骨、骨髓、血管和肿瘤等器官和组织病变的诊断，并已经取得了很好的效果。

核磁共振成像技术在临床的应用，使脊柱疾病的影像学诊断有了新的发展。与X射线平片及CT相比，它能够准确地揭示出脊柱脊髓的解剖结构及各种病理改变，其密度分辨力强，不仅能区分脊髓与脑脊液，并且能直接显示出脊髓内的病变。在显示脊髓先天异常、脊髓缺血变性、脊髓空洞症以及手术后椎管内的瘢痕等方面均有独到之处。在颈椎病的诊断方面，核磁共振成像在显示椎间盘脱出、退行性病变等非常清晰，椎间盘脱出压迫神经根也可显示得一清二楚。核磁共振确能清晰地显示每一个椎间盘病变的类型，有无椎间盘突出以及突出的程度；能显示有无骨刺、颈椎后纵韧带骨化、黄韧带钙化以及这些变化是否对脊髓及神经根造成压迫以及压迫的程度；可以显示脊髓的形态，脊髓有无受压变形、脊髓内部结构有无变化，包括脊髓有无缺血、水肿，有无脊髓肿瘤及脊髓空洞形成等；还可以显示颈椎手术后脊髓神经根减压的情况，手术后是否有瘢痕、血肿等新的压迫因素存在的情况。核磁共振为颈椎病的诊断与鉴别诊断提供了重要依据，而且对于需要接受手术治疗的患者来说，核磁共振是手术前病情的估计、手术方式的选择、手术方案和步骤的拟定、手术中困难的预先判断、预后的判断估计以及手术后脊髓神经根减压情况观察等必不可少的检查手段。在颈椎核磁共振检查时，使用特殊的成像技术，还可以清楚地显示双侧椎动脉的走行、形态、有无受压、扭曲、痉挛以及阻塞等情况，称为核磁共振动脉显影术。其成像清晰，目前已基本代替选择性椎动脉造影技术。而且因为检查时无需向患者体内注入造影剂，没有椎动脉造影术可能给患者造成的各种并发症，如刺激而使椎动脉痉挛，从而加重患者椎基底动脉供血不足的症状、造影剂过敏、过敏性休克、感染、血管损伤等。核磁共振椎动脉显影术对患者无损害，是属于无创性的检查手段。因此，核磁共振在颈椎病的诊断中有着广泛的应用，是骨科医生必不可少的检查手段。而且由于它是无创性的检查，更显现出其优越性。但是核磁共振对骨的细微结构的显示远远不如X射线平片及CT清晰，所以，对于颈椎骨质增生、骨刺、颈椎后纵韧带骨化及黄韧带钙化的形态显示方面远远逊色于X射线平片及CT。

一般说来，在骨科特别是脊柱外科领域的影像学检查中，由于核磁共振在显示骨组织方面不如X射线平片清楚，所以，在进行核磁共振检查之前应当先拍X射线平片，综合分析核磁共振和X射线平片的图像，以互相对照、印证和补充，取长补短，从而提高核磁共振诊断的准确性。

（三）核磁共振与CT的优缺点

核磁共振与CT都属于技术含量非常高的影像学检查手段，两者相比，核磁共振主要具有以下优点。

1. 核磁共振能敏感地检查出组织成分中水含量的变化，能显示功能和新陈代谢过程等生理生化信息的变化，它使机体组织从单纯的解剖显像发展为解剖学与组织生化和物理学特性变化相结合的"化学性图像"，为一些早期病变提供了诊断依据，常常比CT能更有效和更早地发现病变。它能非常清晰地显示脑和脊髓的灰质和白质，故在神经系统疾病的诊断方面优于CT，对颅脑、脊柱和脊髓疾病的显示优于CT，这是CT所无法比拟的；核磁共振可根据需要直接显示人体任意角度的切面像，可以直接做出横断面、矢状面、冠状面和各种斜面的体层图像；而CT只能显示与身体长轴相垂直的横断层像；核磁共振有高于CT数倍的软组织分辨能力，图像中对于软组织的对比度可以提高1~3个等级度，大功率的核磁共振机器拍摄的照片非常清晰，甚至可以看到组织内的细小血管；核磁共振在仪器结构上不需要像CT那样有较大的机械口转动部件和一系列高精度的探测器，只要通过电子方法调节磁场梯度即可实现扫描；核磁共振不会像CT那样产生对人体有损伤的电离辐射，对机体没有不良影响，甚至孕妇接受核磁共振检查时对胎儿也无任何不良影响。

2. 核磁共振有3个特性参数，而CT只有X射线束穿过生物组织的衰减一个物理参数，故核磁共振漏诊率比CT低；核磁共振不用造影剂就可得到很好的软组织对比度，能显示血管的结构，故对血管、肿块、淋巴结和血管结构之间的相互鉴别有其独到之处，而且还避免了造影剂可能引起的过敏反应。

3. 核磁共振不会产生CT检测中的骨性伪影，能使脊柱中的脊髓及神经根显像清晰，还有可能检查出由于缺血引起的组织损伤等等。

4. 核磁共振几乎适用于全身各系统的不同疾病，如肿瘤、炎症、创伤、退行性病变以及各种先天性疾病的检查，在脊柱外科更有其广泛的适应证，应用范围大大超过CT检查，诊断价值明显优于CT。核磁共振也存在不足之处，与CT相比主要其不足之处包括：成像时间较长，当前，全身成像15个断层面需要13分钟；空间分辨率低，仅为2毫米，活动使分辨率更低，故诊断心脏等活动性器官效果较差；显示骨组织的能力比CT要差，在观察颈椎骨刺、韧带钙化及椎管狭窄等骨组织的退变情况时，不如CT清楚，但在显示这些骨组织退变后的改变对脊髓神经根的压迫方面优于CT；由于铁金属的磁场反应，使带有心脏起搏器的患者或体内有某些金属的部位不能作核磁共振的检查，如脊柱及其他部位内固定术后、人工关节术后、外科手术使用缝合器后、带有金属避孕环的妇女以及安装有假牙等，以及其他体内存有金属异物等情况者。不过，由于钛金属没有磁场反应，骨科内固定手术中的钛金属内固定物可以接受核磁共振检查；安装核磁共振须有特殊房间，必须防磁、防电干扰，对室内的温度、湿度和冷却系统也有特殊要求，要求温度在20℃~25℃，上下相差不能超过1℃等；价格昂贵，现在一台应用抗磁系统的核磁共振机，价值近100万美元，而一台超导磁系统的核磁共振机高达200万美元左右；检查费用昂贵，远远高于CT检查的费用，一个部位的核磁共振检查费在

800～1300元，而CT仅180～600元；运转维护费用高，一年约耗电40万度，仅电费一项即需几万元人民币，还需要液氢、液氮、重水和其他材料等。

综上所述，尽管核磁共振检查有不少优点，但也存在着程度不同的局限性。因此，不应对核磁共振检查过分地依赖和迷信，应根据核磁共振的检查特点、临床要求及患者的不同情况合理选用，对每一幅核磁共振的图像，都应仔细地联系解剖病理和临床，作客观全面的分析。

（四）核磁共振检查的注意事项

由于在核磁共振机器及核磁共振检查室内存在非常强大的磁场，因此，装有心脏起搏器者，以及血管手术后留有金属夹、金属支架者，或其他的冠状动脉、食管、前列腺、胆道进行金属支架手术者，绝对严禁做核磁共振检查，否则，由于金属受强大磁场的吸引而移动，将可能产生严重后果以致生命危险。一般在医院的核磁共振检查室门外，都有红色或黄色的醒目标志注明绝对严禁进行核磁共振检查的情况。

身体内有不能除去的其他金属异物，如金属内固定物、人工关节、金属假牙、支架、银夹、弹片等金属存留者，为检查的相对禁忌，必须检查时，应严密观察，以防检查中金属在强大磁场中移动而损伤邻近大血管和重要组织，产生严重后果，如无特殊必要一般不要接受核磁共振检查。有金属避孕环及活动的金属假牙者一定要取出后再进行检查。

有时，遗留在体内的金属铁离子可能影响图像质量，甚至影响正确诊断。在进入核磁共振检查室之前，应去除身上带的手机、呼机、磁卡、手表、硬币、钥匙、打火机、金属皮带、金属项链、金属耳环、金属纽扣及其他金属饰品或金属物品。否则，检查时可能影响磁场的均匀性，造成图像的干扰，形成伪影，不利于病灶的显示；而且由于强磁场的作用，金属物品可能被吸进核磁共振机，从而对非常昂贵的核磁共振机造成破坏；另外，手机、磁卡、手表等物品也可能会遭到强磁场的破坏，而造成不必要的个人财物损失。

近年来，随着科技的进步与发展，有许多骨科内固定物，特别是脊柱的内固定物，开始用钛合金或钛金属制成。由于钛金属不受磁场的吸引，在磁场中不会移动。因此体内有钛金属内固定物的患者，进行核磁共振检查时是安全的；而且钛金属也不会对核磁共振的图像产生干扰。这对于患有脊柱疾病并且需要接受脊柱内固定手术的患者是非常有价值的。但是钛合金和钛金属制成的内固定物价格昂贵，在一定程度上影响了它的推广应用。

二、CT

（一）CT检查的原理

CT是"计算机X射线断层摄影机"或"计算机X射线断层摄影术"的英文简称，是从1895年伦琴发现X射线以来在X射线诊断方面的最大突破，是近代飞速发展的电子计算机控制技术和X射线检查摄影技术相结合的产物。CT由英国物理学家在1972年研制成功，先用于颅脑疾病诊断，后于1976年又扩大到全身检查，是X射线在放射学中的一大革命。我国也在20世纪70年代末引进了这一新技术，在短短的几十年里，全国各地乃至县镇级医院共安装了各种型号的CT机数千台，CT检查在全国范围内迅速地展开，成为医学诊断中不可缺少的设备。

CT是从X射线机发展而来的，它显著地改善了X射线检查的分辨能力，其分辨率和定性诊断准确率大大高于一般X射线机，从而开阔了X射线检查的适应范围，大幅度地提高了X射线诊断的准确率。

CT是用X射线束对人体的某一部分按一定厚度的层面进行扫描，当X射线射向人体组织时，部分射线被组织吸收，部分射线穿过人体被检测器官接收，产生信号。因为人体各种组织的疏密程度不同，X射线的穿透能力不同，所以，检测器接收到的射线就有了差异。将所接收的这种有差异的射线信号，转变为数字信息后由计算机进行处理，输出到显示的荧光屏上显示出图像，这种图像被称为横断面图像。CT的特点是操作简便，对患者来说无痛苦，其密度、分辨率高，可以观察到人体内非常小的病变，直接显示X射线平片无法显示的器官和病变，它在发现病变，确定病变的相对空间位置、大小、数目方面非常敏感而可靠，具有特殊的价值，但是在疾病病理性质的诊断上则存在一定的限制。

CT与传统X射线摄影不同，在CT中使用的X射线探测系统比摄影胶片敏感，是利用计算机处理探测器所得到的资料。CT的特点在于它能区别差异极小的X射线吸收值。与传统X射线摄影比较，CT能区分的密度范围多达2000级以上，而传统X射线片大约只能区分20级密度。这种密度分辨率，不仅能区分脂肪与其他软组织，也能分辨软组织的密度等级。这种革命性技术显著地改变了许多疾病的诊断方式。

在进行CT检查时，目前最常应用的断层面是水平横断面，断层层面的厚度与部位都可由检查人员决定。常用的层面厚度在1～10毫米间，移动患者通过检查机架后，就能陆续获得能组合成身体架构的多张相接影像。利用较薄的切片能获得较准确的资料，但这时必须对某一体积的构造进行较多切片扫描才行。

在每次曝光中所得到的资料由计算机重建形成影像，这些影像可显示在荧光屏上，也可将其摄成胶片以作永久保存。此外，其基本资料也可以储存在磁光盘或磁带里。

（二）CT检查的优缺点

CT检查比较方便，也比较迅速，易为患者接受；CT有很高的密度分辨力，密度相差很小的不同组织都能被区分，而且能测出各种组织的CT值；CT图像清晰，解剖关系明确；CT能提供没有组织重叠的横断面图像，并可进行冠状、矢状面甚至三维立体图像的重建，可以更逼真地显示病变的部位图像；用造影剂增强扫描进行辅助检查，不仅提高了病变的发现率，而且有的还能做出定性诊断。

　　CT扫描虽有广泛的适应范围，但它并非万能，使用起来仍有一定限度。虽然其密度分辨率高，发现病变的敏感性极高，但在各系统各部位疾病诊断的应用上，无论在适应范围和定位定性诊断方面，都存在着不同程度的局限性。

　　由于技术和CT机本身的原因，以及患者身体的移动、脏器的不自主运动和邻近结构的密度差别过大，如检查部位骨组织与软组织并存，或者局部有金属内固定物存在等情况，有时会出现图像的干扰，造成诊断的不准确。对肿瘤等病变性质的确定，还需结合临床资料和多种其他的检查手段才能确诊。

　　由于CT机测定的是物理参数，即人体组织对X射线不同的吸收率或物理密度，医生就是根据正常组织和异常组织呈现的X射线衰减变化的差异作为诊断依据的，如果衰减变化无差异或者差异极小，再大的肿瘤或其他病变也无法或难以鉴别。

　　因此，不应对CT检查过分地依赖和迷信，对每一幅CT征象，都应仔细地联系解剖病理和临床，作客观全面的分析。在临床应用时，应综合参考影像学的其他检查，如常规X射线平片和X射线断层检查、核磁共振检查、超声扫描检查、核素扫描检查以及血管造影等检查，借以互相对照、印证和补充，取长补短，相互配合，才能充分发挥其作用，从而提高临床诊断的准确性。

　　一般来说，CT对所有器质性疾病都可以进行检查，尤其对密度差异大的器质性病变都能检查出来并做出定性诊断。但最适于CT检查的疾病是脑部疾病，其次是腹部实质性的占位病变，如肝、脾、胰、肾、前列腺等部位的肿瘤，对乳腺、甲状腺等部位的肿块也能显示并做出诊断；再其次则是对胸腔、肺、心腔内的病变，以及脊柱、脊髓、盆腔、胆囊、子宫等部位的病变检查。这里需要指出CT对脑血管意外的诊断存在一定的局限性，如脑梗死早期、脑组织出现水肿等病理变化很难发现，这时应用核磁检查即可诊断。

　　另外，CT机属于放射线检查机器，所以CT检查对人体有一定的放射性损害。但每次检查所接受的放射线仅比一般X射线检查略高一点，一般不会引起放射损伤，但盲目的多次CT检查是无益甚至是有害的。如果不是特别必要，妇女在怀孕期间最好不要进行CT检查，以免X射线辐射对胎儿造成不良影响。

（三）CT检查在脊柱外科的适用范围

　　在脊柱外科领域，CT适用于检查各种原因引起的椎管狭窄、椎管内占位性病变如椎管内肿瘤；适用于检查脊柱外伤后有无脊柱的骨折、骨折的程度，有无椎管完整性的破坏，并推测脊柱骨折后脊柱的稳定性；适用于检查脊柱的韧带钙化、骨化，脊柱的增生、退变等表现；还适用于检查椎骨的肿瘤、结核、炎症等病变，检查脊柱的先天性异常等。

随着核磁共振在脊柱外科的应用，CT检查在脊柱外科的适用范围越来越小，特别是在颈椎病的诊断方面已不是常规的检查手段，其诊断价值远远低于"X射线平片+核磁共振"的组合，但是由于CT对骨刺、韧带钙化、椎管狭窄等骨性病变显示要比核磁共振清楚得多，因此在"X射线平片+核磁共振"对上述情况仍然难以明确的情况下，申请CT检查，可以更进一步提高诊断的准确性。

1. 造影检查　是一种常用的X射线检查方法。X射线拍片和透视只能分辨密度相差较大的组织器官，如骨、心、肺等，而对于人体大量密度相差较小的器官和组织，便显得无能为力。于是人们想到了造影检查，即先用高于或低于人体软组织密度的造影剂灌注需要检查部位，然后进行X射线检查。由于已灌注造影剂的组织器官与周围部位密度差异变大，在X射线下形成鲜明对比，便可以发现形态或功能是否异常。1906年有人发明了钡餐造影检查胃肠，此后各种各样的造影方法和造影剂相继出世。

造影剂按性能分为5大类。①经肾排泄的造影剂，多用于泌尿系统和心血管的造影；②经肝胆排泄的造影剂，如碘番酸等，主要用于肝胆系统的造影检查；③油脂类造影剂，如碘化油、碘苯酯等，主要用于支气管、子宫等管道、体腔等的造影；④固体造影剂，如硫酸钡，将其调成混悬液吞服或灌肠，用于消化道造影。以上四类造影剂密度均高于人体软组织，统称阳性造影剂，在X射线片上呈白色。⑤气体造影剂，如空气、二氧化碳、氧气等，这类造影剂密度低于人体软组织，属阴性造影剂，在X射线片上呈黑色。

目前在脊柱外科领域中常用的造影方法是脊髓造影、椎动脉造影等。

2. 脊髓造影的来龙去脉　脊髓造影是指经腰椎穿刺将特殊的碘油、水溶性碘造影剂或其他不透X射线的造影剂注射入椎管内的蛛网膜下腔，与脑脊液混合，然后拍摄X射线片，观察脊髓形态的一种方法。通过脊髓造影可以鉴别脊髓的病变是由于脊髓变性、粘连性蛛网膜炎、脊髓或椎管内肿瘤，还是由于颈椎退变后脊髓受到压迫所导致的。脊髓造影适用于有四肢麻木无力等脊髓损害表现病变的诊断与鉴别诊断。例如造影剂在蛛网膜下腔通畅无阻者为脊髓变性或非器质性病变；像一个倒扣的茶杯的情况则为脊髓外硬膜下肿瘤的特殊表现；造影剂呈毛刷状改变，为硬膜外占位性病变或颈椎病造成的梗阻；造影剂呈梭形膨胀样改变，常为髓内肿瘤；脊髓造影有时还可以清楚地显示神经根袖的影像。

由于脊髓造影最常用的造影剂是碘造影剂，因此，对碘过敏者使用碘造影剂可能会诱发过敏性休克甚至死亡，所以，在脊髓造影前必须进行碘过敏试验，碘过敏者试验阳性者禁忌进行该项检查。

由于脑脊液与脊髓和大脑相通，脊髓和大脑都十分娇嫩，功能又非常重要，因而用于脊髓造影的造影剂要求显影效果好，对神经的毒性又要非常低。这类造影剂与血管造影及消化道造影所使用的造影剂是有明显区别的，不能混用，否则可能造成脊髓神经毒害而导致四肢瘫痪。目前，在临床已出现新型的水溶性造影剂，它对脊髓和神经根刺激性很小，而且容易吸收消除，不会在体内长期存留。

脊髓造影本身是一种侵入性、创伤性的操作，因此，有一定的并发症。脊髓造影检查后，少数人在几天之内可出现头痛、发热、呕吐、原有症状加重等反应，程度各不相同。

症状轻的不必处理，大多可自然缓解；症状较重的，可以给予止痛药、激素治疗等，或经静脉滴注生理盐水和葡萄糖液体。由于脊髓造影检查时需向脊髓腔内注入造影剂，造影剂可能会导致过敏性休克、感染、脊髓蛛网膜粘连等风险，严重者可引起患者瘫痪或死亡，所以选择时应慎重。

脊髓造影在20世纪80年代以前曾被广泛应用，近年来，由于核磁共振和CT等无创伤性的影像技术在脊柱外科的成熟应用，脊髓造影的适应范围越来越小。但对于某些不能做核磁共振检查的患者，脊髓造影特别是CT脊髓造影（CT myelography，CTM）仍不失为一种很好的检查方法。

三、CTM检查的利与弊

CTM是"电子计算机断层扫描+脊髓造影"的英文简称，是CT和脊髓造影检查相结合的产物。是在脊椎椎管内注入造影剂后，进行CT检查的一种造影检查方法，其注入造影剂的方法与脊髓造影相同。

在不能进行核磁共振检查，如有金属假牙、人工心脏瓣膜置换术后、血管外科术后、支架安放术后、人工关节置换术后、骨科金属内固定手术后等体内存有金属等情况，或其他核磁共振检查显示不清楚的情况，例如难以清楚地显示椎体后缘的骨刺形成、后纵韧带骨化、黄韧带钙化的范围及程度时，可以做CTM检查。

CTM结合了CT检查和脊髓造影二者的优点，既可以很清楚地显示骨刺、韧带钙化、椎管狭窄等脊柱退变的情况；又可以很好地显示上述颈椎退变因素是否使脊髓受压、脊髓受压的程度以及脊髓受压后变形的情况等；还可更加清楚地观察椎管与脊髓、神经根的局部关系，并可进行多种测量，对需接受手术治疗者，手术方式的选择有很好的参考价值。

CTM可以比普通CT更清楚地显示椎管内细微的解剖结构，便于观察各结构之间的位置关系，有利于发现早期病变，在颈椎病的诊断方面，明显优于单纯的CT及单纯的脊髓造影。

CTM也包括二者共同的一些不足之处，例如它是有创性检查，也就是说这种检查方式对患者有一定的损害风险。和脊髓造影检查一样，在进行CTM检查时需向脊椎椎管内注入造影剂，可能招致患者对碘造影剂过敏、过敏性休克、粘连性蛛网膜炎以致椎管内感染等，严重者可引起患者瘫痪或死亡。因此，在选择时应当慎重，在脊髓造影前必须进行碘过敏试验，碘过敏试验阳性者禁忌进行该项检查；另外，它对脊髓内部的结构变化、脊髓缺血变性等表现显示方面不如核磁共振清楚。

四、椎动脉造影检查

临床上考虑为椎动脉型颈椎病，但并不十分肯定；或者当椎动脉型颈椎病保守治疗无效，准备施行手术治疗时，应当进行椎动脉造影，以明确椎动脉是否因椎间盘突出，钩椎关节骨刺的压迫或刺激，造成了椎动脉的扭曲、痉挛、变细、梗阻，或者椎动脉有无畸形及动脉硬化等，另外还可以观察椎动脉的异常改变与颈椎活动的关系。

目前的椎动脉造影方法，大多采用从椎动脉以外的动脉穿刺插管，在电视透视监视下将插管送至椎动脉，然后注入含碘的造影剂，同时进行动态的透视观察或者拍摄X射线片。也可以在颈部向各个方向活动时，进行动态的透视观察或者拍摄X射线片，以明确椎动脉是否有扭曲、痉挛、变细、梗阻或者椎动脉有无畸形及动脉硬化等，以及椎动脉的异常改变与颈椎骨刺和颈椎活动的关系。

椎动脉造影并发症较多，包括局部血管损伤、出血、感染、全身性过敏反应以致过敏性休克甚至死亡。由于造影剂对椎动脉的刺激，导致椎动脉的痉挛引起一过性脑部缺血的症状，包括暂时性运动障碍、视力障碍以及头晕等。椎动脉刺激引起脑部的并发症与造影剂的浓度有关，浓度越高并发症越常见。由于无创性的核磁共振椎动脉显影技术的出现，其椎动脉显影清楚，而且为无创性检查，目前在有核磁设备的医院已基本取代椎动脉造影术。

五、肌电图检查

肌肉运动时可以产生生物电活动，将此生物电用针状电极和表面电极作为引导，通过一定仪器的放大、显示、监听、摄影等步骤，从而显示出一定的波形，称之为肌电图。

当神经、肌肉发生病变时，肌肉的生物电位活动、神经传导过程、神经和肌肉对电刺激的反应都可以发生变化。结合临床分析，肌电图不但能够精确地区分神经肌肉疾病的病损部位和损伤程度，同时对肌肉的无力、瘫痪、萎缩、异常收缩及感觉障碍、疼痛等症状，也可以提供客观的资料，以判明病变的程度，估计预后，判断恢复的情况。其主要缺点是不能提供病因的诊断，如果出现检查结果异常则意义较大，而检查结果正常则意义较小。

在临床上，肌电图是鉴别运动神经元疾病（包括脊髓性肌萎缩症、肌萎缩侧索硬化症等）与颈椎病非常重要的检查手段，有时甚至是运动神经元疾病与颈椎病相鉴别唯一的辅助检查手段。

在进行肌电图检查时，需要将针状电极插入患者体内的肌肉中，会给患者带来一定的痛苦。

在综合性大医院，学科门类齐全，患者在这样的医院看病，往往会很放心。在这些医院，碰到有些复杂的疾病，医生往往要求患者去放射科拍X射线片，某些患者还需要进行CT、核磁共振、肌电图或者同位素扫描等，有些其他科的患者需要进行诸如心电图、B超、超声心动图或者胃镜检查等等。

综上所述，平片显示骨结构细节最好，MRI软组织对比最好，CT介于两者之间。平片、CT、MRI各有优势，MRI的成本高一些。

第五节　脊柱手术的麻醉

一、病理生理特点

（一）患者的特点

1. 可见于任何年龄。先天性疾患多见于小儿，骨关节病和骨折多见于老人。

2. 患运动器官疾病者，术前常有卧床病史，因卧床引起的并发症较多，如肺部感染、深血栓形成、血液流变学改变等。

3. 疾病对器官功能的影响，如脊柱侧凸畸形可致胸廓发育障碍，导致限制性肺功能障碍。

4. 术前药物治疗的影响

（1）长期应用肾上腺皮质激素可导致肾上腺皮质功能减退。

（2）抗凝治疗可引起凝血机制障碍。

（3）有些抗生素可与肌松药发生协同作用。

（二）术前准备

1. 手术体位较复杂，颈椎手术多取头高位；脊柱手术多取俯卧位。

（1）确保呼吸道通畅，防止气管、导管扭折或脱出。在体位改变前后应常规检查导管位置。

（2）当手术部位高于右心房时，都有发生空气栓塞的危险。远端缺血或血栓形成；外周神经过伸或受压而引起术后神经麻痹；眼部软组织受压引起的视网膜损伤。

2. 手术失血较多，尤其是骨面渗血或椎管内出血很难控制，应有充分估计和准备。

3. 止血带的应用

（1）止血带对生理的影响：①细胞缺氧和细胞内酸中毒。②血管内皮细胞损伤而导致漏出性水肿。③松开时可出现一过性代谢性酸中毒，外周血管阻力降低及血容量相对不足，有可能发生循环功能失代偿。

（2）上肢止血带应放在中、上1／3处，下肢应靠近腹股沟部。

（3）充气压力：上肢以高于动脉收缩压6.67 kPa（50 mmHg）为宜，下肢高于13.3

kPa（100 mmHg）为宜。

（4）充气持续时间：上肢一次不超过1小时，下肢不超过1.5小时。必要时可松开10～15分钟后再充气，以免发生神经并发症或肌球蛋白血症。

4. 术中脊髓功能的监测

（1）诱发电位：将一电极放置在腓总或胫后神经干的周围，另一电极放置在颅顶部，刺激神经干的脉冲通过脊髓到达大脑皮层后显示出波形。如果波形幅度降低，周期延长，表示脊髓有损害。

（2）唤醒试验：在手术期间通过减浅麻醉，让患者在基本清醒状态下能按指令活动。先让患者双手握拳，再动双足。如活动良好，表示无脊髓损伤。

二、麻醉处理原则

（一）麻醉方法的选择

1. 腰麻　具有起效快、镇痛完善、肌松良好的优点，但麻醉维持时间有限。

2. 连续硬膜外阻滞　与全麻相比，具有减少失血量、降低深血栓和肺栓塞的发生率的优点。

3. 对于手术时间长，手术复杂及创伤大，或破坏性手术，宜在全麻下施行。颈胸椎手术，术中呼吸管理困难或呼吸道异常者，应选用全麻。气管插管困难者，可采取清醒插管法，或借助纤维光导喉镜引导插管。

（二）病因

1. 与液态或气态单体的吸收有关，单体有扩张血管和直接心肌抑制作用。

2. 假体置入时，可因压力使气体、脂肪或骨髓进入循环而引起肺栓塞。

治疗：吸氧，补充血容量，必要时用血管活性药物。

（三）脊柱侧凸畸形矫正术的麻醉

1. 特点

（1）可发生于任何年龄，但小儿多见。

（2）引起胸廓变形，可损害心肺功能。

（3）可能合并有其他先天性疾患。

（4）术中要求监测脊髓功能。

2. 注意事项

（1）术前正确评价心肺功能，应检查胸部X片、肺功能及动脉血气分析。病程长、有慢性缺氧者，可继发肺心病和肺动脉高压症。

（2）术前有呼吸道炎症者应积极治疗，并加强呼吸功能训练。

（3）在俯卧位手术时，应特别注意体位对心肺功能的影响，确保呼吸道通畅。

（4）术中进行唤醒试验者，麻醉不宜太深，多用N_2O～O_2复合麻醉性镇痛药和短效肌松药维持麻醉。以四联刺激监测肌松时，以出现2～3个波形为宜。不宜用任何拮抗或催醒药。

（5）术中失血量较大，术中应监测直接动脉压、中心静脉压（central venous pressure，CVP）和尿量。

（四）椎管狭窄椎板切除减压术的麻醉

1. 特点

（1）手术时常取俯卧位，而手术部位高于其他部位，因而对呼吸和循环的影响较大，且有发生空气栓塞的危险。

（2）颈椎病变使头部活动受限，气管内插管较困难；腰椎病变也可能给椎管内麻醉的穿刺带来困难。

（3）手术创伤大，失血较多。

（4）合并不同程度截瘫者，有长期卧床史，可影响心肺功能。

2. 注意事项

（1）腰椎手术常可在轻比重腰麻下施行，具有作用快、效果好、对生理影响小的优点。作用时间不够时可由术者在直视下注药，追加药量为首次量的1／3～1／2；但对于年老体衰或体胖者，难以耐受俯卧位对生理的影响，宜选用全麻。

（2）颈椎手术一般在全麻下施行。头部活动受限者可行清醒插管，以免加重脊髓或脊神经的损伤。术中要求麻醉平稳，维持头部稳定，避免患者移动。

（3）俯卧位时应确保呼吸道通畅，防止导管扭折、脱出或滑入。在体位变更前后均应检查导管位置。

（4）在头高位时，血压不宜维持过低，以免发生脑供血不足，防止空气栓塞。

第六节　围手术期处理

一、心理方面评估及护理

患者对手术不了解，害怕手术的危险性，不了解麻醉方法，担心疼痛。特别是脊柱手术易造成瘫痪等手术并发症，患者担心术后生活不能自理，给家庭和社会造成负担，产生过度的焦虑及紧张，造成睡眠障碍，影响休息。针对围手术期患者的特殊心理状况，应使患者尽快熟悉环境，消除陌生感，建立良好的护患关系，以得到患者的信任。针对不同的手术，视患者的文化程度及病情，在了解患者的心理状况后，有的放矢地解释疾病的相关知识、手术方法、麻醉知识，增强患者的信心及安全感。并对患者家属进行针对性疏导及帮助，增强患者的社会及家庭支持能力，使患者在围手术期保持最佳的心理状态。

二、心功能评估及护理

有心脏病史的患者术前应请心内科医生会诊。其他心功能检查包括负荷试验、超声心动图及多普勒等诊断性检查。心功能检查的结果应告知麻醉医生。对术前服药治疗的患者，要指导患者正确服药并观察用药反应及效果。

三、肺功能评估及护理

对有胸椎畸形、神经肌肉疾病、有肺疾患或抽烟史患者，应作肺功能检查或请呼吸科医生会诊。患者有明显的肺功能损害，术后有可能使用呼吸机者，应与患者及家属说明。对神经肌肉疾病的患者，肺功能评估有重要的作用。低肺活量在神经肌肉源性脊柱侧弯患者中较常见。肺活量等于或低于正常值的35%，提示术后可能发生肺部并发症。所有患者术前应戒烟，并进行腹式呼吸训练，以增加肺活量，利于术后呼吸功能恢复，防止肺部感染。

四、营养状态评估及护理

适当的营养是创口愈合和术后康复的保证，不提倡患者术前大量进食，但饮食需有营养以增加蛋白的储备。大多脊柱重建手术患者可在术后6周左右恢复至术前的正常营养状态。影响恢复至正常状态的因素包括：脊柱融合节段的多少，同一天前、后路联合手术或分阶段的脊柱重建手术及患者年龄因素等。如果一个或多个因素存在，患者可行围手术期静脉营养调节。

五、胃肠准备

前路手术对肠道的牵拉、全身麻醉或长时间应用麻醉镇痛药后，可出现腹部胀气。术前除常规禁食外，特殊脊柱手术患者还需要进行肠道准备，可于术前1天给予流质饮食，手术前晚给予灌肠以减少肠内容物。

六、手术区皮肤评估及准备

术前应检查手术区域皮肤的情况。神经功能障碍患者手术区域有无压疮，因局部神经营养障碍，此压疮较难恢复，术前应积极局部处理，加强全身营养。随手术日临近注意观察手术区皮肤情况，以避免因皮肤因素取消手术。

七、术前唤醒试验指导及练习

脊柱侧弯矫形术中需做斯塔格纳拉唤醒试验，以观察侧弯矫形后有无脊髓损伤。术中麻醉师将麻醉和肌松药减量，让患者处于亚清醒状态，并让患者活动肢体。术前指导患者佩戴合适的腰围。教会并鼓励患者进行腰背肌锻炼，术前训练床上大、小便，此项练习有助于术中配合。

八、患者的教育

做术前教育时，应了解患者的理解能力。与患者和家属谈话时尽量避免复杂的语言和医学专业名词。用普通的词语准确阐明病情及手术治疗的详情。避免不必要的临床信息造成患者及家属的混淆和恐慌。理解手术的必要性和住院时间是减少术前焦虑重要的因素。重复教育是必要的，因为患者在高度紧张状态下，常常是选择性聆听的。书面和口头教育相结合的办法可增强患者的接受能力，比单一方法有效。脊柱外科手术常常需骨移植，因自体骨良好的组织相容性和易于形成坚固骨愈合。自体骨常取自体髂骨，应告知患者术后早期供骨区如同手术部位一样会疼痛，不会影响下肢功能，不必恐慌。

第七节　脊柱手术患者的护理

一、术后护理

全麻后护理常规：卧位、监护、吸氧。严密观察生命体征：患者是否清醒，测血压、脉搏、呼吸，注意引流管是否通畅，伤口是否疼痛，双下肢感觉和运动有无异常，与术前相比有无改善。引流管的护理，保持引流通畅，注意预防逆行感染，一般术后48~72小时拔管。如果出现引流量过多且引流液体稀薄色淡时，应考虑是否有硬脑膜破裂，脑脊液漏的可能，应立即通知医生。体位护理：患者回病房取平卧位，3小时内不翻身以压迫伤口止血。术后2~3小时给患者翻身一次。注意翻身时保持脊柱平行，严防扭曲。并按摩受压部位，预防压疮。翻身的方法：由护士协助患者，一手置患者肩部，另一手置髂嵴部，两手同时用力，做滚筒式翻身，动作应稳而准，避免脊柱过度扭曲造成术后伤口出血。

二、功能锻炼

早期康复指导：根据患者手术的具体情况，术后第一天，可指导患者直腿抬高，避免术后神经粘连。单纯性间盘切除术后24小时可下床，佩戴腰围活动3个月；椎间盘切除加植骨融合术后，5~7天后佩戴支具下床。

直腿抬高锻炼方法：患者平卧位，膝关节伸直，下肢上举，幅度适当，逐渐增加直腿抬高度数，先单腿，后双腿，每天早、中、晚各分别练习3~5次，以后逐渐增加。康复期告诉患者出院后行走和外出时需佩戴腰围。

手术后第一周，可以进行四肢运动，例如屈伸收展上肢，屈伸下肢并做伸直下肢的直腿抬高运动，这样既可避免术后长期卧床容易发生的下肢深静脉血栓，又可以避免术后神经根的粘连，提高手术的成功率，减少术后神经根粘连导致的下肢不适。另外，可以进行左右轴位翻身侧卧，避免长时间仰卧位引起切口局部缺血、坏死的发生和骶尾部褥疮的发生。如果切口有引流管，翻身时避免牵拉引流管。

手术后第二周可以加强四肢的锻炼，增加下肢主动直腿抬高的次数和高度。在医生的指导下可以进行侧身起床的训练，先在床边闭目坐立，有时会感觉头晕，可以尝试睁眼识物，如果感觉可以，在医生或家人的帮助下，可以站立。如果手术仅是单纯的开窗髓核切除术，在佩戴腰围的保护下锻炼行走。如果手术节段多，且行内固定融合术，可佩戴硬质腰围（术后能够持续20分钟后取模定制腰围）进行锻炼。每次锻炼的时间从5分钟开始，循序渐进地进行，但是要避免弯腰和拾捡重物。如果生活中需要弯腰的动作，比如系鞋带，可以采取屈膝、屈髋的动作代替弯腰的动作。无论坐立或站立，要挺胸收腹避免含胸弓背的姿势。

在切口愈合后，可以采取俯卧位，进行背部肌肉的功能锻炼。或仰卧位，头部、双肘、双足五点支撑，腹部挺起离开床的动作，同样可以进行肌肉的功能锻炼。

椎直腿抬高试验：患者双下肢伸直仰卧，检查者一手托于一侧腿踝部的后方，另一手压于膝前方，在保持膝关节伸直的同时，用托于踝部的手将下肢徐徐抬高，直至患者感到下肢有放射性疼痛及检查者感到有明显阻力，此时下肢与床间所形成的角度，即为直腿抬高度。一般正常人直腿抬高可达90°左右，并且不发生疼痛，直腿抬高的程度在个体间可有较大差异，舞蹈演员、练武功者、杂技演员等直腿抬高往往可超过90°，幼年人、青年人直腿抬高也常大于中、老年人。如抬不到70°，患者即有电击样疼痛或腰痛，即为试验阳性。

第八节　外科患者的营养代谢

机体的正常代谢及良好的营养状态，是维护生命活动的重要保证。任何代谢紊乱或营养不良，都可影响组织、器官功能，进一步恶化可使器官功能衰竭。机体的营养状态与发病率及死亡率是密切相关的。外科领域不少危重病症都会存在不同程度的营养不良，如果不采取积极措施予以纠正，往往很难救治成功。在对机体代谢有足够认识的基础上，有效的输入途径的建立，以及各种符合生理、不良反应小的营养制剂的相继生产及应用，使近代临床营养支持治疗获得了非常突出的效果，挽救了许多危重患者的生命。营养支持治疗是近代临床医学中的重大发展之一，已经成为危重患者治疗中不可缺少的重要内容。为能合理地实施营养支持治疗，首先应该充分了解机体的正常代谢及饥饿、创伤引起的代谢变化。使营养支持治疗措施能适应患者的代谢状态，既有效，又较少发生并发症。目前的营养支持方式，可分为肠内营养及肠外营养两种。

机体代谢所涉及的面很广。从营养治疗角度，最重要的是蛋白质代谢及能量代谢两方面。

一、蛋白质及氨基酸代谢

氨基酸是蛋白质的基本单位，可分为必需氨基酸（essen-tialamino acids，EAA）和非必需氨基酸（nonessential amino acids，NEAA）两类。NEAA中的一些氨基酸在体内的合成率很低，当机体需要量增加时则需体外补充，称为条件必需氨基酸，例如精氨酸、谷氨酰胺、组氨酸、酪氨酸及半胱氨酸等。机体在患病时因摄入减少，EAA来源不足，体内NEAA的合成会受到影响。因此从临床营养角度，应把NEAA放在与EAA相同重要的地位。

谷氨酰胺（glutamine，Gin）在组织中含量丰富，它是小肠黏膜、淋巴细胞及胰腺腺泡细胞的主要能源物质，为合成代谢提供底物，促进细胞增殖。Gin还参与抗氧化剂谷胱甘肽的合成。机体缺乏Gin可导致小肠、胰腺萎缩，肠屏障功能减退及细菌移位等。骨骼肌中缺乏Gin可使蛋白质合成率下降。Gin缺乏还易导致脂肪肝。创伤、应激时很容易发生Gin缺乏。目前，不仅把Gin视作一种条件必需氨基酸，甚至把它看作为一种具有药理作用的物质。

精氨酸的特殊作用也受到重视。精氨酸可刺激胰岛素和生长激素的释放，从而促进蛋白质合成。精氨酸还是淋巴细胞、巨噬细胞以及参与伤口愈合的细胞等很好的能源。

支链氨基酸（branched-chain amino acids，BCAA）属EAA范围，包括亮氨酸、异亮氨酸及撷氨酸三种。BCAA可以与芳香氨基酸竞争通过血脑屏障，在肝性脑病时有利于对脑内氨基酸谱失衡的纠正。机体在应激状态下，BCAA成为肌肉的能源物质，补充BCAA将有利于代谢。

二、能量储备及需要机体的能量贮备

包括糖原、蛋白质及脂肪。糖原的含量有限，供能仅约3765.6kJ（900kcal），只占一天正常需要量的1／2左右。体内无贮备的蛋白质均是各器官、组织的组成成分，若蛋白质作为能源而被消耗（饥饿或应激状态下），必然会使器官功能受损。显然，蛋白质不能被作为能源来考虑。体脂则是体内最大的能源仓库，贮量约15kg。饥饿时消耗脂肪以供能，对组织器官的功能影响不大。但在消耗脂肪的同时，也有一定量的蛋白质被氧化供能。机体的能量需要，可按Harris-Benedict公式计算出基础能量消耗（basalenergyex-penditure，BEE）：

男性BEE（kcal）＝66.5＋13.7×W＋5.0×H－6.8×A

女性BEE（kcal）＝655.1＋9.56×W＋1.85×H－4.68×A

W-体重（kg）；H-身高（cm）；A-年龄（岁）。

应用代谢仪可测得患者的实际静息能量消耗（resting energy expenditure，REE）。代谢仪检测的结果提示，REE值比H-B公式的BEE值低10％左右。因此，在应用H-B公式时应作相应校正，即计算所得的BEE值扣去1 000，就是患者实际的REE值。通常正常机体每天所需热量为7 531 ~ 8 368 kJ（1800 ~ 2 000 kcal）。以千克体重计，每天基本需要量为104.6 kJ（25 kcal）。机体的热量来源：15%来自氨基酸，85%来自碳水化合物及脂肪。在营养支持时，所供氨基酸作为蛋白质合成原料，此时非蛋白质热量（kcal）与氮量（g）之比为100 ~ 150（1 kcal = 4.186 kJ）。

三、营养状态的评定

对患者营养状态的评定，既可判别其营养不良程度，又是营养支持治疗效果的客观指标。

1. 人体测量体重变化　可反映营养状态，但应排除脱水或水肿等影响因素。体重低于标准体重的1.5%，提示存在营养不良。三头肌皮皱厚度是测定体脂贮备的指标，上臂周径测定可反映全身肌及脂肪的状况。上述测定值若低于标准值的10%，则提示存在营养不良。

2. 内脏蛋白测定　包括血清蛋白（白蛋白）、转铁蛋白及前白蛋白浓度测定，是营养评定的重要指标。营养不良时该测定值均有不同程度下降。白蛋白的半衰期较长（20天），转铁蛋白及前白蛋白的半衰期均较短，分别为8天及2天，后者常能反映短期内的营养状态变化。

第二章 脊柱损伤

第一节 脊柱损伤的院前处理及运送

对脊髓损伤的治疗仍应遵循骨折的基本原则实施，即急救、复位、固定及功能锻炼这一顺序。对开放性脊柱脊髓伤应首先将其变成闭合性骨折，再按上述原则处理；对有严重合并伤及并发症者，应视危及生命的程度，择严重者优先处理。

一、院前急救

像对任何骨折的急救一样，脊柱骨折患者的院前急救必须及时，措施得当，急救顺序正确。这对治疗后果有着至关重要的影响。因此，必须重视对现场急救人员的平时训练及素质培养。现场处理：除合并有窒息、大出血等情况时需紧急采取相应措施外，一般情况下主要判定损伤部位、有无瘫痪、维持呼吸道通畅及予以固定。

1. 受损部位　可根据患者主诉及对脊柱由上而下的快速检查决定。在检查时，切勿让患者坐起或使脊柱前屈，仅就地左右翻动即可。

2. 有无瘫痪　主要依据患者伤后双侧上、下肢的感觉、运动及有无大小便失禁等检查结果进行判定。

3. 临时固定　最好选用制式急救器材，如用于颈椎损伤的充气式颈围，制式固定担架，是指配备于救护车上的担架，这种质硬，适用于脊柱骨折等或其他设计成品。无专门器材时，应选择硬质担架或门板、床板等能保持胸腰部稳定的材料将脊柱予以临时固定。在将伤者搬上担架时，应采取3～4人平托法，切忌两人或一人抱起的错误搬法，后者可引起或加重脊髓损伤。

4. 快速运送　视患者的伤情及附近医院情况，迅速将患者送到有进一步治疗能力的综合性或专科医院。途中应密切观察病情，对出现生命体征危象者应及时抢救。对颈椎损伤者应尽可能在利用充气式颈围、一般颈围、沙袋或在一般牵引带的牵引下后送。切忌因脊柱的过屈、过伸或旋转等异常活动而引起或加重脊髓损伤。在输送过程中，应尽量让患者的躯干随救护车的起伏而同步运动。

5. 急诊室快速检查　患者抵达急诊室后，在除外其他更严重的颅脑和胸、腹伤后，就脊柱而言，尤应注意呼吸、膀胱充盈状态、双下肢感觉、膝跳反射及足踝部肌力，这均有代表性。X射线摄片时，应保持患者的平卧位，切忌过多翻动。

二、脊柱脊髓伤的治疗原则

对各种脊柱损伤的治疗均应遵循以下原则。

1. 单纯性脊柱骨折脱位　按骨折脱位的一般原则予以复位、固定及功能活动，并注意避免引起脊髓损伤。

2. 伴有脊髓损伤的脊柱骨折脱位　首先应以有利于脊髓功能恢复与重建作为基本着眼点来进行处理。

3. 脊髓损伤的治疗原则

（1）脊髓周围有致压物者，应通过手法或手术消除对脊髓的压迫。

（2）对脊髓休克患者以非手术疗法为主，密切观察病情变化，切忌随意手术。

（3）对脊髓完全横断者，减压术虽无效，但对不稳定骨折脱位者可在减压、消除局部坏死组织及减轻继发性损伤的同时，对受损椎节局部做内固定，将能获得早期翻身活动的机会，从而减少局部的再损伤。

（4）损伤早期应予以脱水治疗，包括地塞米松及高渗葡萄糖溶液静注等。但应注意胃肠道应激性溃疡等并发症。

（5）积极预防各种并发症，其中尤应注意呼吸道和尿道感染、褥疮及静脉血栓形成等并发症。

（6）对颈髓伤者，应注意保持呼吸道通畅，对颈5以上的脊髓损伤，原则上均应做气管切开，其他椎节酌情处理。

（7）全身支持疗法对高位脊髓损伤者尤为重要。

（8）对四肢的功能活动与功能重建应采取积极的态度及有效的措施。

（9）其他非手术疗法包括低温疗法、高压氧及各种促神经生长药物等均可酌情选用，但不可代替手术疗法。

第二节　脊柱脊髓伤总论

一、概述

脊柱损伤患者日益增多，视受损机制不同，分型亦不相同，因此在诊断上亦有一定难度。但实际上，只要能掌握局部的病理解剖特点，在全面收集外伤史，症状和体征所见的前提下，加以综合分析判断，对大多数病例不难取得正确诊断。在此基础上，治疗问题也易于解决。对某些临床诊断确有困难者，可借助于CT、MRI、CT加脊髓造影、CTM等影像学检查手段。

二、病因

（一）发病原因

多因各种脊柱骨折、脱位而致伤。

（二）发病机制

1. 脊柱损伤的好发部位　脊柱骨折脱位在任何椎节均可发生，但有60%～70%的病例好发于胸10至腰2段。其中，胸12至腰1段更为高发，约占其中的80%；颈4～6椎节及颈1～2为次多发区，占20%～5%；其余病例散见于其他椎节。

2. 脊髓损伤的发生率　脊髓损伤（spinalcord injury）在脊柱骨折、脱位中的发生率约占17%，其中以颈段发生率最高，胸段及腰段次之。颈1～2及枕颈伤易引起死亡，且多发生在致伤现场的当时。从暴力的作用方式观察，直接暴力所致比例最高，尤其是火器贯穿伤，几乎是百分之百。其次为过伸性损伤。若从骨折的类型判定，则以椎体爆裂性骨折多见。当然，伴有脱位的骨折合并脊髓损伤的发生率更高。临床上也可遇到椎骨损伤严重，却无明显脊髓受损症状的所谓"幸运型脊柱骨折"的病例，这主要是由于椎管较宽大的缘故。

3. 各型骨折的病理解剖特点

（1）伸展型骨折：主要表现为关节突骨折或椎板骨折后向椎管方向的塌陷性改变，对硬膜囊形成压迫。轻者有感觉障碍，重者可引起截瘫。伴有椎体间关节自前方分离或椎体中部分裂者较为少见。前纵韧带可完全断裂，但临床上并不多见。偶可发现棘突骨折并向前方塌陷者，多系直接作用于棘突上的暴力所致，此时多伴有软组织挫伤。关节突跳跃征常见于颈椎，其次为胸椎，在腰椎节段十分罕见。

（2）椎体压缩骨折：在脊柱骨折中最为多见。当椎体前缘压缩超过垂直径的1/2时，该节段即出现一个约18°的成角畸形；当椎体前缘压缩2/3时，这一角度可达25°左右；椎体前缘完全压缩时，成角可达40°。因此，被压缩的椎体数量愈多，程度愈重，角度愈大，并出现以下后果。

1）椎管矢状径减小：其减少程度与畸形的角度大小成正比，并易对椎管内的脊髓组织及其伴行血管等造成压迫而出现脊髓受累症状，尤其是后方小关节松动伴有严重椎节不稳者。

2）椎管延长：由于成角畸形，其后方椎间小关节的关节囊因呈展开状而使椎管后壁拉长，以致椎管内组织，特别是后方的黄韧带、硬膜囊壁及血管均处于紧张状态，易引起损伤，并波及脊髓，尤其是当节段长度超过10%时。

3）引起椎节不稳：椎体压缩愈多，椎节的稳定性愈差。除因小关节处于半脱位状态及前纵韧带松弛失去原有的制动作用外，椎体的短缩及成角畸形本身就已经改变了脊柱的正常负荷力线，易引起椎节失稳。

（3）椎体爆裂骨折：这种类型的骨折椎体后缘骨片最易进入椎管，且在X射线片上又不易被发现。常可出现以下后果。

1）脊髓受压：压缩碎裂的椎体后方的骨块或爆裂型骨折的骨片之所以不易向前方移位，主要是由于前纵韧带坚强，且受屈曲体位的影响。而后方恰巧是压力较低的椎管，以致椎体骨片易突向椎管而成为临床上较为常见的脊髓前方致压物，并构成后期阻碍脊髓功能进一步恢复的病理解剖学基础。

2）易漏诊：突向椎管方向的骨块（片）因受多种组织的遮挡而不易在X射线片上发现，尤其是在胸椎段，以致易漏诊而失去早期手术治疗的机会。因此，在病情允许的情况下，应尽早对伤者进行CT检查或断层摄影。

3）难以还纳：后纵韧带损伤时，如果其尚未失去纵向联系，碎裂的骨块（片）仍附着在后纵韧带前方，则通过牵引可使骨块还纳；但在损伤时，如果后纵韧带完全断裂，则此时椎体后方的骨块多呈游离而失去联系，即使通过牵引使椎体骨折获得复位，该骨片也难以还纳原位。

（4）椎节脱位：除颈椎可单独发生椎节脱位外，胸、腰段的椎节脱位大多与各型骨折伴发，尤以屈曲型多见。由于上节段椎体下缘在下椎节椎体上缘向前滑动，使椎管内形成一个骨性的阶梯样致压物，可引起对脊髓或马尾神经的刺激或压迫，构成早期脊髓损伤的主要原因。同时，这也是妨碍脊髓功能完全恢复的重要因素之一。

（5）侧屈型损伤：其病理改变与屈曲型大体相似，主要表现为一侧椎体的侧方压缩，多见于胸、腰段。侧屈型损伤的脊髓受损程度，在同样的暴力情况下较前屈型为轻。

（6）其他类型：包括目前发现较为多见的急性椎间盘脱出（尤多见于颈椎）、单纯的棘突骨折和横突骨折等，病变大多较局限，受损程度亦轻。通过椎体中部至后方椎板的水平分裂骨折等，近年来在临床上也不少见。

4. 脊髓损伤的病理改变分型　由于脊髓组织十分娇嫩，任何撞击、牵拉、挤压及其他外力作用后，均可引起比想象更为严重的损伤，其病理改变主要表现为脊髓震荡、脊髓实质损伤及脊髓受压三种状态，但在临床上常将其分为以下六种类型。

（1）震荡：是最轻的一种脊髓损伤，与脑震荡相似，主要是传导暴力通过脊柱后部传到脊髓，并出现数分钟至数十小时的短暂性功能丧失，在临床上较为多见。这一类型的脊髓损伤在恢复时，一般先从下肢开始。由于脊髓组织形态上无可见的病理改变，因此其生理功能紊乱多可获得恢复，属可逆性。

（2）脊髓出血或血肿：指脊髓实质内出血，这在血管畸形者更易发生。其程度可从细微的点状出血到血肿形成不等。少量出血者，血肿吸收后其脊髓功能有可能得到部分或大部分恢复；严重的血肿易因瘢痕形成而预后不佳。

（3）脊髓挫伤：脊髓挫伤的程度有较大差别，从十分轻微的脊髓水肿、点状或片状出血到脊髓广泛挫裂（软化和坏死）不等，并随着时间的延长，由于神经胶质和纤维组织增生等改变，继而导致瘢痕形成、脊髓萎缩以致引起不可逆性后果。

（4）脊髓受压：髓外组织，包括骨折片、脱出的髓核、内陷的韧带、血肿及后期的骨痂、骨刺、粘连性束带、瘢痕等以及体外的异物（弹片、内固定物及植骨片等），可造成对脊髓组织的直接压迫。这种压迫可引起局部的缺血、缺氧、水肿及淤血等，从而改变且加重了脊髓的受损程度。

（5）断裂：除火器伤外，脊柱脱位超过一定限度时，脊髓也可出现部分或完全断裂，以致引起脊髓传导功能的大部或全部丧失，外形上看，硬膜囊大多保持完整；但骨折脱位十分明显的严重型，硬膜囊亦可同时断裂。

（6）脊休克：与脊髓震荡不同，脊休克不是暴力直接作用于脊髓所致。其临床表现为损伤椎节以下肌张力降低，肢体呈弛缓性瘫痪，感觉及骨骼肌反射消失，引不出病理反射，大便失禁及小便潴留等。这种表现实质上是损伤断面以下脊髓失去高级中枢控制的后果，一般持续2~4周，合并感染者持续时间延长。当脊休克消失后，脊髓的恢复因损伤程度的不同而有所差异。横断性脊髓损伤者的运动、感觉及浅反射功能不恢复，反射亢进，并有病理反射出现；不完全性损伤者的脊髓功能则可获得大部分、部分或少许恢复。

以上为脊髓损伤的类型，但脊髓内的病理改变则视伤后时间的长短而不同。脊髓实质性损伤一般可分为早、中、晚三期。早期指伤后2周以内，主要表现为脊髓的自溶过程，并于伤后48小时内达到高峰。中期为伤后2周至2年以上，主要表现为急性过程的消退及修复过程，由于成纤维组织的生长速度快于脊髓组织，而使断裂的脊髓难以再通。后期主要表现为脊髓组织的变性改变，其变化时间较长，一般从伤后2~4年开始，持续可达10年以上，其中微循环改变起着重要作用。

三、症状、体征

（一）脊柱脊髓伤的临床特点

视脊柱损伤的部位、程度、范围、时间及个体特异性不同，临床症状与体征差别较大。现就其共性症状进行阐述。

1. 一般特点

（1）疼痛：具有骨折患者所特有的剧烈疼痛，除昏迷或重度休克病例外，几乎每个病例均出现，尤以在搬动躯干时为甚，常感无法忍受。因此，患者多采取被动体位而不愿做任何活动。在检查与搬动时应设法减轻这一症状。

（2）压痛、叩痛及传导痛：骨折局部均有明显的压痛及叩痛（后者一般不做检查，以免增加患者痛苦），并与骨折的部位相一致。单纯椎体骨折者，压痛较深，主要通过棘突传导。椎板及棘突骨折的压痛较浅表。除单纯棘突、横突骨折外，一般均有间接叩痛，疼痛部位与损伤部位相一致。

（3）活动受限：无论何型骨折，脊柱均出现明显的活动受限。在检查时，切忌让患者坐起或使身体扭曲，以防使椎管变形而引起或加重脊髓及脊神经根受损；也不应让患者做各个方向的活动（包括主动与被动），以免加剧骨折移位及引起副损伤，甚至造成截瘫。

2. 神经症状　这里的神经症状指脊髓、马尾或神经根受累的症状。

（1）高位颈髓伤：指颈1～2或枕颈段骨折脱位所引起的颈髓损伤，如该处的生命中枢直接受到压迫并超过其代偿限度时，患者多立即死亡。所幸该处椎管矢状径较大，仍有一定数量的存活者。但也可引起四肢瘫痪及因并发症而发生意外。

（2）下位颈髓伤：指颈3以下部位的颈髓伤。严重者，不仅四肢瘫痪，且胸部呼吸肌多受累，仅保留腹式呼吸。完全性瘫痪者，损伤平面以下呈痉挛性瘫痪。

（3）胸段或腰段脊髓伤：以完全性损伤多见，尤其是在胸段。损伤平面以下感觉、运动及膀胱和直肠的功能均出现障碍。

（4）马尾伤：视受损的范围不同，马尾伤的症状差异较大，除下肢运动及感觉有程度不同的障碍外，直肠、膀胱功能也可受波及。

（5）根性损害：多与脊髓症状同时出现，常因神经根受压而引起剧烈疼痛，尤以完全性脊髓伤者多见，且常常成为该类患者要求手术的主要原因之一。

3. 脊髓损伤平面的临床判定　脊髓损伤平面一般与骨折平面相一致，但其顺序数却因成人脊髓末端止于第1腰椎下端的解剖特点而与脊髓损伤平面顺序数不同。脊髓损伤时其椎节平面应该是：颈椎+1，上胸椎+2，下胸椎+3，圆锥位于胸12与腰1之间处。此外，临床上尚可根据受累肌肉的部位来推断脊髓神经根的受损平面（见表2-1）。

表2-1　脊神经根支配的主要肌肉

4. 其他症状　根据骨折脱位的部位、损伤程度、脊髓受累情况及其他多种因素不

脊神经根节段	所支配的主要肌肉
颈髓 5	三角肌（颈 5,6）
颈髓 6	肱二头肌（颈 6,7）
颈髓 7	肱三头肌（颈 7,8）
颈髓 8	手内在肌及伸、屈肌群
胸髓 1～12	按节段分布躯干诸肌（略）
腰髓 1	提睾肌（腰 1）
腰髓 2	髂腰肌（腰 2,3）及股四头肌（2～4）
腰髓 3	股四头肌（腰 2～4）
腰髓 4	胫前肌（腰 4 至骶 1）
腰髓 5	踇长伸肌（腰 4 至骶 1）
骶髓 1	腓肠肌（腰 4 至骶 2）
骶髓 2	括约肌及屈趾肌（骶 2～3）

同，脊髓损伤患者尚可出现某些其他症状与体征。

（1）肌肉痉挛：指受损椎节椎旁肌肉的防御性挛缩。实质上，它对骨折的椎节起固定与制动作用。

（2）腹肌痉挛或假性急腹症：常见于胸、腰段骨折。主要原因是由于椎体骨折所致的腹膜后血肿刺激局部神经丛，造成反射性腹肌紧张或痉挛。个别病例甚至可出现酷似急腹症样的症状与体征，以致因被误诊而行手术探查，最后在术中才发现系腹膜后血肿所致。

（3）发热反应：多见于高位脊髓伤者。主要因全身的散热反应失调所致，也与中枢反射、代谢产物的刺激及炎性反应等有关。

（4）急性尿潴留：除脊髓伤外，单纯胸、腰段骨折患者也可发生急性尿潴留。后者主要是由于腹膜后出血所致的反射性反应。

（5）全身反应：除全身创伤性反应外，其他如休克、创伤性炎症反应及其他各种并发症等均有可能发生，应全面观察。

（二）脊髓损伤程度的判定

1. 一般判定的标准　关于脊髓损伤程度的一般判定标准各家意见不一。按伤者的运动、感觉及大小便功能，依据是属于部分障碍还是完全障碍，将脊髓损伤程度分为6级。这种分法虽简单易行，但难以确切反映出患者的致伤程度，有待进一步改进与完善。国外多采用Frank分类标准，共分5级。

A级：受损平面以下无感觉及运动功能。

B级：受损平面以下有感觉，但无运动功能。

C级：有肌肉运动，但无功能。

D级：存在有用的运动功能，但不能对抗阻力。

E级：运动与感觉基本正常。

也有人主张将其分为：脊髓完全性损伤、Brown-Séguard症候群、急性脊髓前部损伤及急性颈髓中央症候群等四大类。

2. 完全性与不完全性脊髓损伤的鉴别　完全性与不完全性脊髓损伤的鉴别一般多无困难（见表2-2）。

3. 对严重的不完全性脊髓损伤与脊髓横断性损伤的鉴别　这种鉴别在临床上为一大难题，用MRI、脊髓造影等特殊检查也难以区分。在临床检查时，以下几点可能有助于两者的鉴别。

（1）足趾有自主性微动者，表明属不完全性脊髓损伤。

（2）马鞍区有感觉者，属不完全性脊髓损伤。

（3）缩肛反射存在者，在急性期时多为不完全性脊髓损伤。

（4）有尿道球海绵体反射者，多属不完全性脊髓损伤。

（5）足趾残留位置感觉者，系不完全性脊髓损伤。

（6）刺激足底、足趾有缓慢屈伸者，多系脊髓完全性损伤。

表2-2 不完全性与完全性脊髓损伤的鉴别

	不完全性脊髓损伤	完全性脊髓损伤
运动障碍	不完全、不对称	完全、对称
感觉障碍	可保留部分感觉	完全丧失
括约肌障碍	较轻	完全
脊休克期	短，不超过1周	多在3周以上
反射障碍	不对称、不完全	完全、对称
病理反射	可有可无	多有

（三）不同损伤平面时的瘫痪特点

从大脑至马尾，不同平面受损时的受累范围及特征各异，尤其是运动神经系统的症状与体征更有利于对受累部位的判定，现归纳如下（见表2-3）。

表2-3 不同部位损伤的运动受累表现

受损运动区部位	瘫痪特点
大脑皮质	单肢瘫痪，多伴有面瘫
内囊	偏瘫
脑干	交叉性偏瘫
颈髓	四肢瘫痪，平面以下硬瘫
胸髓	截瘫，平面以下硬瘫
胸髓	截瘫，平面以下硬瘫
胸、腰段	大腿软瘫，足踝部硬瘫
脊髓圆锥以下	软瘫

（四）上运动神经元与下运动神经元所致瘫痪的鉴别

每位临床医师都应对上神经元及下神经元受损所表现出的不同瘫痪特征有一个明确认识，以便于鉴别（见表2-4）。

表2-4 痉挛性瘫痪与迟缓性瘫痪的鉴别

临床特点	痉挛性瘫痪	弛缓性瘫痪
瘫痪分布范围	较广、偏瘫、单瘫、截瘫和四肢瘫	多局限(肌群为主)或为四肢瘫(如格林巴利综合征)
肌张力	增高,呈痉挛性瘫痪	减低,呈弛缓性瘫痪
反射	腱反射亢进,浅反射消失	腱反射减弱或消失、浅反射消失
病理反射	(十)	(一)
肌萎缩	无,可见轻度失用性萎缩	显著,早期出现
肌束震颤	无	可有
皮肤营养障碍	多数无	常有
肌电图	神经传导迅度正常,无失神经电位	神经传导速度减低,有失神经电位
肌肉活检	正常,后期呈失用性肌萎缩	失神经性改变

第三章　脊柱脊髓疾病

第一节　椎管肿瘤

一、椎管肿瘤

（一）概述

椎管肿瘤也称为脊髓肿瘤，主要来源于脊髓以及和脊髓相关的椎管内组织细胞，如终丝、神经根、硬脊膜、蛛网膜、血管以及椎管内脂肪组织等。椎管内肿瘤约占中枢神经系统肿瘤的15%。部分椎管内肿瘤是由身体其他部位原发肿瘤转移而来，大多位于硬脊膜外，侵犯脊髓少见。

1. 肿瘤分类　按照解剖层次分为硬脊膜外、硬脊膜下以及脊髓髓内肿瘤；按照病理性质分为：脊膜瘤、神经纤维瘤、星形细胞瘤、脊索瘤以及表皮样囊肿等；按照来源分为：原发性、继发性和转移性肿瘤；按照在脊髓的节段分为：上段、颈膨大、胸段、腰膨大以及马尾部肿瘤。

2. 临床表现　由于椎管内空间有限，因而其临床症状及体征主要是由于肿瘤在椎管内刺激、压迫以及损坏脊髓和脊神经所致。椎管内肿瘤一般病程较长，进展缓慢。主要表现为进行性的感觉障碍、运动障碍以及自主神经系统症状等。

3. 临床诊断

（1）病史：应该详细询问患者病史，特别是感觉障碍、运动障碍、刺激性疼痛以及神经功能障碍等。椎管内肿瘤一般病程较长，而一些恶性肿瘤以及肿瘤囊性变或出血等可致症状急剧恶化。详细完善的病史资料对于椎管内肿瘤的诊断意义很大。

（2）体格检查：由于肿瘤在椎管内节段和层次的不同，其引起的临床症状也不相同，因而严格的体格检查和临床体征的客观、科学分析对椎管内肿瘤的初步定位意义深远。

1）髓内肿瘤和髓外肿瘤临床体征主要区别在于：前者症状主要是自上而下出现，后者主要为自下向上发展；前者有感觉分离，而根性疼痛不确切，而后者感觉分离少见但是较早出现根性疼痛。

2）不同脊髓节段肿瘤的临床体征也不相同：

①高颈段（$C_{1\sim4}$）：枕颈部疼痛，有时伴有四肢痉挛性瘫痪、躯干及四肢的感觉障碍。有时还会出现呃逆、呕吐和呼吸困难，为肿瘤侵犯膈肌所致

②颈膨大（$C_5\sim T_1$）：早期出现上肢及肩背部疼痛，如果肿瘤侵犯并引起脊髓横贯性损害时，可出现上肢弛缓性瘫痪、下肢痉挛性瘫痪，以及病变以下节段的感觉障碍。有时还会出现霍纳综合征。

③腰段（$T_{2\sim12}$）：早期出现特征性腰腹部疼痛，呈束带样感觉。随着肿瘤的生长出现下肢的痉挛性瘫痪伴有感觉障碍，而上肢正常。

④腰膨大（$L_1\sim S_2$）：早期出现腰及双下肢疼痛，随病程进展出现双下肢的弛缓性瘫痪，同时多伴有括约肌功能障碍。

⑤圆锥和马尾：圆锥肿瘤早期出现自主神经功能障碍，伴有相应部位感觉障碍；马尾肿早期多出现剧烈的神经根性痛，有肌肉萎缩、感觉障碍等，而自主神经功能障碍出现较晚。

（3）辅助检查：必要的检查是椎管内肿瘤确诊不可缺少的检查方法和诊断依据。传统临床应用的检查方法有腰椎穿刺、脑脊液动力学检查（Queckenstedt试验）、X平片扫描、脊髓造影等，部分方法由于具有一定的创伤性和危险性，操作复杂以及对肿瘤分辨率差等关系，目前临床上作为椎管内肿瘤的诊断运用已经很少。而CT和MRI检查是目前运用较多的影像学检查手段。CT平扫对椎管肿瘤诊断意义不大，而其增强扫描可以显示某些肿瘤的范围、周边水肿情况等。目前对椎管内肿瘤临床诊断应用最广泛，也最具有价值的是MRI。MRI较CT能更加清楚地显示肿瘤及其周围结构，特别是MRI能够从水平、冠状以及矢状位显示肿瘤立体位置以及与周围组织的关系，对肿瘤的定位以及指导手术治疗具有不可替代的意义，而部分肿瘤在MRI的特定影像学表现也有助于肿瘤的定性诊断。

4. 治疗 大部分椎管内肿瘤是良性肿瘤，外科手术是首选方法。明确诊断后尽早手术，大多数临床症状可以得到缓解，而且脊髓功能可以部分或全部恢复。而椎管内转移性肿瘤或恶性肿瘤在手术后应辅以放疗或化疗以巩固疗效。

（1）手术适应证：临床诊断椎管内占位病变明确，且患者出现脊髓或相邻神经根功能影响者均应考虑手术治疗。

（2）手术禁忌证：有严重或不可改善的心、肺、肝、肾等系统疾病，无法耐受手术者；手术野局部皮肤感染、溃疡或坏死者应积极局部处理后手术；椎管内转移瘤，其他系统已经出现明显临床症状者；椎管内多发肿瘤，应征得家属和患者同意后，方可选择手术治疗。

（3）手术并发症：脊髓损伤导致临床症状加重或出现相应节段新发症状；单根或很少几根神经根损伤多不会出现明显临床症状，但连续几根神经根损伤可能导致相应症状；术野局部神经根粘连导致感觉过敏或疼痛症状；术野血肿压迫脊髓症状；体位不当、释放脑脊液过多致颅压改变症状；术中渗血进入蛛网膜下腔出现头痛等症状；伤口

愈合差、脑脊液漏以及感染等。

5. 预后 随着神经外科显微技术的发展和运用，目前椎管内肿瘤手术切除已经不再困难，特别是髓内良性肿瘤，目前也首选手术治疗。术后患者出现局部疼痛、肢体功能缺失，椎体骨性结构不稳定等系列并发症，需要疼痛治疗中心、康复治疗中心以及骨科等多专业协助，因此，椎管内肿瘤手术并发症减少和提高生存质量是神经外科医生需要考虑的问题。

（二）髓外肿瘤

髓外肿瘤为中枢神经系统常见肿瘤之一，约占椎管内肿瘤的2/3，其中神经鞘瘤和脊膜瘤最常见，其次为终丝室管膜瘤，终丝室管膜瘤组织学应归属为髓内肿瘤，但临床多从解剖学角度将其归为髓外肿瘤。另外脊索瘤多位于骶尾部，椎管内转移瘤多位于髓外，很少侵犯脊髓。

1. 髓外常见肿瘤类型

（1）神经鞘瘤：约占髓外肿瘤的40%，是椎管内最常见的肿瘤。临床上神经鞘瘤包含施万细胞瘤和神经纤维瘤，均起源于施万细胞，但后者还包含有神经束细胞和成纤维细胞等成分。神经鞘瘤多位于脊髓神经根及其鞘膜，尤以脊神经后根多见，多在髓外硬脊膜内生长，部分沿神经根生长，突破硬脊膜呈哑铃状在硬脊膜内外生长，髓内神经鞘瘤罕见。肿瘤多处于脊髓侧面，而推挤压迫脊髓。绝大部分神经鞘瘤为良性肿瘤，很少部分为恶性神经鞘瘤，预后差。神经纤维瘤一般有完整的包膜，表面光滑，质地硬韧，与脊髓组织之间有明显的分界，常在神经一侧偏位生长，部分载瘤神经膨大，失去正常形态。

（2）脊膜瘤：是椎管内较常见的良性肿瘤之一，发生率仅次于神经鞘瘤，居第2位，约占椎管内肿瘤的25%左右。脊膜瘤主要起源于蛛网膜内皮细胞和间质，也可起源于硬脊膜的间质，故绝大多数脊膜瘤位于髓外，硬膜下间隙，少数位于硬膜外间隙，髓内罕见。多见于胸段椎管，其次为颈段和腰段。脊膜瘤以女性患病居多，可能因为内分泌激素对脊膜瘤的形成有影响。脊膜瘤多为单发，肿瘤形态外观大致可分为卵圆型和扁平型两类。而卵圆型又占绝大多数，常为实质性，也有钙化甚至骨化，质地较硬。肿瘤表面光滑，也可呈不规则结节状，基底常较宽，与硬脊膜多有粘连，而与蛛网膜粘连则较疏松。

（3）终丝室管膜瘤：从神经外科手术解剖角度看属于外肿瘤，从其肿瘤组织病理来源看应归属于髓内肿瘤。终丝室管膜瘤与马尾神经鞘瘤发生率相当，占椎管内室管膜瘤的40%左右，多发生于终丝接近硬脊膜的部位。男性多于女性好发，多为良性病变，但部分肿瘤生长具有侵袭性，特别是年轻患者。肿瘤大体呈不规则状，色微红，与周围组织有边界，镜下组织病理主要以黏液乳头型室管膜瘤常见。

（4）脊索瘤：主要起源于胚胎脊索残余，颅内和椎管内均可发生，在椎管内好发于骶尾部,脊索瘤是骶尾部最常见的肿瘤,可位于骶骨中,将骶骨破坏后,并向前侵入盆腔,向后侵入椎管,压迫脊髓。肿瘤椎骨外部分的四周常有纤维组织包裹,组织质地常较脆软,有时呈胶冻样。

（5）椎管内转移瘤:多位于髓外,也有部分侵犯脊髓。主要经过动脉、静脉、蛛网膜下腔脑脊液、淋巴以及局部直接侵犯。主要原发病变有肺癌、消化系统肿瘤、乳腺癌、前列腺癌以及淋巴系统恶性肿瘤等。由于椎管内转移瘤患者一般都已进入晚期,临床手术困难,一般都接受原发病治疗,以及全身放射治疗和化疗等。

2. 临床表现

（1）病程:除转移瘤外,椎管外肿瘤一般生长缓慢,很少部分肿瘤恶变或囊性变,则病情可急剧恶化。多数患者在肿瘤生长很长一段时间后出现明显临床症状才就诊,部分患者病史可达数年

（2）临床症状和体征:椎管外肿瘤的临床症状和体征主要与病变节段位置,与脊髓、神经根粘连关系、生长速度等有关。表现为疼痛、感觉异常、运动障碍和括约肌功能紊乱几个方面。

感觉异常、麻木和疼痛:早期仅有肢体麻木、沉重感和活动不灵活,特别是在脊膜瘤患者感觉异常早期更易出现,出现根性痛症状者较少见。而神经纤维起源于脊髓的神经后根,故较早出现受累神经根分布区的放射性疼痛。而脊膜瘤起源于蛛网膜的帽状细胞,较少侵犯到神经根,故根性痛少见。脊膜瘤患者脊髓半切综合征少见,因脊膜瘤和硬脊膜粘连紧密,瘤蒂较宽,对脊髓的压迫不定,常常位于脊髓的前方或后方,故较少出现脊髓半切综合征。而神经纤维瘤常发生于脊髓侧方,脊髓侧方易受压,故较常出现脊髓半切综合征。少数病例于跌倒后突然发病,外伤为发病诱因。

运动障碍从肌肉轻度乏力到完全瘫痪。部分患者来院时已有不同程度的行动困难,有部分病史较长患者已有肢体瘫痪。运动障碍出现的时间因肿瘤部位而异。圆锥或马尾部的肿瘤在晚期时才会出现明显的运动障碍,胸段的肿瘤由于该处椎管较狭窄而可在较早期就出现症状。

括约肌功能紊乱往往是晚期症状,实际上有明显大小便功能紊乱症状者往往表明脊髓部分或完全受压,其发生率远比运动障碍发生率为低。胸段和腰段肿瘤比较多见括约肌功能障碍,而颈段肿痛出现较少。

3. 诊断　仔细询问病史及出现的相关症状,对临床诊断有意义。此外,辅助检查尤为重要。目前常用的辅助检查包括脊柱平片、腰椎穿刺、脊髓造影、CT和MRI检查。

（1）脊柱平片:直接征象主要是有神经鞘瘤钙化斑阴影,很少见。间接征象是指肿瘤压迫椎管及其邻近骨质结构而产生的相应改变,包括椎弓破坏、椎弓根间距离加宽,甚至椎弓根破坏消失、椎体凹陷或椎间孔扩大等。由于脊柱平片的分辨率不能很好地显示肿瘤,目前该方法多运用于术前肿瘤定位,而对肿瘤的病理定性意义较小。

（2）脑脊液动力学检查（Queckenstedt试验）:脑脊液动力学改变常早于相应的

临床体征的出现，脑脊液蛋白含量的增高和脑脊液循环梗阻一样，都早于临床症状的出现。

（3）脊髓造影：蛛网膜下腔完全梗阻率约占95％以上，典型的呈杯口状充盈缺损，脊髓造影显示梗阻改变者比脑脊液动力试验出现梗阻的阴性率要高。而两者都远比脊髓受压的临床体征出现早而且阳性率高。

（4）CT和MRI：随着CT、MRI的普及，脊髓造影在椎管外肿瘤的诊断使用已逐渐减少。特别是MRI检查能够从不同角度、视野确定肿瘤，对肿瘤做出准确定位，对部分肿瘤做出定性判断。

神经鞘瘤CT扫描可见肿瘤内有钙化，CT增强扫描可有强化。神经鞘瘤在MRI矢状面与轴面上呈稍长T_1与长T_2影像。即在T_1加权像上呈髓外低信号瘤灶。肿瘤较大时常常同时累及数个神经根。脊髓受压变扁，甚至移位。蛛网膜下腔扩大，在质子加权图像上肿瘤信号增强，稍高于邻近的脊髓组织，特别是冠状面或横断面图像能够清晰观察到肿瘤经过神经孔穿出的走行和哑铃状肿瘤全貌。

脊膜瘤CT扫描多表现髓外膜内病变的特点，肿瘤多呈实质性病变，圆形或椭圆形，呈等密度或稍高密度，有时可见不规则钙化，增强扫描肿瘤有中度强化。MRI检查可以冠状位、矢状位及轴位扫描，对显示脊膜的准确位置及全貌很有价值，T_1加权像呈等信号或稍低信号，T_2加权像呈高信号，当肿瘤出现囊变时，可见到高信号的囊变区域。增强扫描病灶呈均一强化，有时可见到"脊膜尾征"

4. 手术治疗

（1）手术原则：椎管内髓外肿瘤的治疗以手术切除为原则，对于部分转移瘤患者可以考虑放、化疗；随着现代神经外科显微技术的发展，只要患者能够耐受手术麻醉，排除严重心肺等不可控制基础疾病，椎管外肿瘤均应接受手术切除；手术的关键是在尽可能保存神经根和脊髓功能前提下，尽可能全切肿瘤；一般椎管外肿手术预后良好；手术一般采用俯卧位，这样可以减少脑脊液的流失；术前应准确定位肿瘤，根据肿瘤的位置、大小以及与脊髓神经根的关系设计手术方案；手术切除节段、椎板，切开范围应根据肿瘤的大小而定，应能满足暴露肿瘤上下极为宜；切开硬脊膜前，椎管内硬脊膜外静脉丛应先行处理，避免术中渗血影响操作；切除肿瘤前取小片吸收性明胶海绵或脑棉贴敷肿瘤上下极，术毕应反复冲洗，减少术中出血渗入蛛网膜下腔；术后受侵蚀硬脊膜应予以切除、修补并严密缝合。

（2）神经梢瘤手术切除：神经鞘瘤常与神经根粘连紧密，有时包裹神经根。手术时应沿肿侧小心尽量分离神经根，部分神经根穿过肿瘤，可行囊内分块切除，尽可能保存神经根，部分神经根膨大破坏无法保留时，不必一味追求单根神经根的保存，可将载瘤神经与肿瘤一并切除。一般来说，切断2～3根胸段神经根不致有明显的功能障碍，但对于颈膨大和腰膨大部位的神经鞘瘤，如果损伤邻近的神经根则很容易造成相应功能障碍。神经鞘瘤可呈哑铃形生长，分椎管内部分和椎管外部分，椎间孔部为其狭窄部，手术应先切除椎管内部分，断离肿瘤以免切除椎管外部分，由于牵拉或向椎间孔内剥离时容易造成脊髓损伤。位于颈段的神经鞘瘤，特别是当肿瘤长到一定大小，突出椎管较多时，手术操作过程中应避免损伤肿瘤前内方的椎动脉，椎动脉一般被推挤移位，如果行囊内分块切除可以避免椎动脉的损伤。术中应尽量保存蛛网膜的完整性，肿瘤切除后，应在显微镜下复位或缝合蛛网膜，可以减少粘连和脑脊液漏的发生。

（3）脊膜瘤手术切除：脊膜瘤一般与相邻硬脊膜粘连紧密，手术关键在于避免牵拉损伤脊髓。切开硬膜显露肿瘤，探查其与脊髓、血管及神经根关系，一般脊膜瘤与脊髓和神经根很少紧密粘连。部分脊膜瘤血供较丰富，主要来源于硬脊膜，可先将肿瘤基底电灼处理。小的脊膜瘤处理基底后可以整块切除。部分脊膜瘤与脊髓粘连严重，先电凝肿瘤侧，再用显微剪等显微器械锐性分离，可减少对颈髓的牵拉和损伤，特别是较大脊膜瘤可分块切除。脊膜瘤的基底附着处硬脊膜应妥善处理，切除受累硬脊膜并用筋膜或人工补片修补，以减少复发。

（三）髓内肿瘤

脊髓髓内肿瘤为中枢神经系统常见肿瘤之一，约占椎管内肿瘤的1/3，其中室管膜细胞瘤、星形细胞瘤和血管网织细胞瘤最常见，其次还有海绵状血管瘤、脂肪瘤、神经鞘瘤、表皮样囊肿、皮样囊肿以及转移瘤等。脊髓髓内肿瘤呈节段分布，较多发生在颈段及胸段，其次为胸腰段。

1. 髓内常见肿瘤类型

（1）室管膜瘤：是髓内最常见肿瘤，包括终丝室管膜瘤。后者从解剖角度看，临床多归属于髓外肿瘤。室管膜瘤多发生于成年人，性别差异不大。除终丝外，室管膜瘤多发生于颈段，主要起源于中央管成终丝室管膜。大体标本上，室管膜瘤与周围脊髓有潜在分界，有假包膜形成，肿瘤质地中等，肿瘤上下极多有脊髓中央管扩大；组织学上以细胞型室管膜瘤多见。

（2）星形细胞瘤：在髓内仅次于室管膜瘤，约占中枢系统星形细胞瘤的3%，是儿童髓内最常见肿瘤。髓内星形细胞瘤多发生于胸段和颈胸段。大体标本上，星形细胞瘤和室管膜瘤相似，质地更坚韧，与周围脊髓分界欠清，部分肿瘤囊变，肿瘤合并脊髓空洞较室管膜瘤少见；组织学上以Ⅰ～Ⅱ级低度恶性原浆型星形细胞瘤多见，部分为恶性。

（3）血管网织细胞瘤：也是髓内常见肿瘤之一，为起源于血管的良性病变，可合并Von Hippel-Lindau综合征。位于颈段，多位于脊髓背侧。显微镜下观察可见病变与软脊膜关系密切，与脊髓有边界，有多根异常粗大动脉供血，引流静脉常怒张充盈，走行扭曲。不同于小脑网织细胞瘤，髓内病变少见典型囊变和结节。

（4）脂肪瘤：是一种先天性病变，髓内脂肪瘤多位于软脊膜下，是由于间质组织胚胎发育异常而引起的，常由完整的软脊膜层包绕，在肿瘤组织间混杂有神经纤维，好发于脊髓圆锥，其边界清楚，但与正常脊髓组织相粘连或脂肪颗粒侵入其中，往往难与脊髓组织分离，且血供丰富，手术切除极易损伤脊髓和神经根，由于脂肪瘤生长缓慢，可考虑部分切除并开放脑脊液循环减压即可。

2. 临床表现

（1）病程：脊髓髓内肿瘤的病史时间相差很大，最短的只有半个月，最长者达数年以上，小儿平均病史为1年，而40岁以上者平均病史达5年之久。当有外伤、发热时可能会促使脊髓压迫症状加速发展。单纯从病史来说，不能鉴别脊髓内或脊髓外肿瘤。

（2）临床症状和体征：髓内肿瘤的临床症状多不具有特异性，一般无明显的加速进展，临床就诊确诊时多已有数年病史。疼痛往往为首发症状约占3/5，运动障碍和感觉异常各约占1/5，括约肌功能紊乱少见。

感觉障碍包括疼痛、感觉异常以及麻木等。疼痛症状表现不同于神经根样放射痛，其疼痛强度也不如神经鞘瘤强烈，疼痛分布部位与肿瘤所处节段有关，一般定位于肿瘤水平。疼痛的原因可能与肿瘤脊髓丘脑束的纤维以及后角细胞受肿瘤压迫侵蚀有关。但往往不如神经鞘瘤所引起的疼痛强烈。感觉减退和麻木往往不被患者注意或重视，直到出现运动受损才就诊。

运动障碍作为首发症状仅次于疼痛，临床很大部分患者只有出现运动功能受损表现才就诊，追问病史其实已有感觉障碍发生。解剖角度看髓内肿瘤，主要影响上运动神经元，但临床部分运动障碍患者会出现肌肉萎缩，多考虑疼痛或瘫痪使运动减少导致失用性萎缩。

腰膨大和圆锥部位肿瘤可引起腰背部疼痛，早期出现括约肌功能受损致大小便功能障碍。

3. 诊断　单纯依靠临床症状和体征无法辨别髓内和髓外肿瘤，需要借助一定的影像学检查手段。

以往传统X线平片、腰椎穿刺、脑脊液动力学试验、脑脊液蛋白定量以及脊髓造影等已不作为髓内肿瘤诊断的常规检查手段，目前临床最常选用的方法CT和MRI。特别是MRI可以确定肿瘤的部位、性质、大小、范围、边界、有无囊性变及空洞，为脊髓髓内肿瘤的手术提供了可靠的依据。

髓内肿瘤主要以室管膜瘤、星形细胞瘤和血管网状细胞瘤多见。室管膜瘤和星形细胞瘤在MRI上显示一段脊髓不规则增粗，与正常脊髓节段之间分界不清，T_1加权像呈等信号，T_2加权像呈高信号，信号多不均。增强扫描，可见不同程度的不规则增强。室管膜瘤上下极多合并脊髓中央管扩大，为脊髓空洞或囊变样表现。血管网织细胞瘤MRI检查可见血管流空影，为其特征性表现。

4. 手术治疗　长期以来由于对手术造成脊髓损伤加重的顾忌，髓内肿瘤一度视为神经外科手术禁区，仅做姑息性椎板切除减压术或肿瘤标本活检术。随着现代影像诊断显微技术和神经外科显微操作技术的不断发展，手术切除髓内肿瘤取得了很大进展，手术疗效显著提高。目前，临床神经外科医师共识认为：除部分高级别恶性肿瘤外，髓内肿瘤均宜积极手术切除。

髓内肿瘤手术切除的关键是术中对脊髓的保护。术前必须仔细研究影像学的相关资料，准确定位，对肿瘤和脊髓的关系、浸润生长以及恶性程度等作出初步判定，制定明确的手术设计方案。其硬脊膜外操作基本参考椎管外肿瘤手术步骤，考虑脊髓的骚扰和损伤，术中和术后可考虑适当使用皮质激素，以减轻脊髓损伤反应。脊髓的切开应沿脊髓后正中线进行，范围与肿瘤适应。操作技巧应充分利用肿瘤上下极脊髓空洞间隙，周围水肿带以及通过颜色、质地等辨别肿瘤和正常脊髓。小的病灶可沿边界切除，对于大的病灶需分块切除，利用超声吸引刀可减少机械牵拉损伤。怀疑恶性程度高的病变，可取活检，术中快速病检，证实为恶性者可考虑部分切除。

（四）椎管内先天性肿瘤

这类病变主要指胚胎发育过程中，不同胚层细胞在椎管内异常残留所形成的瘤样病变，在椎管内相对少见。主要包括表皮样囊肿、皮样囊肿、脂肪瘤、肠源性囊肿、蛛网膜肿以及畸胎瘤等

1. 表皮样肿、皮样囊肿和畸胎瘤　表皮样囊肿和皮样囊肿主要来自外胚层组织，后者除含有表皮和角化物外，仍含有真皮及皮肤附件，如汗腺、毛囊等成分。畸胎瘤来自三个胚层组织，多好发于脊髓下胸段、腰段、圆锥以及马尾。由于其病变位置低，临床多引起局部下肢疼痛、感觉障碍、反射异常以及括约肌功能障碍，同时还可能并发脊髓拴系，引起相应症状，有时合并脊柱裂等先天发育异常。诊断主要依靠CT和MRI，如果有脊髓压迫症状，手术治疗多能取得很好疗效。

2. 肠源性囊肿　主要来源于内胚层组织，临床少见。患者可合并有椎管畸形和肠管畸形。多位于上胸段，CT和MRI有助于诊断，手术切除效果良好，但须注意合并其他琦形的处理。

3. 蛛网膜囊肿　主要起源于脊髓蛛网膜。此类病变可累及脊髓或位于脊髓外，CT和MRI有类似颅内蛛网膜囊肿的特征表现，如有临床脊髓压迫症状，其治疗主要也是手术切除。

二、儿童常见椎管肿瘤

（一）概述

儿童椎管内肿瘤约占儿童中枢神经系统肿瘤的4%～10%，肿瘤绝大多数起源于胚胎残余组织和脊髓、终丝、神经根及脊膜的细胞成分，与成人相比在病理、临床表现和手术治疗等方面都有其自身的特点。

儿童最常见的椎管内肿瘤是胚胎残余组织肿瘤，此外，起源于原始神经嵴细胞的神经母细胞瘤、转移性非霍奇金淋巴瘤、尤文肉瘤等也较多见，而神经鞘瘤、脊膜瘤成

人多发，在儿童则相对少见。

1. 肿瘤发病率及组织学类型　国外报道儿童椎管内肿瘤约占同期收治的神经系统肿瘤的20%，国内曾报道，15岁以下椎管内肿瘤与同期儿童髓内肿瘤的比例约为1∶9。其中以胚胎残余组织肿瘤为多见，包括表皮样囊肿、皮样囊肿、畸胎瘤、脂肪瘤、肠源性囊肿等。其次为神经胶质（包括星形细胞瘤、室管膜瘤）、神经鞘瘤、神经纤维瘤等。

2. 肿瘤部位　根据肿瘤的解剖定位，儿童椎管内肿瘤分为髓外（硬膜外、硬膜下）肿瘤和髓内肿瘤。不同脊椎节段的发病率由高到低依次为胸段、腰段、颈段、胸腰段、腰骶段、胸段和骶尾段。

3. 临床表现　儿童椎管内肿瘤的临床表现缺乏特异性，尤其婴幼儿受语言表达限制不能描述症状，早期的神经系统损害表现常被忽视，且肿瘤又可合并炎症、畸形等其他疾病，故临床容易误诊、漏诊。

（1）运动系统的损害：是儿童椎管内肿瘤最常见的首发症状，常以肢体无力或经常摔倒就诊。婴儿期运动障碍不易发现，幼儿期会行走以后常表现为步态变化、行走功能的退步等征象。

（2）神经根痛、皮肤感觉障碍等症状：在婴幼儿很难表述清楚，常表现为无诱因无规律的哭闹、用手搔抓局部皮肤、屈曲下肢不愿活动等。

（3）自主神经功能障碍引起的排便功能障碍：较多见，表现为尿频、排尿无力、尿潴留、大便次数增多或便秘等。还可表现为排汗及血管舒缩异常，出现皮肤干燥、皮温低、苍白等，颈段损害可出现霍纳（Horner）综合征。

（4）儿童椎管内肿瘤易并发其他畸形：如脊柱弯和后凸、皮毛窦、局部脂肪增厚等。儿童还可以表现为由颅内压增高引起的头痛，其机制大多为脑脊液蛋白的增高所致的脑脊液吸收障碍。

4. 影像学检查

（1）脊柱X线平片：用于门诊筛查，侧位片可见椎体破坏、椎体边缘压迹等骨质改变，斜位片可见局部椎间孔扩大。

（2）脊柱CT：可见椎体后缘压迹、椎体骨质破坏、椎管增宽等改变，少数可见肿瘤的钙化，三维成像CT可全面了解脊椎骨质改变

（3）脊柱磁共振成像（MRI）：是椎管内肿瘤的确诊手段，可了解肿瘤大小、部位，与脊髓或马尾的关系。增强扫描可了解肿瘤血供。

5. 诊断和鉴别诊断　根据临床表现不明原因的颈或腰背部疼痛、四肢或双下肢肌力下降、脊柱压痛等症状体征，应疑诊椎管内肿瘤，脊柱X线平片及CT检查是重要的辅助手段，MRI可明确诊断。

儿童椎管内肿瘤需与脊膜膨出、脊髓脊膜膨出、脊髓拴系、隐匿性脊髓损伤、脊髓炎等疾病鉴别。脊膜膨出和脊髓脊膜膨出、脊髓拴系为先天性畸形，出生时即有背侧体表中线包块或皮肤异常，生长中逐渐出现神经功能障碍；隐匿性脊髓损伤，仔细追问

病史可有极度后仰动作、腰背部硬物击打、车祸等病因；脊髓炎（急性横贯性脊髓炎、脊髓灰质炎）可有发热等感染表现。

6. 治疗　显微切除手术是儿童椎管内肿瘤最有效的治疗方法。早期诊断和及时手术是神经功能恢复的重要保证。手术切除肿瘤或减少肿瘤组织的体积可解除或减轻对脊髓和神经根的压迫，缓解疼痛，恢复受损的神经系统的功能，并能明确组织学诊断。术中在解除脊髓压迫的前提下，应尽可能地切除肿瘤。手术应在显微镜下操作，神经电生理监测是髓内肿瘤手术的必备条件，可以为髓内肿瘤手术提供安全保证，同时对评价术后的脊髓功能起到一定的作用。

7. 预后　影响患儿预后的因素包括：肿瘤的切除程度及病理类型、脊髓功能的损害程度等。由于儿童椎管内肿瘤以胚胎残余肿瘤和胶质瘤较多见，手术往往不能完全根治，故手术远期效果较成人差。

（二）髓外肿瘤

1. 概述　儿童髓外肿瘤包括硬膜外肿瘤和硬膜下肿瘤。硬膜外肿瘤在儿童椎管内肿瘤中发病率较低，国内统计约占10%。肿瘤可以起源于脊椎骨、椎管内神经、椎旁结构和原发肿瘤的转移等，临床表现多为进行性加重的肢体运动功能和括约肌功能障碍。良性肿瘤可通过手术切除而痊愈，且神经功能常可以改善。恶性肿瘤如果不能全切除，则行近全或大部切除，术后的放疗、化疗有一定的辅助治疗作用。儿童硬脊膜外肿瘤包括硬膜外隙肿瘤、脊椎骨肿侵犯硬膜外间隙、椎旁肿瘤侵犯硬膜外间隙等几类，以后两者多见。硬膜外间隙肿瘤多为淋巴瘤、白血病、转移性肿瘤；脊椎骨肿瘤侵犯硬膜外间隙常见的是尤文肉瘤、骨肉瘤、骨母细胞瘤、软骨母细胞瘤、动脉瘤样骨囊肿等；椎旁肿瘤侵犯硬膜外间隙多为神经母细胞瘤、神经节母细胞瘤、神经节细胞瘤。髓外硬脊膜下肿瘤约占儿童椎管内肿瘤的30%～40%，多为良性肿瘤，生长缓慢，常通过神经孔穿出椎管外形成"哑铃形"肿瘤，造成对神经根的压迫。儿童髓外硬脊膜下肿瘤常见的有沿脑脊液播散的肿瘤（髓母细胞瘤、生殖细胞瘤、室管膜瘤、脉络丛乳头状瘤、松果体瘤）、神经鞘瘤（schwann细胞瘤、神经纤维瘤）、脊膜瘤等，其他包括先天性肿瘤，如表皮样囊肿、皮样囊肿、畸胎瘤、脂肪和肠源性囊肿等也较多见。

2. 临床表现　髓外肿瘤的症状和体征取决于肿瘤所在部位、生长速度、脊髓受压程度和周骨质受侵的范围。症状可缓慢进展，也可以突然加重，数天内出现严重的神经功能障碍。

（1）疼痛：以颈部或腰背部疼痛常见，肿瘤累及骶髓段或神经根可出现臀部或会阴部的不适或疼痛，查体时在病变节段可以有压痛。单纯的硬膜下肿瘤还可出现束带感和放射性根痛，这是由于"哑铃形"肿瘤通过椎间孔穿出椎管外，在狭窄的椎间孔内挤压神经根产生疼痛，常伴有肌无力、肌肉萎缩。

（2）运动功能障碍：快速生长的硬膜外恶性肿瘤可在疼痛发生几天或几周内出现

迅速加重的肢体无力、瘫痪，有时与横贯性脊髓炎症状相似。脊髓圆锥、马尾神经受累，表现为不对称的弛缓性瘫痪。缓慢生长的肿瘤则表现为患儿运动能力发育的迟滞或倒退。硬膜下肿瘤造成的肌无力多从肢体远端开始，如腕、踝、掌指、掌趾关节等，逐渐向近端发展。

（3）感觉功能障碍：外肿瘤一般造成从远端开始逐渐向近端发展的针刺感、麻木感，患儿有主观感觉异常，而检查无特殊发现，圆锥、马尾部病变的典型表现为肛门和会阴部皮肤呈现鞍区麻木。

（4）括约肌功能紊乱：括约肌功能受损往往是晚期症状，表明脊髓部分或完全受压。表现为尿、大便失禁或排便困难（如便秘和尿潴留），可伴有反复发生的尿路感染。

（5）其他：国外报道约25%的儿童硬脊膜外肿瘤有轻–中度的脊柱侧凸和脊柱后凸，两者在肿瘤或手术（如椎板切开术）造成骨质及椎间关节的破坏时更为常见；交通性脑积水也偶有伴发，机制可能是肿瘤增加脑脊液蛋白，使蛛网膜颗粒闭塞，脑脊液吸收减慢；椎管内皮样囊肿合并感染时可引发反复发作的脑膜炎。

3. 影像学检查

（1）脊柱CT、X线平片：X线平片和CT骨窗像是大多数椎管内肿瘤患者的基本检查，可初步确定有无椎骨破坏以及椎弓根变扁，有无脊柱侧凸、后凸等改变。

（2）脊柱MRI：是确诊椎管内肿瘤的最佳检查手段。MRI能清晰地显示肿瘤的范围、性状，并可以显示邻近的软组织、血管及肿瘤与其他组织的分界面，有助于设计手术方案。

硬膜外肿瘤根据性质不同可在MRI上呈现等或高信号影，多沿硬脊膜匍匐性生长。硬膜下肿瘤则大多数在T_1加权像表现为等或略低信号，在T_2加权像上呈高信号影。增强扫描可以提高MRI的敏感度，特别有利于发现小肿瘤。

沿脑脊液播散的硬膜下肿瘤在MRI上表现为脊髓、神经根表面斑块状或结节状病灶，局限或弥漫，强化明显，发生于马尾的结节状病灶呈"溜溜球征"；神经鞘瘤中Schwann细胞瘤的MRI特点：边界清楚，有包膜等，长T_1长T_2信号，均匀或不均匀明显强化，跨椎间孔生长；神经纤维瘤的MRI特点：等长T_1长T_2信号，均匀明显强化，边界不清，可蔓延至椎管外呈哑铃形，单发或多发，可见多神经根受累的"串珠征"；脊膜瘤的MRI特点：髓外硬膜下圆形或卵圆形肿块，单发或多发，边界清楚，少数可有钙化，增强后不同程度均匀强化，邻近硬膜的强化称为"硬脊膜尾征"，是诊断脊膜瘤的特征表现；硬膜下脂肪瘤的MRI特点：条片状或不规则状，短T_1长T_2信号影。

4. 治疗

（1）手术：硬膜外肿瘤应根据肿瘤的部位及突出椎管外的程度和方向决定手术入路。侧后方的病变采取椎板切开及横突切除；腹侧肿瘤采取前方或前侧方入路；腰部病变采取腹膜后入路；胸部采取经胸入路；哑铃形肿瘤需采取联合入路。根据肿瘤的位置、手术的危险性及康复的可能性，可个体化地设计手术方案，包括选择部分切还是近全切除，但神经根和脊髓的充分减压才会获得神经功能的有效恢复。

硬膜下肿瘤以良性居多，包膜完整，手术全切率高，效果良好。一旦确诊，即应积极手术。手术目的是解除肿瘤对脊髓的压迫，术中要考虑到维持脊柱稳定性的问题。手术多采用后方入路，切开椎板时尽量保留小关节突防止脊柱变形。原则上采取肿瘤及其载瘤神经一并切除以防止复发，避免损伤其他邻近的神经根。对于"哑铃形"肿瘤常采用联合的前侧方入路，先切除椎间孔的狭窄部，避免切除椎管外部分时伤及脊髓。切除脊膜瘤时先游离肿瘤基底，将其与脊膜完全分离，再连同基底部脊膜一并切除以减少肿瘤复发的可能性。先天性肿瘤手术时应清除囊肿内容物，尽可能切除囊肿壁，但对与脊髓或神经根粘连过紧的部分囊壁不宜勉强全切除，以免损伤神经组织。术中应尽可能地限制椎板切开的范围，保护椎间关节的完整性，肿瘤切除术后椎板复位可有效防止椎板切除术后的畸形，并对脊柱的稳定起重要的作用。术后支具固定也可有效地降低脊柱前凸、后凸的发生率。

（2）放、化疗：国外研究表明，对于硬膜外肿瘤中的小细胞恶性肿瘤，药物治疗和椎板减压对于神经功能的改善没有明显的区别，尤其是对存在运动功能障碍的儿童，放、化疗都能够较快地改善神经功能而不需椎板切开减压。但对于神经功能快速恶化或运动功能完全缺失的儿童，积极手术减压是首选治疗方式。髓外硬膜下肿瘤大多良性，如脊膜瘤、神经鞘瘤和皮样囊肿等，均对放疗不敏感，且肿瘤无论是否全切，术后皆不需放疗。

5. 预后　硬膜外肿瘤多为转移性恶性肿瘤，手术不能全切，预后差，常需要辅助放疗和化疗，肿瘤易复发。硬膜下肿瘤的手术治疗疗效较好，运动和感觉功能障碍常在术后逐渐改善，膀胱功能的恢复更为明显，手术造成的神经副损伤发生率低。除哑铃形神经鞘瘤外，脊膜瘤和神经鞘瘤全切除后很少复发，而上皮样囊肿或皮样囊肿因囊壁与脊髓或马尾神经根常粘连较紧，手术很难剥除干净，术后较易复发。

（三）髓内肿瘤

1. 概述　儿童髓内肿瘤发病率为4～10／千万，占儿童椎管内肿瘤的35%～40%，以低级别星形细胞瘤、神经节胶质瘤和室管膜瘤多见。好发于颈段和胸段，多以肢体无力和神经根痛为首发症状。显微手术切除肿瘤仍是目前最有效的治疗方法，手术不仅可以获得确定的病理学诊断，为术后放疗提供依据，并能解除肿瘤对脊髓的压迫和侵扰，保护或改善神经功能。

2. 病理学　最常见的儿童髓内肿瘤是星形细胞瘤，85%～90%为低级别胶质瘤（Ⅰ～Ⅱ级），常表现为髓内囊实性病灶。神经节细胞胶质瘤由神经节细胞和神经胶质成分混合组成，神经胶质成分通常是星形细胞，肿瘤的神经元以大细胞和相对成熟为特点，与星形细胞瘤相似的是肿瘤亦没有明确的边界。室管膜瘤约占小儿髓内肿瘤的

10%，多起源于脊髓中央管的室管膜细胞，肿瘤与周边的脊髓组织有明显的分界。髓内血管网状细胞瘤较少见，是起源于血管内皮细胞的良性脊髓内肿瘤，界限清楚，无完整包膜，肿瘤实体内有丰富的扩张充血的毛细血管或海绵状血管网。髓内脂肪瘤亦少见，多位于于胸段，组织学上与正常脂肪组织相似，肿瘤生长缓慢。

3. 临床表现　儿童髓内肿瘤诊断较为困难，因肿瘤多为良性，生长慢，从而病程早期临床症状少且隐匿。

（1）运动、感觉功能障碍：儿童髓内肿瘤常以运动功能下降为首发症状，如肢体无力、步态变化、运动功能发育迟滞甚至倒退，查体可发现病理征阳性，年长儿可出现肢体肌萎缩。感觉障碍表现为痛觉、触觉、温度觉减退，该症状受语言表达和儿童查体不合作限制，同样具有隐匿性，感觉障碍平面与脊髓肿瘤所在部位相关。

（2）疼痛：脊髓受压常造成疼痛，婴幼儿表现为无原因哭闹、用手搔抓局部皮肤，学岭前期及学龄前儿童可描述症状。部分患儿表现为强迫体位，如颈部歪斜、腰背部屈曲受限等。

（3）括约肌功能障碍：常见为患儿尿频、排尿无力、尿潴留和尿失禁，大便次数增多或便秘。

4. 影像学检查　X片和CT可显示椎管内肿瘤引起的椎体改变，CT在横断面上可了解脊髓受压的程度。MRI是目前判断脊髓病变的确诊性检查。结合T_1和T_2加权像扫描的轴位和矢状位，很容易识别髓内肿瘤并精确定位。增强扫描可以确定诊断并显示肿瘤的囊实性成分及瘤周的水肿带。

星形细胞瘤的MRI影像表现多样化，常见脊髓不均匀增粗，肿瘤边界不明显，可延及数个节段，增强扫描呈不均匀强化；室管膜瘤边界清楚，增强扫描均匀强化，常伴有囊性变，并常伴有肿瘤两端的脊髓空洞样改变；血管网状细胞瘤、脂肪瘤均有明显的边界，部位局限，前者均匀强化，后者强化不明显。

5. 治疗

（1）治疗原则：近年来随着神经显微手术技术的发展及超声吸引、神经电生理监测等神经外科辅助技术的应用，儿童髓内肿瘤的治疗原则更趋向于积极手术，尤其是大多数的髓内肿瘤组织学上为低级别星形细胞瘤、室管膜瘤和胚胎残余组织肿等良性肿瘤，积极手术切除和尽可能地减少正常脊髓的损伤多能够获得满意的疗效。

（2）手术方法：儿童脊髓内肿瘤采用显微手术切除是最基本的和最有效的治疗方法。一般在打开椎管后采用显微镜下操作，在肿瘤最表浅的部位纵行切开脊髓组织显露肿瘤，尽量避免在后正中线处切开脊髓，以免损伤脊髓后正中动脉。暴露肿瘤后术中取样行冰冻切片病检以明确肿瘤的病理类型，便于确定切除范围。对于高度恶性的肿瘤如恶性胶质瘤者，手术应趋于保守，仅行内部部分切除硬脊膜减张缝合即可，以免过多切除损伤神经功能，术后尽快予以放疗；良性肿瘤力争全切，但低级别星形细胞瘤与正常脊髓间没有明确的分界，难以完全切除而不加重脊髓的损伤，因此不要勉强全切，以免造成不必要的神经功能损害；室管膜瘤与正常脊髓之间有明确的分界面，且供血多不丰富，一般沿肿瘤与瘤周胶质增生带之间切除肿瘤大多能够全切除，不会造成脊髓组织损伤；血管网状细胞瘤采取双极电微弱功率电灼肿瘤囊壁，使其回缩体积变小，并逐一处理供血血管，多数可以完整切除。如分块切除则易出现难以控制的大出血，盲目使用双极电凝止血更容易加重对正常脊组织的损伤。

髓内肿瘤术中应注意保护脊髓组织和神经表面的血管，以免破坏脊髓和神经的血供，同时应尽量减少牵拉、压迫脊髓。术中神经电生理检测是脊髓肿瘤手术必备条件，运动诱发电位能很好地反映皮质脊髓束的功能状态，为手术的安全提供了保证，同时对评价手术预后起到一定的作用。

（3）手术预后：髓内肿瘤术后瘫痪的发生率与术前运动功能状态有关，术前没有或仅有轻度神经功能障碍的患儿，术后出现严重并发症的可能性小，而术后病检为恶性肿瘤的儿童术前几乎都存在明显的运动神经功能障碍。由于术前的神经功能状态与手术后的结果密切相关，所以儿童髓内肿瘤在发展为严重的神经功能缺失前尽早手术是必要的。国外报道，儿童脊髓肿瘤术后普遍存在短期的神经系统功能障碍加重，但在数周内可以消失。术后6个月时，约60%患儿的神经功能级别恢复正常，16%的患儿功能有所改善。术前有严重神经功能障碍的患儿术后几乎没有任何改善，说明早期诊断和治疗是十分必要的。

（四）椎管内胚胎残余组织肿瘤

1. 概述　儿童椎管内胚胎残余组织肿瘤约占椎管内肿瘤的15%，由胚胎发育期残存的胚层细胞异位发展而成。根据组织结构不同可分为表皮样囊肿、皮样囊肿、畸胎瘤、脂肪瘤、肠源性囊肿。

2. 表皮样囊肿、皮样囊肿、畸胎瘤　表皮样囊肿和皮样囊肿的来源多为皮毛窦内口，由其起源的表皮外胚层伸展到与其相应的神经外胚层某一节段并终止于椎管内，其末端扩张，脱落的上皮和胆固醇结晶构成了囊内干酪样物，形成表皮样囊肿。若其内容物中除表皮及其脱屑外，还存在真皮及皮肤附件，如汗腺、皮脂腺和毛囊等即为皮样囊肿。由于表皮通过突道与椎管内相通，即构成了感染的基础。这两种病变最常见于腰骶段，偶见于胸段。皮样囊肿好发于中线，而表皮样囊肿好发于两侧。表皮样囊肿和皮样囊肿很少孤立存在，常与其他先天性病变，如皮肤异常（脂肪垫、皮毛窦等）、双干脊髓或脊髓纵裂、脊髓低位和脊髓拴系等并存。畸胎瘤起源于胚胎早期多极胚芽细胞，含有3个胚层组织，是3个胚层行化的器官样组织结构构成的肿瘤，也有人认为它是一种胚胎发育不良所致的病变。外胚层为鳞状上皮和神经组织，中胚层常见的为骨、软组织、平滑肌、纤维和脂肪组织，而内胚层常见的为消化道和呼吸道上皮及黏液腺和其他各种腺体。

（1）病理：肿瘤大小不一，瘤体大多为圆形、椭圆形，有完整包膜，呈膨胀性生长。表皮样囊肿一般外表光滑，囊壁内层呈角化的鳞状上皮，囊腔内充满白色角化物，故又称珍珠瘤、胆脂瘤，其外层为少量纤维结缔组织，较薄，与周围组织粘连较轻；皮样囊肿壁较厚，囊腔内层为皮肤组织，除了表皮外，还存在真皮层，可见到毛囊、皮脂腺和汗腺结构，腔内充满灰黄色豆渣样物，可有毛发，囊壁外层为增生的纤维结缔组织，可伴皮肤瘘管。皮样囊肿内容物溢出会引起无菌性或感染性脑膜炎，若多次反复发作，囊壁与周围神经组织形成不同程度的粘连。

畸胎瘤是由3个胚层演化的脏器组织结构构成的肿瘤，其界限清楚，但常与周围组织紧密粘连，瘤体内可有坏死，伴发感染。畸胎瘤分为成熟型、未成熟型和畸胎瘤恶变3个亚型，椎管内的畸胎瘤以成熟型多见。肿瘤多数位于髓外硬膜下，少数发生于硬脊膜外。可包裹整个马尾或脊髓并与之粘连。瘤体可发生囊变，瘤组织的某一部分可以发生恶变，如上皮成分的癌变、间叶组织的肉瘤变。未成熟型多数伴脊膜膨出和脊髓纵裂等先天发育畸形。

（2）临床表现：椎管内表皮样囊肿、皮样囊肿和畸胎瘤的临床表现无明显特异性，具有椎管内其他肿瘤共有的症状和体征。其自身的特点为：①发病年龄较小，病程长，症状常间歇性出现；②最常见症状为疼痛，以腰腿疼痛较多，疼痛常呈钝痛或剧烈神经根痛，屈曲且伸直下肢时可引起疼痛加重；③尿失禁或（和）便秘亦较常见；④肢体运动障碍不明显；⑤合并皮毛窦时，临床多有反复渗液、感染的病史，常可引发中枢神经系统感染反复发作；⑥常并发其他畸形，如马蹄内翻足等。

（3）影像学检查：脊柱X线平片能显示椎管管腔的改变以及隐性脊柱裂或脊柱弯曲畸形，多用于门诊筛查。脊柱CT和MRI检查对本病有定位甚至定性诊断的作用，其中MRI是最佳确诊方法。

皮样囊肿和表皮样囊肿的MRI检查可见椎管内局灶性短或等T_1长T_2信号影，信号较均匀，脊髓多受压变形。增强扫描病灶边界强化明显。偶可见囊肿有窦道经椎间隙、皮下组织与皮肤表面相通，在皮肤表面可见瘘口。畸胎瘤多为混杂信号，如以脂肪成分为主，脂肪抑制像可被抑制，是MRI诊断畸胎瘤的重要标志。

（4）诊断：

1）儿童腰背部正中线的皮肤异常，如包块、色素沉着、毛发增生等，肢体有进行性肌力下降，长期尿失禁或便秘。

2）腰背部有皮毛窦形成，长期有炎性分泌物，中枢神经系统感染反复发作，或伴有脊髓神经根症状。

3）病史较长，有一侧肢体肌萎缩或关节变形，或伴有脊柱畸形，逐渐有脊髓或神经根受压症状。

4）门诊X片筛查发现隐性脊柱裂者，应考虑先天性椎管内肿瘤的存在，MRI是确诊的可靠依据。

（5）治疗：椎管内表皮样囊肿、皮样囊肿和畸胎瘤一经确诊，应尽早手术切除。

对于椎管内囊肿经皮下窦道与皮肤瘘口相连的病例，临床常出现感染反复发生、经久不愈的情况，已合并感染者应先抗感染治疗，感染控制后再行手术。由于硬脊膜下或脊髓内的皮样囊肿内多有感染存在，应力争完整切除以免破溃后感染扩散。同时，术中应以湿棉条保护周围组织，避免内容物溢出污染导致术后脑脊髓膜炎的发生。术中应在显微镜下尽可能全切除瘤壁避免复发，同时使用电生理监测避免损伤脊髓和神经。合并感染的肿瘤，术中用含抗生素的生理盐水反复冲洗手术野，防止感染扩散。肿瘤囊为纤维结缔组织，生长缓慢，术中如不能完整切除可采取部分或次全切除以获得症状缓解，择期再行第二次手术处理肿瘤复发。

3. 脂肪瘤

（1）概述：椎管内脂肪瘤常见于先天性脊柱裂的儿童，也称为"脂肪性脊膜膨出"，发病率约为0.25%。腰骶的椎管内脂肪瘤常与脊髓拴系合并存在，导致患儿进行性加重的神经功能缺失和括约肌功能障碍。手术主要目的是防止神经功能障碍进行性加重，对术前已经存在的神经功能障碍，术后难以得到显著的改善。所以目前主张在患儿生后2月左右即行手术治疗可获得较好的疗效。

椎管内脂肪瘤多合并神经管闭合不全，胚胎发育过程中腰骶部皮下异常增生的纤维脂肪组织穿过腰背筋膜经过缺损的椎板进入椎管内，粘连甚至浸润脊髓形成拴系，部分病例脂肪瘤浸润取代硬脊膜而失去正常的解剖结构。根据脂肪瘤存在部位不同可分为圆锥脂肪瘤、终丝脂肪瘤（或终丝脂肪变性）、脊髓内脂肪瘤、硬脊膜外脂肪瘤，其中以前两者多见。

（2）临床表现：

1）皮肤异常：表现为腰背部、骶尾部中线上无张力的突出于皮面的皮下脂肪包块，有时肿块偏向一侧；多数皮肤外观正常，少数伴有毛发增生、血管瘤、皮肤窦道或异常色素沉着等。

2）感觉、运动障碍：出生后逐渐出现进行性加重的神经功能障碍，常见双下肢进行性无力或跛行，伴感觉减退。可伴有单、双侧马蹄状内翻足畸形和脊柱侧弯畸形。

3）括约肌功能障碍：随着年龄增长，括约肌功能障碍逐渐加重，表现为小便失禁、顽固便秘等，尤以排尿功能异常为突出表现。

4）伴发脑积水：约25%患儿可伴有脑积水。

（3）影像学表现：临床上以大小便功能障碍或腰背部、骶尾部包块或皮肤先天异常来确定就诊患儿是否应进行影像学检查，以确定椎管有无异常。临床多采用脊柱X线平片或CT检查，可发现有无脊柱裂、脊膜膨出等畸形，异常者应进一步行MRI检查。CT显示脂肪瘤呈低密度影，MRI可以提供三位图像用于明确椎管内脂肪瘤形态及与脊髓神经的关系。典型的脂肪信号为短T_1短T_2信号，增强后无强化，脂肪抑制像可明确诊断，MRI矢状位片对脊髓圆锥低位、脊髓栓系和脊髓空洞的显示较为清楚。CT三维重建图像可以更清楚地显示其他脊椎畸形，如半椎体、椎体融合及骨刺型脊髓纵裂（脊髓双干）伴脊髓栓系等。

（4）治疗：既往认为椎管内脂肪瘤手术治疗的目的是减少脂肪瘤的体积，减轻对神经的压迫从而改善神经功能。现已证实，脂肪瘤固定脊髓圆锥及终丝，使其不能随脊柱的发育正常地上升，从而脊髓被牵拉导致脊髓慢性缺血缺氧，继而神经退行性变是形成脊髓栓系综合征的主要机制，也是术后迟发性括约肌功能障碍和运动功能障碍的危险因素。椎管内脂肪瘤的手术治疗原则是在保留神经功能的前提下尽可能切除肿瘤，解除栓系。因脂肪瘤与脊髓和神经根关系密切，术中多数只能大部切除肿瘤。因脂肪瘤生长缓慢或基本不再增大，且脂肪瘤的大部切除及栓系松解已达到改善和保护神经功能的目的，所以不主张勉强过多切除脂肪瘤，以免加重神经功能的损伤。术中电生理监测对于积极地切除肿瘤和松解栓系，同时避免神经损伤具有重要作用。

对无症状的椎管内脂肪瘤的处理存在争论，尤其是无症状圆脂肪瘤和终丝脂肪瘤（或终丝脂肪变性）可以维持多年无症状。部分学者主张积极预防性手术，而多数人认为手术不能改变未出现症状肿瘤的自然转归，因此，对于没有症状的儿童不提倡预防性松解手术。

4. 肠源性囊肿　是胚胎发育第3周时，内胚层原肠组织向背侧突起穿过中胚层（原椎）裂隙到达原始神经外胚层，在椎管异位形成的囊肿，或者是原肠内胚层在Hensen结节或原始胚痕处与神经外胚层粘连，导致椎管内形成原肠憩室。肠源性囊肿临床较少见，男性多于女性，可合并其他发育畸形，如椎体异常、胃肠道憩室、肠管畸形、纵隔或后腹膜囊肿等。

椎管内肠源性囊肿好发于颈段和上胸段，在延颈髓交界区、腰骶部少见，大多位于脊髓腹侧。病理检查可见囊肿壁由单层纤毛柱状上皮细胞构成，下方为基底膜和结缔组织，囊内为水样或胶冻状液体。临床症状根据囊肿所在的部位不同可表现为神经根痛、肢体运动障碍、感觉障碍、括约肌功能障碍等，症状可缓慢逐渐出现或突然加重。

影像学检查MRI矢状位成像可更好地确定囊肿的形态、部位及脊髓受压情况。囊肿多呈长T_1或等T_1长T_2囊性信号，边界清楚，增强常无囊壁强化。肠源性囊肿为良性病变，对已有神经功能障碍者宜尽早手术，以解除脊髓压迫。术中应争取全切囊肿，如囊壁与脊髓和神经根粘连紧密，可部分保留，并以电灼处理残余囊壁。囊肿切除后患儿在短期内即可有明显功能恢复。

第二节　脊髓血管畸形

一、脊髓动静脉畸形

（一）概述

脊髓动静脉畸形（spinal cord arteriovenous malformation，SCAVM）也被称为脊髓动静脉性血管病变（spinal cord arteriovenous vasculopathy，SCAVLs），是指动，静脉间存在短路的脊髓血管病变，为先天胚胎发育异常所致，约占脊柱疾病的2%～4%。脊髓动静脉畸形可分为脊髓髓内动静脉畸形（arteriovenous malformation，AVMs）和硬膜内髓周动静脉瘘。

脊髓髓内动静脉畸形是指由脊髓动脉供血，位于脊髓髓内的畸形血管团。脊髓髓内动静脉畸形与在神经胚形成期间的异常有关，与神经纤维瘤病、脊髓拴系综合征、Rendu-Osler-weber、Klippel-Trenaunay-Weber以及Parkes-weber综合征有关。SCAVM常伴发神经纤维瘤病及动脉瘤，约20%～44%的病例可伴发动脉瘤，并引起出血。该病较硬脊膜动静脉瘘发病率低，占脊髓血管病的36%～45%，是第二常见的脊髓血管病。男性患者稍多于女性，出现症状最常见的年龄是30～50岁。脊髓AVM位于颈髓的约为30%，胸腰段脊髓的约占70%，与脊髓各段的体积在整个脊髓的占比相对应。圆锥AVM是脊髓AVM的特殊类型。圆锥AVM通常范围较大，有多支供血动脉，常与脊髓拴系综合征伴发。

硬膜内髓周动静脉瘘由Jinjia等于1977年首先描述，由脊髓前和（或）脊髓后动脉与脊髓前、后静脉的直接交通，病灶（瘘口）位于脊髓表面，由1支或数支脊前、后动脉分支供血，并不存在畸形血管团，病变可位于脊髓的任意节段，常位于脊髓胸腰段结合处，以圆锥和马尾居多。该病一般多发于青年患者，无明显性别差别。

（二）病理与病理生理

脊髓动静脉畸形的发病机制主要有5种：①盗血，SCAVM形成动静脉间短路，使正常脊髓组织供血减少而致病；②动静脉间短路直接导致脊髓静脉压高，致使脊髓静脉回流减少、脊髓充血、血液淤滞；③较强的动脉血压作用于发育不全的畸形血管，导致其破裂出血，压迫或血管痉挛效应促使脊髓血供障碍；④畸形血管团或扩张的引流静脉形成占位效应，压迫脊髓；⑤少数SCAVM诱发血栓形成，致使周围脊髓组织供血障碍或静脉回流受阻。

1. 脊髓髓内动静脉畸形的病理生理　脊髓髓内动静脉畸形的特征是缺乏毛细血管

床的动静脉直接连接，由于其循环特征为低阻力循环，动脉端压力直接传导至静脉带，从而引起高流量的血管畸形，所以其压力低于正常的供血动脉但高于正常的引流静脉。

根据畸形血管团的形态可分为髓内球形动静脉畸形和髓内幼稚型动静脉畸形。球形AVM由脊髓动脉供血，畸形血管团位于脊髓髓内或软膜内的，局限呈球形，多为脊髓前、后动脉分支供血，引流静脉为正常脊髓静脉；幼稚型AVM主要见于15岁以下儿童，又被称为青少年型AVM。该型病灶范围广，充满受累节段的椎管内，与正常脊髓组织混杂在一起，畸形血管团可有多个供血动脉和引流静脉，脊髓前、后动脉均可参与畸形血管团和正常脊髓的双供血。

2. 硬脊膜下髓周动静脉的病理生理　Gueguen和Merland等将硬脊膜下髓周动静脉瘘分为3个亚型：Ⅰ型（小型瘘）由单支细长的动脉供血，单支静脉引流，引流静脉轻度扩张，血流缓慢；Ⅱ型（中型瘘）由1～2支动脉供血，供血动脉明显扩张扭曲，引流静脉也明显扩张，血循环加速；Ⅲ型（巨型瘘）由多根粗大动脉供血，引流静脉显著扩张，血液循环更快。血液倒流造成的脊髓血流动力学改变是本病的主要病理生理学特征。由于动静脉血的短路，脊髓节段内的血液向压力较低的瘘口处分流，造成脊髓缺血，髓内血流速度减缓，引流静脉的扩张可造成对脊髓的压迫症状，本病造成的髓内出血较为少见。

（三）临床表现

脊髓动静脉畸形的症状可以是急性的，也可以是进展性的，大多数的症状进展相对急性。出血是最常见的症状，与出血相关的死亡率可达到10%～20%。儿童较成年患者更容易以出血为就诊症状，与脑AVM相比，脊髓AVM的再出血率高于前者。在初次的出血后，第1个月内的再出血率为10%，第1年的再出血率为40%。若没有出血症状，静脉瘀血也可导致其他症状。SCAVM其他常见症状有截瘫、感觉障碍、根痛及膀胱、直肠括约肌功能障碍，其他少见症状有小儿高流量SCAVM，可出现心衰，反复出血者可表现为脑膜刺激征、脑积水及高颅压等，使其表现不典型，影响早期诊断。少数硬膜内血管畸形可伴其他部位血管畸形，如脑血管畸形、胸腔血管畸形、皮肤血管瘤和椎体血管瘤等。圆锥AVM可表现为脊髓病或神经根病等。

硬膜内髓周动静脉瘘大多表现为缓慢进行性加重的圆锥及马尾的脊髓神经根症状，也有部分以自发性蛛网膜下腔出血起病。

（四）辅助检查

1. 髓内动静脉畸形

（1）MRI：可以无创、直观、全面地了解病灶及脊髓受损情况，其高度敏感，能够发现几乎所有的脊髓AVM，并能发现血管造影不能显影的隐匿型内动静脉畸形。典型脊髓AVM，MRI表现为：点、团、索状混杂的无信号区（流空），T_2加权图像上有高信号的脑脊液影对比，流空征象更为明显。较小的SCAVM，TWI为混杂信号，T_2W_1为高低信号不等的改变（慢性血肿与水肿相间）。亚急性出血在T_1加权像上呈高信号，病变附近脊髓增粗，T_2信号变化可表示因静脉瘀血导致的脊髓水肿。T_1和T_2加权可见血管巢周围的低信号区（对应血色素沉积），以及多发的血管流空（轴位）和迂曲扩张的血管结构（矢状位和冠状位），对应供血动脉和引流静脉。极少数患者，因其既无特异的临床表现，又无临床医师较为熟悉的典型MRI征象，故常使诊断延误。因此，对于临床上表现为慢性进行性脊髓功能障碍、MRI T_2W_1图像上显示高信号，而无低信号，并有血管流空影的患者，也应行脊髓血管DSA，以免将SCAVLs引起的静脉充血性脊髓病误诊为脊髓炎或脊髓髓内肿瘤。

（2）磁共振血管成像（magnetic resonance angiography，MRA）：采用不同时相成像和三维重建成像的MRA，可以较好地显示供血动脉、引流静脉、畸形血管或瘘口。用MRA作为本病的筛选检查，可增强检测的敏感性。另外，用MRA进行术后随访、评估治疗效果，具有简易、无创等优点

（3）脊髓血管造影（digital subtraction angiography，DSA）：是诊断脊髓AVM的金标准，可以准确观察病变的供血动脉、引流静脉、有无动脉瘤及有无并发其他血管病变的情况，是制订治疗方案的基础，目前仍不能被其他方法所取代。对疑诊病例，应做选择性全脊髓血管DSA，以免因漏插脊髓血管（因病灶有时会有远距离供血）或因显影效果差影响判断而造成漏诊。其不足是：有创，不宜反复随访，不能显示脊髓受累情况，部分髓内AVM不能显影而成为隐匿型。

（4）脊髓碘油（水）造影及造影后脊髓CT检查：通过显示蚯蚓状充盈缺损，对脊髓AVM有初步了解，但阳性率不高。

2. 硬脑膜下周动静脉瘘

（1）腰穿脑脊液检查正常。

（2）X片见椎管扩大。

（3）脊髓造影可见异常血管影，可出现梗阻或充盈缺损，但脊髓直径正常。

（4）MRI图像上病变可见大的流空影。

（5）脊髓血管造影是诊断髓周动静脉瘘的金标准，对制订治疗方案有重要意义。脊髓血管造影可显示瘘口部位、大小、供血动脉、引流静脉及循环时间等。

（五）诊断与鉴别诊断

1. 脊髓AVM的诊断与鉴别诊断

（1）诊断：脊髓AVM的临床表现多样，其高流量病变表现为蛛网膜下腔出血和急性脊髓综合征，其低流量病变表现为因静脉高压引起的脊髓病变综合征。过去的辅助检查为椎管造影，典型表现为"虫袋征"和脊髓增粗。还可进行CT椎管造影检查，可判断AVM位于髓内或髓外，并可发现病变引起的骨质改变。目前，脊髓MRI可以准确地显示病变，但其诊断的金标准仍然是全脊髓血管造影，该检查可以为治疗提供血管构筑学

等关键性依据。

（2）脊髓AVM可与脊髓髓内海绵状血管瘤、脊髓感染等进行鉴别诊断。

1）脊髓髓内海绵状血管瘤：当隐匿性脊髓AVM在MRI出现环状低信号而无血管流空影时，易被误诊为脊髓髓内海绵状血管瘤。可以根据脊髓MRI进行鉴别。如TWI、T2WI有小的不规则高信号者，应首先考虑隐置性血管畸形。若病变环状低信号影或车轮状异常信号影很明显，可考虑脊髓髓内海绵状血管瘤的诊断。

2）急性脊髓炎：当脊髓AVM患者突然出现出血等急性脊髓功能障碍时，可被误诊为急性脊髓炎。如行MRI检查未出现明显的血管影，仅表现为轻度脊髓肿胀，则会更加倾向于急性脊髓炎的诊断。这些病例如经标准的内科治疗后复查，症状改善，且MRI显示脊髓肿胀减轻，脊髓变细，则考虑急性脊髓炎。如脊髓肿胀无改善，或复查MRI发现椎管内异常血管影者，考虑脊髓AVM等血管性病变，可行脊髓血管造影，明确诊断。

2. 髓周动静脉瘘的诊断与鉴别诊断

（1）诊断：根据患者缓慢进行性加重的圆锥及马尾的脊髓神经根症状及体征，辅以脊柱平片骨质破坏及MRI脊髓表面的血管扩张影像，可考虑本病，但最终确诊有赖于脊髓血管造影。

（2）鉴别诊断：髓周动静脉瘘一般要与脊髓髓内肿瘤、脊髓AVM鉴别。

1）脊髓髓内肿瘤：当局限性或弥漫性髓周动静脉瘘患者出现进行性脊髓功能障碍，MRI示局限性脊髓增粗，伴髓内出血、水肿时，若血管流空影不明显，往往误诊为脊髓髓内胶质瘤。另一种情况，当病变存在动脉瘤样或静脉瘤样扩张，且存在血栓形成，导致脊髓受压时，也可误诊为脊髓髓内肿瘤。其鉴别要点主要是分析脊髓MRI，当脊髓肿胀区域内可疑存在血栓形成的血管影，或在T_1W_1上发现低信号血管流空影，在TWI增强图像上发现细点状强化血管影时，应行全脊髓血管造影，明确诊断。

2）脊髓AVM：髓周动静脉瘘与脊髓AVM的MRI影像均显示脊髓增粗和脊内外的血管流空影，DSA亦可见多支供血动脉、多瘘口、多支引流静脉，其根本区别为：脊髓AVM的供血动脉和引流静脉之间存在畸形血管团，而髓周动静脉瘘的供血动脉和引流静脉之间是直接交通。

（六）治疗

1. 内动静脉畸形的治疗 不同类型的 SCAVM应取不同的治疗态度与方法。治疗方法包括手术、栓塞两种。SCAVM可因脊髓静脉高压、畸形血管破裂出血、血栓形成、动静脉出血和扩张情形血管的占位压迫等因素，或直接压迫、破坏脊髓，或引起脊髓缺血、软化，从而导致严重的脊髓功能障碍，故及时、正确的治疗十分重要。

SCAVM文献中有球型与幼稚型之分，通常认为，球型AVM，若供血动脉较细长扭曲或为隐匿型AVM，适宜手术治疗。若供血动脉较粗直，选用栓塞治疗，既可避免手术对脊髓组织的损伤，又能栓塞病灶。青少年型AVM，最少见，病灶广泛，多根粗大动脉供血，手术及栓塞治疗效果均不理想。Spetzler建议手术与介入结合进行，方法是先多次栓塞小供血动脉，再用不可脱球囊临时阻断脊髓前动脉，手术全切除病灶，为此病治疗提供了经验。目前也有专家指出，只要在MR和DSA上显示病灶局限和集中的，都可施行手术治疗：对于畸形灶位于背侧或背外侧、血供主要来自脊髓后动脉的，可直接施行手术；对于畸形灶位于腹外侧、优势血供来自脊髓腹侧，特别是源自病灶对侧时，可先行栓塞治疗，将优势供血动脉，特别是源自腹侧或对侧的供血动脉栓塞后再行手术治疗，以减少手术风险。手术前，要仔细分析MR与DSA，以清晰了解畸形灶在脊髓纵向与横向上的部位，所有供血动脉的来源、走向和进入畸形灶的部位，以及引流静脉，特别是优势引流静脉近畸形端的部位，制订正确的手术方案与步骤。

手术治疗能直接切除或闭合病灶，效果确切永久，不受供血动脉行程影响，能去除占位性病灶对脊髓的压迫。其缺点：相对创伤大，有可能损伤周围脊髓组织或术中畸形血管破裂出血，供血动脉或瘘口有时辨认困难。为克服这些缺点，已有学者开展术中脊髓血管造影、术中血管内临时阻断供血动脉、术中感觉诱发电位监测等技术，有利于识别病灶、保护正常脊髓组织及控制出血。

（1）手术治疗：一般采用标准的椎板切开术，至少暴露病变上下各一个节段椎体，从脊髓后正中沟进入。SCAVM手术时，首先切开蛛网膜，确定畸形灶的确切部位，并根据血管的部位、色泽、粗细、形态、管壁厚薄与张力情况等，判断畸形灶周围血管是供应动脉，还是引流静脉。通常色泽偏红、管径较细、走行较直、管壁较厚和张力较大且有搏动的是供血动脉，而颜色暗红、走行迂曲、管壁较薄的为引流静脉。继而根据DSA提供的信息，探寻各主要供血动脉，分别在其接近畸形灶处离断之。在降低畸形血管张力后，用低功率双极电凝，边皱缩边分离畸形血管，最后离断引流静脉，切除畸形灶。切除隐置性SCAVN时，宜在病灶最表浅处切开脊髓，进入血肿腔，沿畸形血管周围分离切除之，或像切除脊髓髓内肿瘤那样，沿血肿包膜分离，将畸形灶和继发的小血肿一并切除。由于这类SCAVM无明显供血动脉，分离切除时通常不会引起麻烦的出血。

近年来，部分病例手术时，应用超声多普勒检测血管杂音的部位、音调和音强变化，以探寻畸形灶或瘘口、判断供血动脉（分别于临时阻断某血管的前后，用超声多普勒测定病灶部位的血管杂音，如在血管阻断后杂音强度降低的，提示该血管为供血动脉，如杂音强度无变化，提示该血管为引流静脉），并于术中评估畸形灶切除程度或瘘口闭合情况。

手术时，除应掌握前述的手术方法外，还应注意以下几点：①切忌在未离断大部分供血动脉前电凝引流静脉，以免引起畸形灶难以控制的出血，妨碍手术正常进行；②脊髓血管畸形的供血动脉也和脑血管畸形一样，有终末动脉供血型和侧向分支供血型两种，前者供血动脉可以离断，因其只供应畸形灶而不供应脊髓；后者供血动脉主干（即影像学上的供血动脉）则不能离断，因其只是发出更为细小的动脉（即真正的供血动脉）供应畸形灶，而动脉主干还供应脊髓，如果损伤这些动脉主干，会影响脊髓的正常血供，引起脊髓功能障碍；③需自髓外向髓内方向分离切除畸形灶，只有当畸形灶与脊髓组织界面十分清楚时，分离、切除畸形灶才可不断深入进行；如难以分离出理想界面，就不宜强求手术切除的彻底性，以免损伤功能脊髓组织。至于隐匿性SCAVM，则应视病灶在脊髓横断面上的部位而定，病灶接近脊髓后外侧表面时，宜取后正中入路切除病灶；病灶位于脊髓腹侧表面，宜取前外侧入路切除病灶；若病灶位于脊髓中央或位于脊髓腹侧表面但无明显临床症状者，宜暂行观察。如能早期获得解剖根除，才可望获得较好的长期疗效。对于完全位于脊髓腹侧、血供丰富、手术切除十分困难的SCAVM，以及以前手术未能切除的残留畸形灶，可酌情施行栓塞治疗或放射外科治疗。

（2）介入治疗：血管内栓塞治疗始于1972年，由Jinjia首先提出。随着导管逐渐变细变软，栓塞材料改进，目前已广泛应用，其优点是创伤小、恢复快、供血动脉易于寻找、可及时了解治疗后病灶的改变。缺点：①SCAVM供血动脉较细长，弯曲时导管难以达到病灶，使栓塞困难；②栓子随血液流动有异位栓塞危险；③介入栓塞病变血管，即使部分栓塞，均可有效减轻症状，但是因复发较频繁，需定期复查脊髓造影。早期的栓塞材料多见于使用固体栓子，如干燥硬膜线段、lvalon及微球等，目前应用液体栓塞剂（ONYX，GLUBRAN）直接注入病灶，疗效可靠。栓塞时微导管尽可能靠近病变血管巢进行栓塞。介入栓塞还可用于辅助手术，术前栓塞主要的供血动脉有利于手术治疗，尤其是对于有多支供血动脉的病变，如圆锥AVM等。

介入栓塞治疗适应证为：SCAVM供血动脉粗，微导管能达到病灶或瘘的前端者。反之，微导管不能插至病灶或瘘口，则不宜选用栓塞治疗。为预防异位栓塞的发生，已有学者提出栓塞治疗应注意如下几点：①选用安全的栓塞途径，如同时有脊髓前、后动脉供血，则首选经脊髓后动脉；②若使用固体栓子，栓子直径不能小于100μm，因脊髓动脉常发出直径小于100μm的沟联合动脉，这些动脉在造影时不能显影，使用小于100μm栓子有时可能致使这些动脉栓塞；③栓塞应分次进行，不能企图一次将所有畸形血管闭塞，因栓塞后常伴有继发性血栓形成，要留有余地；④栓塞过程中进行脊髓功能监测，如脊髓感觉、运动诱发电位等，对防止并发症的发生有重要意义。目前，通过合理选择栓塞治疗，可以使大部分的SCAVM患者得到好转或治愈。

2. 髓周动静脉瘘（perimedullary arteriovenous fistula，PMAVF）的治疗

（1）手术治疗： 型PMAVF供血动脉细长，宜手术治疗，禁忌栓塞。对于由脊髓前动脉供血的小的瘘一般考虑手术切除，因为脊髓前动脉微导管到位难度大，可以使用电凝闭塞瘘口。术中确定PMAVF瘘口困难时，可用超声多普勒探寻瘘口和术中评估瘘口闭塞是否满意。Ⅱ型瘘有1~2支供血动脉，手术夹闭瘘口较安全，若选用栓塞，有时易引起脊髓前后动脉的栓塞，须慎用；对于供应动脉迂曲、导管不能到达瘘口，特别是瘘口位于脊髓背侧与两侧、手术易于显露者，可采取手术治疗。

（2）介入治疗：是Ⅲ型PMAVF的首选治疗方法。对于供血动脉较短，走行较

直，管径较大，导管能顺利到达瘘口，特别是瘘口位于脊髓腹侧者，由脊髓前后动脉供血的病变，适宜栓塞治疗。对于大得多的瘘口，多根粗大供血动脉，高流量，手术暴露困难，易出血，首选栓塞治疗。栓子可用球囊、弹簧圈或液体栓塞剂（ONYX，GLUBRAN），弹簧和液体栓塞剂效果较好且安全可靠。必要时可联合手术治疗。

（七）预后与展望

未经治疗的髓内AVM自然病程尚不清楚。由脊髓病变的进展和继发的出血引起的症状会进行性加重，这在31%～71%的多年随访患者中得到了验证。手术对于致密型动静脉畸形的效果好于弥散型动静脉畸形。手术后神经症状改善率约为40%～87%。无变化为53%～10%。较术前加重约为3%～7%，功能良好率约为86%。约2/3的患者遗留慢性钝痛综合征。介入治疗完全闭塞率约为24%～53%，短期及长期并发症发生率均为10.6%～14%，术后约20%的患者出现症状恶化。术后患者神经功能的恢复主要取决于术前功能障碍持续的时间和程度。不论手术还是介入治疗，如治疗及时，许多患者在术后均可能有明显的症状改善或痊愈；但如果治疗延误，患者在2～3年内可发展至不可逆转的严重功能障碍，预后很差。

二、硬脊膜动静脉瘘

（一）病因学

硬脊膜动静脉瘘（spinal dural arteriovenous fistula，SDAVF）是一种能治愈的脊髓血管畸形，指供应硬脊膜或神经根的一条或多条动脉在椎间孔处穿过硬膜时，与脊髓引流静脉（根静脉）的直接交通通道，是一种常见的脊髓血管畸形，约占所有脊髓动静脉畸形的70%。1926年，Foix和Alajouanine首次报道了这种疾病所致脊髓损伤的晚期病理形态，称之为Foix-Alajouanine综合征。他们认为这是一种"亚急性坏死性脊髓炎"。该病的血管病理学基础直至50年后才由kendall和togue认识清楚。它是指硬脊膜在椎间孔平面出现动静脉间的微小瘘口（约140μm）所致的一系列异常改变，其临床表现没有特异性，常呈隐匿性发病。患者从发病到被明确诊断的时间平均为15个月。往往患者就诊时即有不同程度的功能障碍，延误了最佳的治疗时间，因此，早期诊断、早期治疗显得非常重要。

（二）流行病学

硬膜AVF是最常见的脊髓血管病，占65%～80%，男性多见，病变多见位于脊髓胸腰段，以T_7～T_9最常见。

硬膜AVF占脊髓AVM的55%～80%，好发于男性，男女发病率之比为7∶1，多于40岁后发病，出现症状的时间平均为60岁，范围为28～83岁，以中老年男性多见。该病目前被认为是一种后天获得性疾病，多发生在下胸段和腰段，其中T_7、T_8、T_9是最常见的病变节段，85%的病变在T_6以下。

（三）病理与病理生理

多数AVM可通过血管造影明确其供血动脉、血管团或瘘口及引流静脉的形态，但硬膜AVF有时因病灶太小，血管造影难以清楚地显示其血管行程，Mccucheor等将手术切下之6例$T_6 \sim T_{12}$范围内硬膜血管畸形的整块病灶，包括附近的硬膜、神经根及硬膜袖等，进行显微解剖研究，即用稀硫酸钡插管注入与病灶有关的硬膜动脉及脊髓静脉，同时进行连续高清晰度X线照片，发现有数根发自肋间动脉及腰动脉的中小型动脉分支会聚至病灶（瘘口）处，这些供血动脉在硬膜中先分为2~3支，后分支小血管吻合1~3次，并绕成索状动脉袢，最后经或不经毛细血管丛直接与一根脊髓静脉相通。研究结果从显微解剖上证明，硬膜血管畸形实际为动静脉瘘，由多根动脉供血，一根静脉引流，也可解释硬膜AVF经栓塞后为何会有再通可能。简单来说，就是病灶（瘘口）主要位于神经根附近的硬脊膜上，由肋间动脉或腰动脉的硬膜支供血，引流静脉为脊髓表面静脉。Anson和Speller主张将此型分为两个亚型：Ⅰa为单根动脉供血，Ⅰb为多根动脉供血。

SDAVF的病因尚未明确，现认为是多因素造成的。国外也有文献认为是脊髓空洞、外伤和手术造成的。现已证实，在腰骶部的动脉和静脉之间存在着流速缓慢、低流量、高压力的瘘口，引流到髓周蛛网膜下腔的静脉系统。由于引流静脉与脊髓冠状静脉丛交通，压力可传递到冠状静脉丛，使动静脉压力梯度下降，导致髓内血管扩张和组织压升高。这种血管内压力的变化，向邻近的脊髓实质传递，使脊髓水肿逐渐加重，甚至造成脊髓脱髓鞘或坏死。大部分患者脊髓水肿是慢性起病，严重的坏死或急性起病的很少见。约有1%的SDAVF患者，临床表现为蛛网膜下腔出血，其确诊时间相对较短。高位脊髓节段硬膜动静脉分流，特别是在颅颈交界区，有可能引起蛛网膜下腔出血。因此，对有蛛网膜下腔出血而脑血管造影阴性者，需要考虑是否有延颈髓交界区SDAVF。目前，多数学者认为，脊髓静脉高压是SDAVF的主要病理生理学机制。

（四）临床表现

SDAVF多见于中老年男性，表现为自下向上缓慢进展的脊髓感觉、运动和括约肌功能障碍。一般症状呈进行性加重，常继发出现步态、运动系统及感觉症状异常，如脊髓运动神经元受累，可出现肢体软瘫或痉挛性瘫痪。患者可出现用力后症状加重（神经源性跛行）或当体位改变时症状加重。如不经治疗，可在1~4年内完全截瘫。早期常被认为是多发的神经根病或前角运动神经元病，到确诊时，患者往往已完全丧失了自主活动的能力。

（五）辅助检查

确诊本病的最好方法是选择性脊髓血管造影，因它能清晰地显示病变处的异常血管和在蛛网膜下腔内扩张迂曲的血管。脊髓血管造影是诊断瘘口位置、辨别供血动脉和评价静脉引流的金标准。因临床体征的平面是脊髓水肿的反应，与瘘口的位置可完全不一致。为了确定瘘口位置，所有供应硬膜的供血动脉都必须造影。80%～90%的SDAVF分布在胸髓的下部和腰髓的上部，在肋间动脉和腰动脉注射对比剂，大部分情况下能找到瘘口。如果水肿位于颈髓，应该通过在主动脉弓上（锁骨下、椎动脉、肋颈干、甲状颈干和颈外动脉）置管寻找颈部瘘的来源。其次，MRI检查也是脊髓SDAVF重要的筛查手段之一，MRI图像上T_2像及增强后T_1像病变脊髓表现高信号，有明显的脊髓水肿表现。MRI可以作为筛选的手段，它可以提供很多有诊断意义的信息，如有无髓周扩张血管、脊髓充血水肿及脑脊液循环障碍。现代MRI的发展，使充血扩张的冠状静脉和正常增宽的蛛网膜下腔冠状静脉丛更易区分。正常的静脉表面光滑，很少有扭曲，而充血的冠状静脉丛表面粗糙有结节，血管多扭曲。据报道，大约有90%的MRIT2加权像中蛛网膜下腔出现血管流空影，强化后期方出现扩张迂曲的静脉。计算机体层摄影血管造影（computed tomography angiography，CTA）技术在确定瘘口的节段方面很有前景。

（六）诊断与鉴别诊断

1. 诊断 根据患者进行性加重的脊髓功能障碍的病史和体征，结合脊髓MRI和脊髓血管造影可确诊本病。尤其对于中年以上男性出现进行性的双下肢感觉运动障碍，更应进行脊髓MRI和脊髓血管造影检查。脊髓血管造影是诊断脊髓SDAVF的金标准，一般可先行胸腰段脊髓血管检查再行骶部，如未发现病变需再行全脑血管造影。

2. 鉴别诊断 脊髓SDAVF一般要与脊髓AVM和PMAVF、脊髓积水症、椎间盘突出相鉴别。

（1）脊髓AVM和PMAVF：因脊髓SDAVF与脊髓AVM临床表现相似，MRI表现都是血管流空影像，故可能出现误诊。脊髓SDAVF因脊髓水肿，其MRI影像可不增粗或轻微增粗，血管流空影在脊髓周围，DSA显示根髓动脉的硬脊膜支与根静脉间直接交通，通常仅一个接口，很少出现动脉瘤样和静脉瘤样扩张，故有别于脊髓AVM和脊髓髓周动静脉瘘。

（2）脊髓积水症：脊髓SDAVF患者表现为慢性进行性脊髓功能障碍，在MRI上出现脊髓中央腔化且无明显血管流空影时，可被误诊为脊髓积水症。两者的鉴别为：当患脊髓积水症时，往往存在Amold-Chiari畸形，脊髓中央的空腔大而明显。脊髓SDAVF患者多无Amold-Chiari畸形，脊髓中央的空腔呈细管状，椎管内往往可见细点状血管影，以此可以鉴别。

（3）椎间盘突出：当脊髓SDAVF患者表现为上下肢的麻木、疼痛、乏力，X线检查有椎间隙狭窄等退行性病变时，如患者脊髓的血管流空影不明显，往往被误诊为椎间盘突出。两者的鉴别为：椎间盘突出时，多呈间歇性发作，外伤诱因明显，疼痛剧烈，呈放射性，定位准确，但运动障碍轻微。脊髓SDAVF多为渐进性发病，无明显诱因，脊髓功能障碍进行性加重，MRI显示脊髓水肿，有时可见血管流空影，此时可进一步行脊髓血管造影，明确诊断。

（七）治疗

手术及介入治疗都能有效治疗此病。手术治疗效果较为确切，但损伤较大，栓塞治疗创伤较小，两者各有利弊。

1. 手术治疗　SDAVF应首选手术治疗。手术的目的与成功的关键是准确定位和闭塞瘘口，以及切断或闭塞瘘口处的引流静脉近端，但不能广泛切除引流静脉，否则会加重脊髓功能障碍，因为引流静脉也参与脊髓血液的回收。绝大多数瘘口位于脊神经后根硬脊膜袖口的上下或背侧附近，故手术闭塞瘘口操作简单、疗效可靠。但有时瘘口位于神经根的腹侧，需切开蛛网膜，分离神经根，仔细探查方能发现。当供血动脉起始部与瘘口部位远离充血性脊髓病变区域时，应根据DSA提供的信息，即在显示瘘口的部位，施行瘘口闭塞术。具体操作为：术中暴露两个节段的椎板，充分暴露病变处神经根，至中线处打开硬膜并向两侧牵开，充分暴露硬膜处的根引流静脉，予以电凝阻断。术中判断手术成功的标志是：怒张的引流静脉塌陷、颜色变暗红、超声多普勒检测病变区血管杂音消失。对于因各种原因造成病情急剧恶化，甚至完全性软瘫的患者，也应积极准备，施行急诊手术，往往能收到意想不到的效果。手术后病情没有改善的病例多是那些术前呈慢性进行性神经功能障碍较为严重的病例，可能与较长时期充血性脊髓病变导致脊髓不可逆性变性有关。这同样提示，对SDAVF早诊早治尤为重要。对有手术禁忌者，可施行介入治疗。

2. 介入治疗　对于该病的治疗还有不同的观点，有人认为，SDAVF可首选介入治疗，只有当栓塞物（ONYX等）不能弥散至引流静脉近端时，才考虑手术治疗。介入治疗时，需栓塞瘘口，并保留引流静脉的通畅，栓塞剂一般选择是GLUBRAN及ONYX胶，在栓塞过程中，只有当栓塞物到达引流静脉的近段时，栓塞才能最有效，否则有再次复发的可能。本病栓塞的不利因素不利于严重的粥样硬化性病变，病变供血动脉太细，导管难以到位，供血动脉同时供应正常脊髓的血管等。介入治疗不仅适用于不适合手术治疗的患者，也可以作为临时措施有效减轻静脉的瘀血症状，为下一步手术提供准备。

（八）预后与展望

本病预后取决于就诊时的神经功能缺失情况。随着对本病的病理解剖和病理生理学的深入了解，以及MRI、DSA技术的发展，使得诊断和治疗水平有了很大的提高。而且通过MRI、增强MRI和CTA更易于对这种患者进行筛选。然而该病发展缓慢，症状不典型，就诊时脊髓损伤已经很重，故目前往往治疗效果欠佳。如何改善患者术后功能，尚有待进一步研究。

第三节　颈部软组织损伤

人们在工作和日常生活中，由于某种原因突然头颈扭闪，肌肉无准备的强烈收缩或被牵拉，导致颈肌纤维或韧带等组织发生撕裂；也有在乘坐高速行驶的汽车中突然急刹车而致颈椎快速前后摆动造成损伤；还有少数睡姿不当所致（俗称"落枕"）。

一、病因

由于头颈部急剧运动，造成肌肉、筋膜和韧带损伤所致。

二、发病机制

受累的组织为肌肉或颈部筋膜和韧带组织等，肌肉多为斜方肌、提肩胛肌及胸锁乳突肌，在这些肌肉的起点、止点或肌腹部分纤维被撕裂受伤的组织肿胀、淤血、出血，刺激相应的神经末梢，产生局部疼痛，引起颈肌痉挛，并通过神经传导引起头部、背部，甚至同侧上肢的放射痛。少数严重的患者亦可有神经根的刺激症状。

三、临床表现

大多表现为单侧，男性略多于女性。主要症状为颈部疼痛及活动受限，轻者为针刺痛，重者如刀割样或撕裂样疼痛。疼痛主要在颈部，也可以模糊地放射至头、背和上肢。任何活动均可加重疼痛，以致转头时两肩亦随之转动。皮肤无任何损伤，查体可在斜方肌等受损肌肉处有明显压痛，范围广泛，有时压痛部位可多个，局部轻度肿胀，患者的头常偏于一侧，故又称"外伤性斜颈"。神经系统检查无阳性发现。

四、治疗

该病病程不长，一般经数天的休息即可自愈。但有少数患者症状严重，需给予治疗。方法有局部膏药外敷、理疗、针灸、推拿以及压痛点的醋酸氢化可的松局部封闭等。推拿时应注意手法轻柔，避免用强烈快速的旋转手法，以防加重损伤或造成颈椎脱位。也有用颈围做暂时性固定，亦可减轻症状。

第四章 胸腰骶损伤与骨盆骨折

第一节 胸腰段损伤

胸腰段脊柱一般指胸11~12至腰1~2脊柱。该节段脊柱脊髓损伤称为胸腰段脊柱脊髓损伤，活动度相对较小。相反，腰椎有较好的活动性，活动范围大，且可做屈伸、侧屈。

一、胸腰段脊柱解剖特点

1. 胸腰段脊柱是较固定的胸椎向较活动的腰椎的转换点，是胸椎后突向腰椎前突的转换点，同时也是胸椎的关节突关节面向腰椎的关节突关节面的转换之处。实验研究表明，关节突关节面由冠状面转为矢状面处容易遭受旋转负荷的破坏，因此胸腰段在胸椎、腰椎损伤中发病率最高。

2. 胸腰段椎管与脊髓的有效间隙相对狭窄，胸腰段损伤后容易造成脊髓压迫。

3. 胸腰段是脊髓和马尾神经的混合部位，即使脊髓完全损伤无恢复，神经根损伤仍可能有一定程度的恢复。

二、胸腰段损伤的致伤因素

胸腰段椎损伤是常见的脊柱损伤，其原因很多，主要有以下几方面。

1. 间接暴力 绝大多数是间接暴力所致。高处坠落，足臀部着地，使躯干猛烈前屈，产生屈曲型暴力，亦可因弯腰工作时重物打击背、肩部，同样产生胸腰椎突然屈曲，所以屈曲型损伤最为常见。亦有少数为伸直型损伤，病者自高空落下，中途背部因某阻挡物而使脊柱过伸，视为伸直型损伤，但极为少见。

2. 直接暴力 所致的胸腰椎损伤很少，如工伤或交通事故中直接撞伤胸腰部，或因枪弹伤等。

3. 肌肉拉力 如横突骨折或棘突撕脱性骨折，系因肌肉突然收缩所致。

4. 病理性骨折 即脊髓原有肿瘤或其他骨病，其坚固性减弱，轻微外力即可造成骨折。

三、脊柱的稳定性和不稳定性

根据文献报道，认为脊柱稳定性和不稳定的概念不一。有人认为神经功能已有或有潜在危险者为不稳定，有人按脊柱结构破坏的程度判断是否稳定，也有人将可导致椎体晚期塌陷和慢性腰痛的损伤判断为不稳定。

按照三柱学说，脊柱稳定的关键是中柱，凡中柱破坏者均为不稳定性，并非后部结构。很显然，单纯的后方韧带损伤并非不稳定性，但若合并有后韧带破裂，则属于不稳定性损伤。

按照Denis的意见，稳定性损伤是指：①所有的轻度骨折，例如横突骨折、关节突骨折或棘突骨折；②椎体轻或中等度压缩性骨折。

不稳定性损伤分为3度。

Ⅰ度：在生理负荷下可能发生脊柱弯曲或成角者属于机械性不稳定，包括严重的压缩骨折和坐骨骨折。

Ⅱ度：未复位的爆裂骨折继发的晚期神经损伤。

Ⅲ度：骨折脱位和严重爆裂骨折合并有神经损伤者。

此外，与损伤的部位也有关，胸椎损伤多为稳定性；若同样损伤发生在腰椎，则可属不稳定性。

四、胸腰段脊柱脊髓损伤分类

（一）根据受伤时暴力作用的方向分类

根据受伤时暴力作用的方向，胸腰段骨折可分为以下几型。

1. 屈曲型损伤　此型为最常见。受伤时暴力使患者身体猛烈屈曲，椎体互相挤压，使椎体前方压缩，同时可伴有棘上韧带断裂分离。如暴力的水平分力较大，则易发生脱位，上位椎体前移，伴有关节突脱位或骨折。

2. 伸展型损伤　此型甚为少见，多发生于高空仰下落下者，中途背部被物阻挡，使脊柱过伸，引起前纵韧带断裂，椎体横行裂开，棘突互相挤压而断裂，或上位椎体向后移位。

3. 屈曲旋转型损伤　暴力不仅使脊柱前屈，同时又使其向一侧旋转，引起椎间关节脱位。

4. 垂直压缩型损伤　暴力与脊柱的纵轴方向一致，垂直挤压椎骨。如从高处落下，足跟或臀部垂直着地；或于站立时重物落在头顶，引起胸腰椎粉碎性压缩骨折。

（二）根据损伤程度分类

根据损伤程度，胸腰椎骨折可分为以下几型。

1. 单纯椎体压缩骨折　一至二个椎体的前上方或侧方，由于传导的屈曲暴力被压缩成为程度不等的楔形，而其他部位无损伤。

2. 椎体粉碎压缩骨折　重物落于蹲位工作的伤员肩部，使脊柱突然向前极度屈曲，使椎体压缩后变宽变扁，或呈碎骨片分离，椎体后部常后凸畸形，形似爆破，故也称为爆裂性骨折。突向椎管的骨折块直接压迫脊髓，导致不完全性截瘫或完全性截瘫。

3. 椎骨骨折脱位　自后向前的强大暴力使脊柱强烈屈曲，同时使上段椎体向前移位，椎体前部被压缩或崩裂，后方韧带断裂，关节突骨折或脱位。当关节突完全脱位时，下关节突移到下位椎体的上关节突的前方，互相阻挡，形成关节交锁。单侧关节交锁牵引复位困难，而双侧关节交锁牵引复位较易成功。由于椎管的连续性因脱位而遭破坏，常造成脊髓的损伤。

附件骨折常与椎体压缩骨折合并存在，横突骨折常见于第2腰椎以下，可为一侧性的或双侧性的，主要是由于腰大肌、腰方肌等猛烈收缩引起，提示肌肉、筋膜、肌腱等有广泛性撕裂；其他如棘突骨折、关节突骨折、椎间关节脱位等，也应引起注意；椎弓峡部骨折或椎弓骨折多发生于第3腰椎以下，是一种"晚期不稳定"因素，可发展成外伤性滑脱，往往以慢性腰痛或腰腿痛症状出现，或以进行性马尾神经损害出现。

（三）根据致伤机制分类

1. 单纯屈曲压缩骨折　椎体前1/3压缩，楔形变，用"C"表示。
2. 爆裂型损伤　垂直轴向力所致，椎体变扁，中间增大，用"B"表示。
3. 安全带型损伤（Chance骨折）　骨折线通过椎体腰部，用"S"表示。
4. 骨折脱位型　此型比较多样、复杂，用"F"表示。

（四）根据Denis和Mc-Afee的三柱体结构分类

1. 前柱损伤（a）　前纵韧带、椎体及椎间盘的前中2/3部分损伤。
2. 中柱损伤（b）　椎体和椎间盘的后1/3及后纵韧带损伤。
3. 后柱损伤（c）　附件部分（椎弓、椎板及附件）损伤。

（五）Walter椎管受阻分类

根据CT扫描将椎管的横断面分为三等分，并用0，1，2，3表示其狭窄及受堵情况。"0"表示椎管完整无狭窄者；"1"表示椎管受压或其狭窄占横断面的1/3者；"2"表示椎管受压，其狭窄占横断面的2/3者；"3"表示椎管完全受压或堵塞者。

综合以上分类法，后三者，即致伤机制、三柱体理论和椎管受阻情况三者综合起来表示脊柱脊髓损伤。如"Bab1"即表示爆裂型骨折其前中柱受损并有1/3椎管受压。

三柱中有两柱受累，则为不稳定型骨折。如下三个方面占有两个"是"者亦属不稳定骨折：椎体是否完整；后柱结构是否受损；脊柱排列是否改变。

不稳定性骨折可分Ⅲ度。

Ⅰ度，为机械性不稳，前后柱或中后柱受累，可逐渐发展为后突畸形。

Ⅱ度，为神经性不稳，由于中柱受累，椎体进一步塌陷而狭窄，由原来的无症状发展为有神经症状。

Ⅲ度，常为三柱受累或骨折脱位兼有上述Ⅰ、Ⅱ度的情况。

五、症状和体征

胸腰段脊柱脊髓损伤是一种常见的脊柱脊髓损伤，常较严重，其损伤的部位、程度、范围及个体特性各不相同。当然，其临床症状和体征也有相当大的差别，故首先要求临床医师需仔细检查，以便作出正确的诊断，然后方能采取适应的治疗方法。

该损伤患者均有严重的外伤史，如从高处落下、重物砸于肩背部、塌方砸伤或被掩埋于泥土砂石中，以及精神异常者的坠楼等。胸腰段脊柱损伤后，患者有伤区疼痛、腰背部肌肉痉挛、不能起立、翻身困难等症状。伴有腹膜后血肿者，由于自主神经的刺激引起肠蠕动减慢，常出现腹胀、腹痛、便秘等症状，故在检查伤员时应重点注意以下事项。

1. 脊柱损伤常为严重复合伤的一部分。检查前应详细询问外伤史、受伤原因、受伤当时的姿势、直接受到暴力的部位、伤后有无感觉和运动障碍、现场抢救情况等。

2. 根据病史提供的资料，分析直接暴力和间接暴力可能引起损伤的部位，有目的地进行检查。复合伤患者常合并颅脑损伤、胸腔内和腹腔内脏器损伤及休克的可能，首先应抢救生命，同时也应查清脊柱和肢体伤情。

3. 在检查脊柱时，应沿脊柱中线用手指自上而下逐个按压棘突，可发现伤区的局部肿胀和压痛，胸腰椎损伤者常可触及后突成角落畸形。

4. 脊髓损伤的体征是否有，均应进行系统的神经检查，包括对运动功能、感觉功能、反射功能、括约肌功能以及自主神经功能的检查。脊髓损伤患者常因脊柱的损伤部位、损伤程度及伤因不同出现不同的体征。脊髓和马尾神经损伤的主要症状是损伤平面以下的感觉、运动和膀胱、直肠功能均出现障碍，其程度随脊髓损伤的程度和损伤平面而异，可以是不完全性，可以是完全性，也可以是单纯马尾神经损伤。显然，其损伤症状的差异很大，因此必须仔细地检查伤病员，以作出合理的诊断。应该知道胸腰段脊柱脊髓损伤是非常严重的创伤，其后果可能严重，可能导致患者终身残疾，因此应及时作出正确的诊断，以便采取有效的治疗。

六、影像表现

（一）X线检查

X线检查对确定脊柱损伤部位、类型和骨折脱位现状，以及在指导治疗方面有极为重要的价值。胸腰段椎骨骨折的X线检查，在侧位片上可见到椎体前上部有楔形改变或整个椎体被压扁，椎体前方边缘骨的连续性中断或有碎骨片；粉碎压缩骨折者，椎体后部可呈弧形突出；骨折合并脱位者，椎体与椎体间有前后移位，关节突的解剖关系有改变，或后上方有关节突骨折。在正位片上可见椎体变扁，或一侧呈楔形，其两侧的骨连续中断或有侧方移位，还可见到椎板、关节突或横突的骨折等变化。

（二）X线断层片

脊柱矢状面断层片可显示爆破性骨折以及碎骨片进入椎管内情况。

（三）CT检查

CT检查比普通X线检查具有优越性，它是现代检查脊椎损伤的理想方法。其优点为：CT可测量椎管横截面和中矢状径。通过CT测量，很容易测定并能标明其椎管的狭窄程度。除此之外，CT还能显示骨折的特征，常见的有：①椎体上半部压缩骨折；②椎体下半部压缩骨折；③椎间盘损伤；④骨折片进入椎管；⑤椎板骨折。尤其对破裂性骨折以及骨折片进入椎管者的诊断，为临床施行紧急手术提供了依据。CT测量包括椎体额径和矢径的测量、椎弓根距的测量以及椎管横径和中矢径的测量。

（四）体感诱发电位（somatosensory evoked potential，SEP）检查

对胸腰段脊柱损伤合并脊髓损伤的患者进行此项检查，再决定是否需要进行紧急手术探查，以及预测能否恢复等方面能提供比较客观的依据。体感诱发电位检查，已作为直接反映脊髓活性的一个电生理指标，并已用于脊柱创伤外科手术中以及脊柱畸形矫正术中的脊髓监护；还广泛用于早期判断脊髓损伤后的脊髓功能状态及其预后、手术疗效的预测以及各种脊髓病的辅助诊断方面。但体感诱发电位检查仅能反映脊髓后柱的功能状态，也仅能反映感觉方面的变化，而不能观察运动方面的变化。用电极刺激胫后神经或坐骨神经，兴奋通过脊髓感觉传导通路传至大脑皮层，诱发脑细胞活动产生生物电位，以脑电接收形式记录下来，应用计算机技术叠加体感诱发电位，获得体感诱发电位波形。凡为正常波形者，表示脊髓后部传导功能存在，为非完全性损伤，可望恢复；凡无诱发电位者，表示脊髓后部损伤，失去脊髓感觉通路传导功能，为脊髓完全损伤而不能恢复。脊髓不完全性损伤者则表现为体感诱发电位潜伏期延长、波幅降低以及波形变异、波的持续期延长，随着病情的好转，体感诱发电位也有相应的恢复。

（五）磁共振成像（magnetic resonance imaging，MRI）检查

MRI与CT有相似之处，不但能清楚地显示脊椎骨折，而且能显示脊髓损伤的程度，如脊髓软化、创伤后囊肿等，有助于脊髓损伤预后的评估；尽管如此，MRI不能代替CT，对骨性结构的显示后者比前者更好。另外，MRI检查费用非常贵，因此，选择此项检查应根据具体情况而定。

（六）脊髓造影

该项检查适用于晚期合并脊髓压迫症状者，可以显示脊髓外在性的压迫。

（七）同位素骨扫描

用以鉴别是病理性骨折还是一般性骨折，如原发性或继发性脊柱肿瘤继发的骨

折，以此明确诊断。

七、治疗

（一）稳定性骨折的治疗

1. 卧床休息　稳定性骨折的处理比较简单，以卧床休息、镇痛为主，辅以腰背肌锻炼，不需手术治疗。偶尔也可因棘突骨折移位明显，必须手术切开复位或切除。6~8周后即可起床活动，以后不会加重压缩畸形，而且轻度畸形不影响以后的功能。

2. 一次性过伸位复位　适应于屈曲型压缩骨折，其中柱完整，属于稳定性损伤，但有一定程度的脊椎畸形，以后有可能引起慢性腰背痛。其方法是：取仰卧位，胸腰椎呈过伸位，使前纵韧带紧张，达到压缩骨折复位的目的，一般只适合椎体压缩轻者。复位前1小时服用适量的镇静剂与镇痛剂（吗啡等药），必要时可在骨折周围组织（棘突、椎板周围的肌肉组织）内注射0.5%Procaine浸润麻醉，以减轻患者疼痛，以及减轻肌肉痉挛。具体方法有以下两种。

（1）悬吊过伸牵引法：患者俯卧床上，以吊带向上牵引两下肢，至腹部离开床面为止，必要时术者可在背部骨折处轻轻加压，加重其过伸体位，使骨折复位。经X线摄片证实已复位以后，即可改为仰卧位，但需保持过伸，亦可在俯卧过伸位上石膏背心，保持过伸位置。石膏固定以后解除悬吊，使患者仰卧，石膏固定时间为6~8周。

（2）垫枕复位法：患者仰于硬床上，胸腰段部骨折处逐渐垫枕，逐步加高，数日内加到10~20cm，使呈过伸位，并鼓励患者做背伸肌锻炼。但多数患者难以坚持，往往感到疼痛不能忍受，尤其是翻身侧卧位时，理论上亦应维持过伸位，事实上难以实现。因此，可令患者俯卧于硬床上，并鼓励患者做背伸肌锻炼，首先抬起头及上胸部，然后再将两足同时抬高，最后一步头、上胸及两下肢同时抬起，如此可形成过伸位。一般来说，缓慢复位法多数患者可以接受，医务人员必须向患者说明其必要性，使患者充分配合，坚持锻炼。至于少数患者体质较差、年龄较大且压缩骨折程度较轻者，不一定必须坚持过伸复位方法。

（二）无神经损伤的不稳定性骨折的治疗

不稳定性骨折是指该节段的稳定因素造成严重破坏，如不经过完善固定，即有移位倾向，有可能加重脊柱畸形或造成继发性脊髓和马尾神经损害。但是，根据文献报道不稳定性胸腰段脊柱脊髓损伤的治疗方法仍有不同。

1. 保守方法　采用体位复位，用支架或石膏背心固定。优点是可以避免手术痛苦，缺点是治疗时间长，石膏背心必需固定3~4个月，复位不一定满意，仍可能残留脊柱畸形，而且可能致脊髓、马尾神经损害。

2. 手术治疗　1953年Holdsworth提出，对所有不稳定性骨折应采取早期切开复位，棘突钢板内固定，及早恢复其正常生理结构，预防脊髓与马尾神经损伤或脊柱畸形，也利于护理和预防各种并发症，一般卧位3个月即可开始康复治疗。1974年Lewis治疗不稳定性胸腰椎骨折合并截瘫，发现保守治疗和切开复位内固定治疗，两组的神经恢复并无明显差别，仅见保守治疗组晚期背痛的发病率较高。1980年Davis总结保守治疗胸腰段脊柱骨折合并神经损伤的疗效，发现闭合复位日后脊柱畸形虽有加重，但并不加重神经损伤，与切开复位相比具有无手术并发症及手术危险的优点，但住院期较长。近年来，多数学者主张采用坚强内固定，保证脊柱具有足够的稳定性，以满足早起床活动要求，便于神经功能的早期恢复，同时减少并发症。Denis主张对无神经损伤的爆裂骨折作预防性内固定和融合手术，以防所谓的"晚期不稳定"所致继发性脊髓和马尾神经损伤，以及脊柱畸形带来的一系列症候群，他认为手术有明显的优越性。随着科学的发展，内固定技术和内固定器械有了明显的改进，多数学者和医师认为切开复位内固定治疗不稳定性胸腰椎骨折是合理的、有效的方法。

（三）并发脊髓和马尾神经损伤的治疗

胸腰段骨折脱位合并脊髓和马尾神经损伤的患者其神经功能能否恢复，除与当时受伤程度有关，还与受累的脊髓和马尾神经被移位骨片和脱出的椎间盘所致的持续压迫有关，若其压迫不解除也同样影响神经功能恢复。因此，应早期复位与固定，以免脊髓继发性损伤。

1. 非手术疗法　一般来说脊柱外伤所致的脊髓和马尾神经损伤多因脊柱骨折脱位，但也有一小部分脊髓损伤摄X线片时见不到骨折和脱位的征象，称之为无骨折脱位型脊髓损伤，多发生于年龄较小的儿童患者。因为儿童脊柱弹性大，过度的牵引可导致脊髓断裂，而无脊柱骨折脱位。对此型损伤给予保守治疗，不需减压，避免进一步损伤脊柱的稳定性和脊髓功能。保守疗法包括卧硬板床休息、大剂量激素（甲泼尼龙）冲击疗法、脱水、高压氧治疗等，防止或减轻脊髓的继发性损伤。对胸腰段椎体有明显骨折脱位者，曾经有学者用姿势性治疗或在全身麻醉下强行下肢牵引复位，此法有加重脊髓神经损伤的危险，复位费时、费力、无效，有较高的失败率和畸形率，现已淘汰。近年来，随着外科技术和材料科学的发展，多数学者主张早期手术治疗，用坚强内固定维持脊柱稳定，使患者尽早起床活动，同时还辅以其他的综合治疗，这样可减少患者的住院时间，更重要的是有利于患者的全身和神经功能恢复。

2. 手术疗法　有了CT技术的应用发展，使脊柱脊髓损伤的诊断水平有了显著提高。近20年来随着脊柱外科治疗技术的进展，急性胸腰段脊柱脊髓损伤的外科手术治疗再次引起重视，早期选择正确的外科手术治疗可以达到解剖复位、恢复椎管的正常容积、重建脊柱的生理解剖结构和稳定性，促进脊髓功能的恢复。

（1）手术治疗的目的：

1）通过手术摘除压迫脊髓、圆锥与马尾神经的骨折片、脱出椎间盘或血块，以减轻或阻止脊髓和马尾神经的继发性损害。

2）清除毒性代谢产物。

3）探查脊髓，松解粘连，促使神经功能的恢复。

4）重建脊柱的稳定性。

5）预防各种并发症。

（2）手术治疗指证：

1）急性胸腰段脊柱损伤伴有不完全性脊髓损伤者。

2）保守治疗截瘫症状未恢复，反而逐渐加重者。

3）CT或MRI显示椎体骨折片突入椎管内，椎间盘突出物致压，或凹陷性椎板骨折者。

4）小关节突交锁者。

5）X线片显示椎管内有骨折片或异物者。

6）开放性脊柱脊髓损伤。

7）各型不稳定性新鲜或陈旧性脊柱骨折。

第二节　胸腰椎骨折脱位

手术入路的选择：胸腰段脊柱损伤合并脊髓损伤所致截瘫目前尚无有效措施。充分减压，维持脊柱的稳定仍是良好的治疗方法，但手术入路的选择，学者观点不一致。多数学者认为，对手术入路的选择，应根据胸腰段脊柱损伤的类型、节段、致压物的方向而定。前路减压、侧前方减压、椎板减压均各有其可取与不足之处，难以用一种径路解决各项病变。

从CT、MRI影像的横切面看，脊髓靠近硬脊膜前方。胸腰段脊柱损伤无论是压缩骨折还是脱位，使脊髓受压多数来自椎管的前方，临床治疗应强调前方或侧前方减压。若压迫来自脊髓背侧，需做椎板减压。近20年来对截瘫治疗最大的进展是开展前方或侧前方减压术，无论经前路或后路切除椎体后缘的移位骨折都要细心。应根据自身的经验与条件分别选用前路、前外侧入路、后路手术。总的原则是不致加重脊髓损伤的前提，下达到硬膜囊的减压。

第三节　腰椎峡部崩裂和脊椎滑脱

一、腰椎峡部崩裂

（一）特点

将脊椎崩裂的原因统归至先天性与外伤性两类，但实际上，真正最为多见的是由于退行性变所致者，约占全部脊椎崩裂者的60%。

从解剖上来看，腰椎峡部系指上、下关节突之间的狭窄部分，此处骨质结构相对薄弱。正常腰椎有生理前凸，骶椎呈生理后凸，腰、骶椎交界处成为转折点。上方腰椎向前倾斜，下方的骶骨则向后倾斜。因此，腰骶椎的负重力自然形成向前的分力，使腰5有向前滑移的倾向。但正常情况下，由于受到腰5下关节突和周围关节囊、韧带的限制使腰5峡部正处于两种力量的交点，因此峡部容易发生崩裂，这也是腰5峡部崩裂最多的理由。

峡部崩裂以后，椎弓分为两部分，上部为上关节突，横突、椎弓根、椎体，仍与上方的脊柱保持正常联系；下部为下关节突，椎板、棘突，与下方的骶椎保持联系。两部之间失去骨性联结，上部因失去限制而向前移位，表现为椎体在下方椎体上向前滑移，称为脊椎滑脱，系由Killam命名。

回顾历史，早在1854年Killam即发现并报告了4例发生于产后的先天性脊椎滑脱者，并首次提出脊椎滑脱的命名。Robert于1年后证明本病的病因为椎弓崩裂。因此，后来皆称之为"椎弓崩裂"。直到75年后才有学者认识到尚有并无椎弓崩裂的假性滑脱（Junghams，1930），后被Newman（1955）确认为系退变所致。在此基础上，Newman又经过多年的临床研究对本病提出分类，即分为先天性小关节发育不良性、椎弓崩裂性、急性创伤性、退变性和病理性5类以及诸多相关问题。

（二）病因

1. 创伤性因素　腰椎峡部可因急性外伤尤其是后伸性外伤而产生急性骨折，患者可闻及骨折声，局部休克期过后出现剧痛及活动受限。此种情况多见于竞技运动现场或强劳力搬运工，其发生部位以第4或第5腰椎为多见，但亦可见于其他椎节。

2. 先天遗传性因素　腰椎胎生时有椎体及椎弓骨化中心。每侧椎弓有两个骨化中心，其中一个发育为上关节突和椎弓根，另一个发育为下关节突、椎板和棘突的一半。若两者之间发生不愈合，则形成先天性峡部崩裂（spondylolysis），又称为峡部不连，局部可形成假关节样改变。当开始行走以后，由于站立、负重等因素，可发生移位，尤其是双侧峡部崩裂者，可使上方的脊椎向前滑动，称为脊椎滑脱（spondylolisthesis）。也可因骶骨上部或腰5椎弓发育异常而产生脊椎滑脱，其峡部并无崩裂，此种先天性病因亦多具有遗传倾向，同一家族发病较多，有文献报道父或母与其子女均患本症。种族因素也很明显，如因纽特人的发生率高达60%，而一般人的发生率为5%～5.7%，这种人常伴有其他腰骶部畸形，如过渡性腰骶椎、隐性脊柱裂等。

3. 疲劳性或慢性劳损性因素　到目前为止，多数专家认为，大部分患者系因慢性劳损或应力性损伤在腰椎峡部产生疲劳骨折所致。很显然，腰椎是极容易遭受损伤的部位，因为人在站立位置时，下腰椎承受体重的大部分。腰骶关节是躯干前屈、后伸活动的枢纽，加上腰骶椎的生理弧度，使腰5处于转折点的交界处，所承受的力量最大，特别是某些体力劳动者、舞蹈演员及运动员等，每天必须承受较大的负荷，更增加了下腰部损伤的可能性。从力学上分析，已知上段脊椎传到腰5的负重力分为两个分力：一个为向下作用于椎间关节的挤压分力；另一个为向前作用于峡部导致脱位的分力，使骨质结构相对薄弱的峡部容易延长及断裂。本病多因持久反复作用的应力所致，故其实际上是疲劳骨折。当脊柱前屈时，作用于棘突上的抵抗力使关节突峡部下方承受压缩力，而上部则承受牵拉力。与前者相反，腰椎仰伸时，抵抗力作用于下关节突，以致关节突间部承受牵拉力，而上部则承受压缩力，腰5承受的应力最大，其次是腰4，故临床上发病率以腰5最多，腰4次之。

当然，峡部崩裂的产生与峡部的骨质结构、弧度以及承受应力的大小、性质、次数等均相关。若峡部变得相对细长，则可能为峡部崩裂的前兆，此称为椎弓崩裂前征（prespondylolisthesis）。胡景铃在测量脊椎斜位片峡部的高度时发现，689例无峡部崩裂者的峡部其平均高度为9.035mm，而患有峡部崩裂的141例患者的峡部平均高度仅为6.824mm。因此，峡部变细可能是产生峡部崩裂的内在因素，变细的原因仍可能是先天性原因，当然与后天获得亦直接相关，至于应力的大小及性质等均为重要因素。傅士儒调查发现，运动员中患峡部崩裂者80%无明显的外伤史，说明一次急性外伤并非主要致病原因。运动员的训练年限与发生率成正比，男性运动员的发病率高于女性，提示运动可能为致病因素。不同运动项目运动员之间的发病率差异悬殊，从事排球和技巧类运动的运动员的发病率高达50%，长跑则无一发病，跳高与跳远运动员的发病率也较高。可见腰部后伸动作多的运动项目的运动员的发病率高。因此，可以认为腰部后伸动作使峡部遭受的应力最大，此可能为峡部骨折的原因。LaneNathan，Newman等明确提出，腰5下关节突和骶1上关节突压迫峡部，易导致峡部崩裂和脊椎滑脱。傅士儒采用腰椎骨标本进行实验显示，只有在腰后伸时下关节突最易碰触峡部，可以说明疲劳骨折确为其发病的重要原因。

4. 退变性因素　人体发育成熟后，各种负荷增加，特别是某些负荷超过常人者，例如强度较大的翻砂工、搬运工、举重运动员及男芭蕾舞演员等，其所承担的重量最后都集中到下腰部，并再由此向双下肢传导。在此状态下，由于腰椎本身的生理前凸，腰4和腰5椎体向前下方倾斜，因此这两个椎节，尤其是第5腰椎的承载力最大。在此节段，由上方传递的压应力分为两个分力，如前所述，一个作用于椎间关节构成挤压分力，另一个则为作用于关节峡部的脱位分力。此时，通过上一椎体的下关节突（尖端）压应力集中至下一椎体的峡部，形成剪力，易使体积较小的椎弓峡部反复遭受此种剪力而磨损，加之该处组织结构较薄弱，因而易引起断裂。本病易发生在劳动强度较大的中年人身上。

这种作用于峡部的剪力，其大小与体重、负载力、腰椎前屈程度及腰骶角大小等成正比关系。在正常情况下，椎间关节起减缓作用，如已退变，尤其是严重狭窄时，则起加剧作用。根据这一机制，位于腰椎下方的第4与第5腰椎的椎弓峡部最易发生崩裂，尤以腰5更为多见。统计材料表明，腰4和腰5椎弓崩裂的发生率占全部病例的90％以上，而腰3以上者罕见。

除前述因素外，在中、老年人，由于椎间盘退行性变，髓核水分减少、高度降低。弹性减退，以致椎间隙狭窄和椎间韧带松弛，因而易导致腰椎不稳而产生脊椎滑脱。此时峡部可以正常而无崩裂，但其滑脱方向亦与前者不同，其上方脊椎不仅可以向前滑脱，也可向后滑脱，称为反向滑脱（retro-spondylolisthesis）。

（三）临床表现

1. 一般症状 早期椎弓崩裂和脊椎滑脱者不一定有症状，有不少人系因其他原因拍片时无意发现。但如认真了解，亦可有某些主诉，主要是下腰部酸痛，其程度大多较轻，往往在劳累以后加剧，也可因轻度外伤开始，适当休息或服止痛药以后多有好转，故病史多较长。腰痛初为间歇性，以后则可呈持续性，严重者影响正常生活，休息亦不能缓解，疼痛可同时向骶尾部、臀部或大腿后方放射。若合并腰椎间盘突出症，则可表现为坐骨神经痛症状。

腰痛的原因主要是由于峡部崩裂局部的异常活动或纤维组织增生刺激神经末梢所致的根性刺激症状；亦可因刺激脊神经后支的分支，通过前支出现反射痛（窦-椎反射）。若脊椎滑脱严重，可能压迫神经根或马尾神经，但相当少见。

2. 体征 通常体征不多，单纯峡部崩裂而无滑脱者可无任何异常发现。体检时仅在棘突、棘间或棘突旁略有压痛，腰部活动可无限制或略受限，骶尾部及臀部其他检查多无异常客观体征。伴有脊椎滑脱者可出现腰向前凸、臀向后凸、腹部下垂及腰部变短的特殊外观，此时病椎的棘突后突，而其上方的棘突移向前方，两者不在一个平面上，局部可有凹陷感，骶骨棘突增加。腰骶棘突间压痛，背伸肌多呈紧张状态。腰部活动均有不同程度受限，下肢运动、感觉功能及腱反射多无异常。

3. 根性症状 大多数病例均有根性痛，主要是由于局部椎节松动所致的根性刺激所致，或通过窦-椎神经反射出现假性根性症状；其特点是平卧后即消失或明显减轻，真正由于脊神经受挤压而引起的严重根性受压征在临床上并不多见，马尾神经受压者更为少见。

（四）并发症

严重的峡部崩裂可并发脊椎滑脱症，压迫神经根或马尾神经。

（五）诊断

腰椎峡部不连与脊椎滑脱的诊断，依靠临床体征与X线检查，二者相一致即棘突压痛、推挤痛、椎旁压痛、后伸腰痛的部位，以及下肢神经功能障碍的定位与峡部不连或脊椎滑脱的部位相一致，才能确定腰、腿痛系由峡部不连或腰椎滑脱所致。此外临床还需检查有无其他下腰痛的体征，例如腰椎间盘突出、背肌或韧带的扭伤与劳损等。X线片有无其他下腰畸形，需排除其他下腰痛的原因，才能确定本病的诊断，并且尽可能明确下列有关诊断。

（1）滑脱水平的小关节，有无关节炎性改变，如唇样增生、间隙变窄、边缘硬化或间隙宽窄不等。临床有无早起时腰痛、阴雨腰痛等症状。

（2）有神经根或马尾神经受压症状者，其受压的确切部位，常依靠MRI或脊髓造影确定。

（3）滑脱的程度、骶骨倾斜的程度。

（六）辅助检查

1. X线片表现　本病的诊断及程度判定主要依据X线平片检查。凡疑诊本病者均应常规拍摄正位、侧位及左、右斜位片。对显示不良者，可重复拍摄，尤其是斜位片常因拍摄角度掌握不当而难以如实将病变反映出来。

（1）正位片：按常规拍摄腰骶段正位片，一般难以显示椎弓崩裂或脊椎滑脱。但在滑脱明显时，可有滑脱椎体的重叠线，又称弓形线。同时可以从正位片上观察有无椎间隙退行变及有无其他引起腰痛的因素，有助于临床诊断及鉴别诊断。

（2）侧位片：

1）单纯崩裂者：在病节椎弓根后下方处显示一条由后上方斜向前下方的透明裂隙，或是峡部变得细长；先天性因素所致者则出现假关节样外观。

2）伴滑脱者：除上述条状透明裂隙较宽（其宽度与滑脱的程度成正比）外，尚可发现其他异常，主要是椎节的移位及松动等，并可加以对比。

①分度判定：为Meyerding提出，即将下位椎体上缘分为4等份，并根据滑脱的程度不同，分为以下4度。

Ⅰ度：指椎体向前滑动不超过椎体中部矢状径1／4者。

Ⅱ度：超过1／4，但不超过2／4者。

Ⅲ度：超过2／4，不超过3／4者。

Ⅳ度：超过椎体矢状径3／4以上者。

②Newman分级判定法：除常用的分度外，Newman提出用脊柱滑脱分级来判定滑脱的程度。将第1骶椎上缘划分10个等分，之后按同等尺寸再在骶骨前方同样划分。其评判分级是依据上方腰椎椎体前缘所处的位置，例如 Ⅰ = 3+0，Ⅱ = 8+6，Ⅲ = 10+10。

此种分级法定量较为精确。

③Garland征：即沿骶骨上关节面前缘画一垂线，正常情况下腰5椎体前下缘应在此线之后1～8mm，若位于此线上或其前方，则为阳性，表明有滑脱。该垂直线又可称为Ullmann线。

④其他：尚可从测量患节椎体前缘至棘突表面的距离，并与邻节对比来判定真性滑脱或假性滑脱，前者多明显增宽，后者则基本相似。Bosworth则提出椎节滑脱距离除以下椎节上缘矢状径的比值法。此外，亦有人提出依据Meschan夹角度数来判定第5腰椎滑脱程度，但目前均已少用。

（3）斜位片：对本病的判定临床意义最大，当将投照球管倾斜40°～45°拍片时，可获得一幅清晰的椎弓峡部图像，并巧合形成一似哈巴狗样影像。现将该狗样影像各部所代表的脊椎骨性解剖标志列举如下。

狗嘴——代表同侧横突。

狗耳——上关节突。

眼睛——椎弓根纵断面。

狗颈——椎弓峡部或关节突间部。

身体——同侧椎板。

狗腿——前腿为同侧下关节突，后腿为对侧下关节突。

狗尾——对侧横突。

在椎弓崩裂时，峡部可出现一带状裂隙，酷似在狗颈上戴了一根项链（圈），此"项链"愈宽，表示间距愈大，椎体滑脱的距离也愈多，甚至出现犹如狗头被"砍断"样外观。先天性因素所致者，裂隙两端骨质密度增加，表面光滑，多出现典型的假关节征。外伤性因素所致者，在早期可显示清晰的骨折线，但在后期亦有部分病例形成假关节样外观。

（4）动力性侧位片：即拍摄侧位腰椎及腰骶椎过伸与过屈状态下平片，观察椎节的稳定性及椎节的松动度。

2. CT、MRI检查及脊髓造影　此类检查一般并不需要，依据前述的正、侧、斜位X线平片已可以确诊。但在必须与其他疾病鉴别诊断或合并有神经症状者，仍是必不可少的诊断方法。并不是每一个腰椎峡部裂或脊椎滑脱患者都需要治疗，有相当一部分峡部裂及Ⅰ度脊椎滑脱患者并无症状，不需要治疗。

虽于X线片出现，但很多人并无症状，有腰痛者多为运动员可行非手术治疗，包括限制活动，局部治疗，有的可用腰围或支具背心治疗。

（七）治疗

1. 非手术治疗　对峡部裂引起的下腰痛，其压痛点在棘间韧带、峡部或椎旁肌者，可行痛点普鲁卡因封闭或腰部物理治疗，对新鲜峡部骨折及儿童患者疑为疲劳骨折者，可用石膏背心或支具固定治疗，固定12周。

2. 手术治疗　对腰痛症状持续，或反复发作非手术治疗无效，患者为青年及中年均可行手术治疗，伴有椎间盘突出者，同时摘除突出的椎间盘髓核。

以往对峡部不连多行包括患椎在内的上下3个脊椎的融合术，例如Hibbs椎板植骨融合术，由于游离椎弓的异常活动，植骨融合率较低，甚至可有50%不愈合。现多放弃此类治疗方法，而改用局部治疗，使峡部不连愈合的方法，主要是局部植骨治疗，适用于峡部裂和Ⅰ度滑脱。笔者曾对腰椎峡部不连患者，施行峡部不连处局部植骨，即切除峡部不连处纤维骨痂后，做本椎的横突跨过峡部裂隙至椎板的植骨术，不融合关节。35个峡部不连中，峡部愈合率为94%。经过平均7年多的随诊，腰痛缓解率为70%。在随诊达21年的6例中，有5例腰痛消失，正常活动。

峡部局部植骨术适用于单纯峡部不连症或Ⅰ度以内的脊椎滑脱症，不伴有小关节骨关节炎及压迫神经根者。峡部活动引起反射痛，放射至臀部或股后者，如经脊髓造影或MRI检查，无神经根受压表现，做椎板横突植骨术峡部愈合后，反射痛可以消失，伴有椎间盘突出者，可同时行开窗法摘除突出的椎间盘。

手术操作：局部或硬膜外麻醉，患者俯卧，下腰正中切口或工形切口，转向一侧髂后上棘，分开椎旁肌显露出患椎的椎板、峡部及上关节突。以Kocher钳夹住患椎游离椎弓，向头尾端摇动，可以看到游离椎弓及峡部的异常活动，峡部常有些纤维骨痂，有的可见游离小骨块，将纤维组织切除，使峡部骨端露出新创面，在上关节突外侧与横突根部之间常有一副突，用骨凿将副突连同其外面软组织一并凿下，至横突根部沿其后面向外推开软组织，使之成小袋，刮除横突根部骨膜，而不使横突上下软组织分开，以便保持植骨于横突后面而不向上下移位。椎板亦做出骨粗面，待接受植骨。

在L形切口的短脚或另行切口，显露髂后上棘，凿取宽0.8 cm、长2.5 cm、厚0.2 cm的骨松质5片及碎骨数块，将植骨块分为两份，每份有骨片2块半及碎骨2～3块。植骨时先将碎骨植于峡部裂隙中填满，再将半片骨植于横突根部，使其与椎板平面接近，然后将骨片植于横突跨过峡部至椎板，每侧2片松质骨椎旁软组织复回原位，不需内固定，缝合切口，置负压引流48小时。10天后拆线，打石膏下腰围，卧床8周后带石膏起床4个月后除去并摄X线片检查，X线片显示峡部裂近于消失的时间，大约为8个月。

Buck峡部螺丝钉固定并植骨术：于切除峡部纤维组织后，自下关节突向上向外经过峡部至本椎上关节突，拧入1枚螺丝钉，使峡部固定并于峡部植骨。6例中5例峡部连接，但1例螺丝太长，出现神经根症状，取出螺丝钉后症状消失。另1例螺丝钉脱落，手术取出，峡部末愈合。

张力带固定局部植骨术：成茂华、唐天驷等先用Buck法治疗14例，腰4有9例，腰5有5例，有Ⅰ度滑脱者12例，无滑脱2例，结果优10例、良3例、差1例。他们又用1 mm钢丝，分别套绕峡部裂椎的两侧横突根部，交叉在棘突下打结。峡部清理后局部植骨，治疗18例，腰4、腰5各9例，17例有Ⅰ度滑脱，1例无滑脱，结果优16例、良1例、差1例，行生物学测验，张力带钢丝与峡部螺丝钉相等。

改良植骨术：贾连顺、戴力扬等改进植骨方法，将峡部裂处纤维骨痂组织清理除去后，凿出新创面，峡部裂隙约3~7 mm宽，最大为11 mm，关节突背面和椎板做出粗糙面，从后髂取骨，修剪成适合形状，植于峡部裂隙中，两侧部盖在关节突和椎板上。

峡部植骨，螺钉与张力带相结合固定：谭军等则将峡部植骨拉力螺钉与张力带固定相结合治疗青少年腰椎峡部裂。方法是将峡部裂处纤维组织切除做出新创面，植入髂骨块，置入螺钉是在病椎椎板下缘距棘突外侧缘线约8.0 mm处，以尖嘴钳咬去少许骨皮质，由此钉点向外上约30°角方向，在导钻引导下，用2.5 mm钻头钻入，直视下经峡部尾端，植骨块和峡部头端，最终穿透椎弓根与椎体交界处的外上方皮质骨，测出螺丝长度，一般为40.0~45.0 mm，丝攻，拧入直径3.5 mm钛质拉力螺钉，若采用皮质骨螺钉，则用3.5mm钻头扩孔形成加压滑动孔，置入相应螺钉，需注意在钻孔与置入螺钉时。需调整体位，即显露病变，钻孔时，在腰椎前屈位，较易操作，可利用手术台腰桥，而当置入螺钉拧紧时，则需相反使腰部后伸，使峡部靠近并固定于腰生理前突位，将峡部拉紧，再将小骨条植于峡部表面，用止血纱布固定，最后用胸骨缝线，环绕横突基底部后，再环绕螺钉尾部收紧打结。

二、脊椎滑脱

（一）儿童期腰椎滑脱

通常发生于腰5至骶,1处，为典型的Ⅱ度，且常引起背痛（不稳定）、畸形或步态改变（"骨盆摇摆"和腘绳肌痉挛）。虽然本病症状可发生于人生的各个时期，但筛选研究显示滑脱最常发生于5~8岁的儿童和青少年中，在过伸活动中发病，因纽特人发病率甚高（>50%）。严重的滑脱可伴有根性症状（腰5）及腰骶关节的后凸，伴有或不伴有可触及的棘突台阶感和圆形的臀部。脊椎滑脱可伴有隐性脊柱裂、胸椎后凸及Scheuermann病。

1. 轻度滑脱　<50%，为明确脊椎峡部裂或轻度脊椎滑脱的诊断，常需行骨扫描或X线断层照相，通常非手术治疗（支具和锻炼）是有效的，具有Ⅰ度滑脱的青少年患者，一旦症状消失，可恢复正常的活动。对那些不伴有症状的Ⅱ度滑脱病例应限制其活动，如体操。本病渐进加重者少见，但危险因素包括年轻、女性、>10°的腰骶滑脱角（在侧位X线片上看该角由骶骨上缘与腰5椎体下缘平行线的交点构成）、严重的滑脱，上面半球状或严重倾斜的骶骨（与垂直线成角>30°）。因此，Ⅰ度滑脱的病人或先天性脊椎滑脱有使滑脱加重的危险，并且由于神经弓是完整的，可引起马尾神经功能障碍，外科手术治疗为腰5骶1后外侧融合，适用于轻度滑脱或渐进性滑脱者，也适用于经非术治疗无效的顽固性疼痛的病例。Wiltsc的椎旁入路至腰椎横突和骶骨翼的后外侧融合已常被应用。在儿童轻度滑脱的病例中，腰5脊神经根受累是很少见的，一旦发生，则需行减压手术，并利用一枚Lag螺钉（Buck）植骨加张力带钢丝固定（Bradford）或本椎椎板横突植骨术（胥少汀）的手术方法来治疗峡部裂。适于滑脱少于25%以及腰4或腰4以上部位峡部裂的年轻病例。

2. Ⅲ度和Ⅳ度的脊椎滑脱及脊椎前移（spondyloptosis Ⅴ°） 更易引起神经性症状。对滑脱超过50%的儿童建议予以预防性融合，常需在局部腰4至骶1处行双侧后外侧融合，不用内固定。对持续性无力的患者需行神经根探查术。脊柱滑脱的复位，有20%～30%腰5神经根损伤的发生率，其可慎重地应用于有不能接受的严重畸形的病例，或对严重腰5后凸畸形使腰4至骶骨后力融合的骨块承受张力而难以矫正后凸畸形的病例。在手术中和术后几天中，应行闭合性神经监测以监测术后的神经病变，仅后方减压、腓骨椎间融合和不复位的后外侧融合具有良好的远期疗效（Bohlman）。"脊椎滑脱危象"是指患者具有严重的滑脱、加重的疼痛和腘绳肌腱紧张，此种病例应行复位及固定。吉尔（Gill）的手术方法，切除游离的椎弓，在儿童中为禁忌证，且在成人中也很少应用。

（二）成人脊椎滑脱

腰椎峡部裂脊椎滑脱者，并不是皆有症状，对有症状者，应先行非手术治疗，包括休息，腰围或支具等至少3个月，不能缓解者，才考虑手术治疗。手术适应证：①Ⅰ度以上腰椎滑脱，非手术治疗不愈者；②进行性滑脱或Ⅱ度以上滑脱；③腰椎滑脱并有神经根或马尾压迫症状者。

术前检查：除临床体征检查外，应摄腰椎前屈、后伸侧位片，观察滑脱椎体的稳定性，椎体位移>3 mm者，为不稳定，最好行MRI检查，观察神经根和马尾有无受压，有无椎间盘突出或间盘退变。

Dai等以MRI检查73例腰椎峡部裂并有腰椎间盘突出的患者，MRI观察椎间盘退变程度，发现峡部裂上方椎间盘的改变与对照组没有区别，而峡部裂下方椎间盘退变与患者的年龄症状的时期有关，与临床症状和滑脱程度不相关，该作者建议，峡部裂下方椎间盘明显退变者应予融合。

手术包括：①对马尾或神经根压迫的解除，应探查峡部纤维骨痂增生有无压迫或切除椎弓彻底减压；②滑脱复位，切除其下椎间盘使复位较易，不切除椎间盘，亦可使Ⅱ度脱位复位；③融合，椎体间植骨融合或横突间（后侧方）植骨融合；④减压。复位内固定，椎体间植骨融合术：对Ⅱ度及以上滑脱适用此方法。

俯卧位：①先将峡部游离椎弓切除，探查神经根，去除峡部的纤维增生组织，使马尾及神经根完全减压；②然后安置RF-Ⅱ型或其他椎弓根螺钉，以腰5峡部裂脊椎滑脱为例，提拉螺钉安置于腰5两侧椎弓根，角度螺钉安置于骶1双侧块椎弓根内，视脱位程度，安置不同角度，安置连接杆后进行复位，达到完全复位后，松开一侧固定杆；③进行椎间植骨，从该侧牵开硬膜及神经根，凿除上下椎体的软骨板，露出骨创面，进行植骨，可取后髂3面皮质骨块，亦可用切下的游离椎弓的棘突及下关节突修剪后植入，最好植入并排两块骨，亦可先用BAK或TFC等椎间融合器，植骨于上下椎体的前后径中间，此时再安上RF-Ⅱ型此侧连接杆，调整固定后，缝合切口，置引流管。

术后卧床，用椎间融合器者，可早日起床，用腰围保护至植骨融合，使用植骨块者应卧床6~8周，然后带腰围起床。

减压、复位固定、椎间植骨方法，现在应用较多，认为是较好的选择，但也引起一些争论的问题。

减压：切除游离的椎弓，其优点是减压彻底，视野清楚，对神经根减压较好，也有利于椎体间植骨的操作空间，缺点是硬膜后及两侧均暴露，为瘢痕所包围。如拟行后侧方植骨，则缺少关节突作为骨床，因此应根据各例具体情况，CT、MRI横切可显示峡部纤维增生与神经根的关系，可做参考。

复位：对滑脱腰椎复位，恢复腰骶椎序列，有益于脊柱功能，复位后椎体间接触面积增大，有利于植骨融合。少数病例术中神经根减压已彻底，但复位术后又出现神经根牵拉症状，大多在1~2个月内症状消失。此乃因腰椎向前滑脱日久，当复位后有可能牵拉前面的神经根，出现牵拉症状。对此，在术中，于复位后探查一下神经根有无紧张，如紧张，可将复位稍稍退回一点。在不全复位的病例中，无神经根牵拉症状出现。

椎间植骨：椎间植骨在脊椎的运动轴线中生物力学合理，融合的效果较好。特别是加了内固定之后，融合率较高，是否需用Cage，则认识不同，Cage的好处是对椎体之间撑住，术后立刻稳定，有利于早起床活动，也节省植骨量，但有时不能置入2个Cage，而1个Cage在椎体间斜放，也是公认的方法，其融合面积较小，而植骨块植入面积较大，量较多，融合后效果好。

减压：复位或不复位后侧方植骨：一般行椎板切除减压，探查神经根，用RF-Ⅱ型复位器有利于稳定，行后侧植骨，最好包括关节突关节与脱位椎和下位椎的横突，由于复位器的位置，覆盖关节突植骨困难，可行关节突间融合，加横突植骨，取后髂长块植骨，盖于上下横突上，最好以螺丝固定，双侧同样植骨，单侧横突植骨，虽然已融合，但有时未能限制住对侧活动。

前路手术：前路椎间植骨融合术，硬膜外麻醉或全麻，患者仰卧，双髋、膝各屈曲30°。腹直肌外缘直切口，在该肌外缘直切开腹外与腹内斜肌腱膜及腹横筋膜，腹膜外分离，自侧方推开腹膜，显露椎体前大血管，对腰5至骶1间滑椎显露骶骨及腰5椎体前面，对腰4、5间滑椎，自腹主动脉及髂总血管左侧显露腰4、5椎体，确认推开大血管后，以克氏针打入椎体，作为牵开软组织的固定牵开器，完成显露。

切除椎间盘：将前面或前左侧面椎间盘切除，并由此将髓核及大部椎间盘切除，包括上下椎体的软骨板，向后面可切除后纵韧带显出硬膜或保留后纵韧带，侧方保留椎间盘的周边部分，上下椎体做出骨粗面或一骨槽以接纳植骨。

用适当器械如金属方棍或圆柱，持续向后压脱位椎体，5~10分钟可使脱位大部或部分复位，于髂骨结节处取适当大小骨块，植于两椎体间，无内固定或脊椎前固定器在向后压迫脱位椎复位条件下，进行固定，或斜行植入Cage，缝合切口。术后卧床8周，打石膏腰围起床，再固定8周，滑椎间隙于切除椎间盘后更不稳定，虽然有内固定，术后早期站立，脊椎向前滑移的应力不小，可致内固定失败。卧床则无滑椎的应力因素，有利于保持复位，待8周植骨初步融合时，再起床活动，前路手术的并发症为损伤骶前神经丛，发生反流射精。

第四节　骶髂关节损伤

骶髂关节因外力及姿势性应力的影响，引起骨盆周围韧带损伤或稳定性下降、错位，导致骨盆承重机制的破坏，出现腰骶、下肢疼痛和劳动、生活能力的下降。

一、诊断依据

1. 经产女性多以慢性起病，可无腰部外伤史；青壮年男性多以急性起病，有腰部外伤史。

2. 表现为腰骶部疼痛（少数患者也可出现尾骶部疼痛）及一侧或两侧下肢痛，患者站立时多以健肢负重，坐位时以健侧臀部触椅；严重者甚至仰卧时不能伸直下肢，喜屈曲患肢仰卧或向健侧侧卧。

3. 急性损伤患者骨盆倾斜，脊柱侧凸，呈"歪臀跛行"的特殊姿势，不能挺胸直腰；由于两侧髋骨不对称，导致髋臼三维空间位置向上或向下移动，两下肢外观不等长；两侧髂后上棘、髂后下棘等骨性标志不对称，且有压痛及叩击痛。慢性劳损患者因脊柱姿势代偿，"歪臀跛行"可不明显，但仍可在体检中发现上述体征。

4. 骨盆正位片　是诊断本病的基本影像学依据，主要表现如下。

（1）髋骨宽度与闭孔宽度的交错性不对称。

（2）耻骨联合两侧阶梯状改变和耻骨直径不对称。

（3）两侧髂后上棘不在同一水平上，伸展性半脱位者髂后上棘偏上，屈曲性半脱位者髂后上棘偏下。

（4）慢性患者可见患侧骶髂关节髂骨侧骨密度增高，以往称为致密性髂骨炎。

5. 怀疑有骶髂关节滑膜炎者，可进一步拍摄骶髂关节轴位片；怀疑骶髂关节为强直性脊柱炎局部表现者，可作HLA-B27检测进一步鉴别。

二、征候分类

（一）骶髂关节半脱位

骤然起病，发病前有外伤史，疼痛剧烈，体位改变或咳嗽、打喷嚏时疼痛加剧，患侧下肢呈半屈曲状，主动或被动伸屈均明显受限并剧烈疼痛，腰骶部叩击痛；患侧"4"字试验、床边试验、骨盆挤压试验阳性。可根据半脱位时骶髂关节运动方向分为屈曲性半脱位和伸展性半脱位。

1. 骶髂关节屈曲性半脱位　患侧髂后上棘下移、凸起，下肢假性缩短。
2. 骶髂关节伸展性半脱位　患侧髂后上棘上移、凹陷，下肢假性延长。

（二）骶髂关节韧带扭伤

骤然起病，发病前有外伤史，疼痛史等，体位改变时疼痛加剧，腰骶部无叩击痛；患侧"4"字试验、床边试验、骨盆挤压试验阳性，但两侧骨盆的骨性结构对称，第二骶中棘、髂嵴等骶髂关节韧带附着处压痛。

（三）骶髂关节劳损

慢性或隐匿起病，患者自觉下腰部、臀部陷痛乏力而下肢远端症状不明显，表现为酸软、麻胀、怕冷等感觉；部分患者表现为骶尾部顽固性疼痛和触痛，骶髂关节抽屉试验阳性；骨盆X线平片呈所谓的"致密性髂骨炎"征象。

三、中医分型

1. 骨错筋结，气滞血瘀　有外伤史，疼痛剧烈，坐卧不宁，运动障碍，伤处拒按，局部肿胀，舌质暗或有瘀点，脉弦紧。
2. 肝肾亏虚，筋弛骨错，腰膝酸软　下肢怕冷乏力，不耐久行、久坐，痛处喜按，疼痛在劳累后加重，小便关门不固，次数频多。舌质淡，脉沉细。

四、治疗方案

正骨复位，恢复骨盆承载功能，整复手法为主。

1. 骶髂关节屈曲性半脱位　以改良斜扳法（髂后上棘）或短杠杆微调手法（骶骨下端、髂后上棘）整复为宜。
2. 骶髂关节伸展性半脱位　以改良斜扳法（坐骨结节）或短杠杆微调手法（骶骨上端、坐骨结节）整复为宜。

整复成功的标志是疼痛显著缓解，骨盆骨性结构恢复对称性。腰部活动恢复正常，临床体征消失，患肢承重功能恢复。

3. 骶髂关节韧带扭伤　以改良斜扳法（髂后上棘）及骶髂关节拔伸法伸展扭伤的骶髂韧带和髂腰韧带，再以擦法在损伤韧带局部操作，透热为度。手法治疗有效的标志是腰骶部压痛消失，腰骶运动痛缓解。

4. 骶髂关节劳损　以短杠杆微调手法（骶骨下端、髂后上棘）和以短杠杆微调手法（骶骨上端、坐骨结节）整复骶髂关节，再以骶髂关节拔伸法使关节合缝，再以擦法在关节局部操作，透热为度。手法治疗有效的标志是腰骶部压痛消失，腰骶运动痛缓解，患肢承重功能恢复。

5. 骨错筋结，气滞血瘀证　推拿治疗后宜以活血化瘀、消肿止痛的药膏如正骨油之类外涂擦，促进痊愈。

6. 肝肾亏虚，筋弛骨错证　在手法治疗的同时可配合导引锻炼，以外强筋骨，内实肝肾。

7. 其他疗法

（1）针灸：取穴：阿是穴、肾俞、大肠俞、次髎、下焦俞、环跳、殷门、委中等穴。

（2）中药湿热敷：适用于骶髂关节韧带扭伤和骶髂关节劳损患者。

（3）导引：屈膝屈髋蹬腿功、蛇行功，适用于骶髂关节劳损患者。

五、并发症

1. 腰椎退变　骶髂关节劳损患者因脊柱动静力平衡失调，常合并严重腰椎退变，如腰椎间盘突出症、腰椎滑脱等病，应在治疗骶髂关节疾病的同时积极治疗腰椎疾病。

2. 尿道综合征　中老年女性骶髂关节劳损患者常因影响盆腔副交感神经而并发尿道综合征，可在治疗骶髂关节问题的同时采用振下腹部、擦八髎等操作来解除副交感神经的受干扰状态，恢复正常排尿功能。

3. 骶髂关节骨关节炎　骶髂关节劳损患者可因长期关节力学失衡，局部关节软骨过高集中载荷而引起滑膜炎或骨关节炎，即使骶髂关节面恢复正常空间关节，仍会在下肢负重时出现疼痛。可在手法治疗的同时配合局部中药热敷、理疗等方法；对于滑膜炎症者，则可采用骶髂关节封闭术。

六、注意事项

1. 骶髂关节手法整复后数日应避免持续步行，尤其是上下楼梯，以免加重骶髂关节负荷而造成再次移位。

2. 骶髂关节周围韧带和肌肉十分发达，整复阻力很大，手法切忌粗暴，以免引起医源性损伤，手法整复困难者应及时转诊或请上级医师处理。

七、疗效评定

1. 治愈　临床症状、体征消失，腰部及下肢活动无障碍。

2. 好转　临床症状改善，体征减轻，腰部及下肢活动无障碍。

3. 无效　临床症状、体征减轻或无变化，腰部及下肢活动仍然存在障碍。

第五节　骨盆骨折

骨盆骨折是一种严重外伤，多由直接暴力骨盆挤压所致。多见于交通事故和塌方，战时则为火器伤。骨盆骨折创伤在半数以上伴有并发症或多发伤，最严重的是创伤性失血性休克及盆腔脏器合并伤，救治不当有很高的死亡率。骨盆骨折是一种常见骨折，其发病率较高。骨盆骨折占全部骨骼损伤的近3%。成年人骨盆骨折致伤原因主要包括：机动车碰撞占57%，行人被车辆撞伤占18%，摩托车碰撞占9%，高处坠落伤占9%，挤压伤占5%。青少年患者骨盆骨折发生率较低，为0.5%～7%，其最多见的原因是机动车辆事故、行人被车辆撞伤以及高处坠落伤。随着社会发展，交通事故和工伤等意外伤害的增加，高能量损伤致骨盆骨折发生率显著增高，其中不稳定骨盆骨折占7%～20%，严重威胁患者生命。骨盆骨折患者死亡率在5%～30%之间。Mucha报道血流动力学稳定患者死亡率为3.4%，而血流动力学不稳患者死亡率为42%。Yasumura等报道，伴有血流动力学不稳定的骨盆骨折患者死亡率在8.8%～35.5%之间，其主要原因是出血和并发症；Hcctvcld报道伴有血流动力学不稳定的闭合骨盆骨折患者死亡率近27%，而开放骨折患者死亡率近55%。国内报道近年来其死亡率呈上升趋势：王亦璁等于2001年报道其死亡率高达5%～20%，尤其是不稳定骨盆骨折合并休克患者死亡率更高；赵定麟等于2004年报告骨盆骨折死亡率高达10%～30%。骨盆骨折的治疗尤其是伴有血流动力学不稳定的骨盆骨折患者急诊救治一直是骨科医师关注的重点与难点。

一、诊断失误

（一）漏诊骶髂关节脱位或分离

1. 原因分析　病人有髋部、四肢等合并损伤，疼痛主要部位不在骶髂关节；摄片体位不正，X线片存在伪影或质量不高；医生阅片不仔细；双侧骶髂关节同时脱位，因为双侧对称而漏诊。

2. 预防措施　医生仔细询问病史，全面查体；摆正摄片体位，提高X线片质量，必要时作CT扫描；医生仔细阅片，熟悉正常的骨盆片的表现，防止双侧骶髂关节损伤漏诊。

（二）不稳定性骨盆骨折误诊为稳定性骨盆骨折

1. 原因分析　查体不细致；摄片体位不正，X线片存在伪影或质量不高致X线片未能显示骨盆后壁的损伤；阅片不仔细。

2. 预防措施　医生仔细询问病史，全面查体，骨盆后面的压痛和叩击痛等提示骨盆后壁的损伤；摆正摄片体位，提高X线片质量，必要时作CT扫描；医生仔细阅片，防止骨盆后壁损伤漏诊而影响治疗方案和预后。

二、治疗失误

（一）抢救措施不得力

1. 原因分析　抢救步骤杂乱无章，输血、输液速度太慢，未迅速处理并发伤，骨折未及时复位固定。

2. 防治措施

（1）骨盆骨折合并大出血是一种严重创伤，抢救若手忙脚乱，抢救步骤杂乱无章，可能丧失抢救有效时机而死亡。为使抢救工作有条不紊，按照McMur·Ray所提出A–F方案来抢救骨盆骨折危重病人，容易抓住"救命第一"这个中心主题依次开展有序高效的全面抢救工作：①呼吸道的处理；②输血输液补充血容量；③中枢神经系统损伤的处理；④消化系统损伤的处理；⑤泌尿系统损伤的处理；⑥骨折的处理。

（2）骨盆骨折合并大出血是出血性休克的根本原因，也是骨盆骨折高死亡率的主要原因。为提高输血、输液速度，应至少建立两条静脉通道。大量输血、输液时应密切观察尿量及尿比重的变化，有条件应测量中心静脉压，以作为输液量的依据。

（3）骨盆骨折病情稳定或经抢救后病情趋向稳定时，对并发伤如膀胱尿道损伤、直肠损伤、神经损伤及女性的阴道损伤等，应抓紧时间处理。

（4）骨折及时复位固定可减少损伤和出血、避免内脏器官或血管神经等的进一步损伤。

（二）探查腹膜后血肿导致休克甚至死亡

1. 原因分析　为了制止出血，盲目打开后腹膜，企图找到活动性出血点，结扎髂内动脉，但往往出血更为严重，手术台上可发生严重休克甚至危及生命。因为往往为多个血管出血和渗血，打开腹膜后压力减小，出血渗血更严重。在血肿中很难找到髂内动脉和出血点，而只能用纱布填塞，终止手术。

2. 防治措施　腹膜后血肿出血无须手术探查止血，可经DSA寻找出血点并予以栓塞止血，或经非手术治疗，待血肿内压增高自行压迫止血。

（三）应用骨盆兜带悬吊牵引后骨折移位加重

1. 原因分析　"翻书样"损伤应用骨盆兜带悬吊牵引时，应用不当，骨盆兜只起到悬吊作用，而没有起到兜（侧方挤压）的作用，反而引起骨折移位加重。适应证选择不当，"闭书样"损伤应用骨盆兜带悬吊牵引。

2. 防治措施　"翻书样"损伤应用骨盆兜带悬吊牵引时，应注意骨盆兜重要的是侧方挤压的作用，其次是悬吊作用。正确选择适应证，"闭书样"损伤禁忌应用骨盆兜带悬吊牵引。

（四）复位失败、畸形愈合或不愈合

1. 原因分析

（1）初始牵引重量小，牵引时间不足；骨盆束带悬吊时臀部未离开床；摄片不及时；过分依赖保守治疗，没有及时手术。

（2）手术时因骨盆环移位较重，复位不良和缺乏有效固定，术后继续发生旋转、移位；内固定松动或断裂，使骨折移位。如果不及时补救将畸形愈合或不愈合。

2. 防治措施

（1）初始牵引重量要足，及时摄片调整牵引重量；待骨折脱位稳定后，再撤除牵引；骨盆束带悬吊时臀部必须离开床面；全身情况稳定后，如果需要手术，即应马上手术治疗，以免延误。

（2）手术中争取解剖复位并进行有效、可靠的固定。如果手术后发现内固定松动或断裂，骨折移位将影响功能者，可考虑再次手术复位固定。

（五）骶髂关节脱位复位后再脱位

1. 原因分析 骶髂关节的稳定完全依赖周围的韧带等软组织，骶髂关节脱位后韧带组织完全损伤，脱位复位后要等韧带组织修复后才能稳定。如果保守治疗时，太早减轻牵引重量或去除牵引，负重太早；手术治疗时，太早负重均可引起再脱位。

2. 防治措施 骶髂关节脱位牵引时间必须超过8周，减轻牵引重量必须6周后，12周后可扶拐下地逐步负重活动；手术复位固定6周后，可扶拐下地不负重活动，8~12周后可扶拐下地逐步负重活动。如果发生再脱位，仍需手术或牵引治疗。

（六）手术中损伤血管、神经等重要组织

1. 原因分析 透视技术不佳、对骨盆三维解剖的认识不足、手术操作不熟练、手术方法选择不当等可能损伤骶神经、股神经、坐骨神经，损伤髂总、髂内、髂外动静脉或股动静脉、臀上动脉、闭孔动脉等重要神经血管。

2. 防治措施 需要很好的透视技术和对骨盆三维解剖的充分认识，熟练、仔细手术操作，防止随意钳夹、电切、电凝组织。

透视下经皮将螺丝钉由髂骨后面拧入骶骨体用于治疗骶骨骨折和骶髂关节脱位的方法，但这一操作有可能损伤L5神经根、骶骨体前方的髂血管以及被骨性结构包绕的骶髂神经根。由于经骶孔的骨折（Denis2型），发生神经损伤者占40%，一些学者建议对这类骨折行开放复位内固定，同时对受累神经孔减压。对于不伴后方骨折的骶髂关节脱位，建议行前路腹膜后切开复位钢板固定和后方切开复位螺丝钉固定，这种方法在经皮技术之前即已被提出。Toumel等提出在行骶髂关节的后方固定时，应将一手指通过坐骨大切迹来触摸钻头，以保护神经血管结构。Impson等报道用经腹膜后的前入路在骶髂关节前方放置钢板，因从该入路可直接观察到关节，效果很好。应用这一入路进入骶髂关节时，须仔细保护臀上动脉和L5神经根。

三、分类

（一）依据骨盆骨折后的形态分类

可分为压缩型（compressiontype）、分离型（separationtype）和中间型（neutraltype）。

1. 压缩型　骨盆侧方受到撞击致伤，例如：机动车辆撞击骨盆侧方，或人体被摔倒侧位着地，夜间地震侧卧位被砸伤等骨盆受到侧方砸击力。先使其前环薄弱处耻骨上下支发生骨折，应力继续使髂骨翼向内压（或内翻），在后环骶髂关节或其邻近发生骨折或脱位。侧方的应力使骨盆向对侧挤压并变形。耻骨联合常向对侧移位，髂骨翼向内翻，伤侧骨盆向内压、内翻使骨盆环发生向对侧的扭转变形。

2. 分离型　系骨盆受到前后方向的砸击或两髋分开的暴力，例如摔倒在地；俯卧位骶部被砸压；或地震俯卧位时骶后被建筑物砸压。两髂前部着地，两侧髂骨组成的骨盆环前宽后窄，反冲力使着地重的一侧髂骨翼向外翻，先使前环耻坐骨支骨折或耻骨联合分离，应力继续使髂骨更向外翻，骶髂关节或其邻近发生损伤，骨盆环的变形使伤侧髂骨翼向外翻或扭转，使之与对侧半骨盆分开，故称分离型或开书型，由于髂骨外翻使髋关节处于外旋位。

3. 中间型　骨盆前后环发生骨折或脱位但骨盆无扭转变形。

（二）依据骨盆环稳定性分类

前环骨折如耻骨支骨折，髂前上棘撕脱骨折等均不破坏骨盆的稳定性，后环骶髂关节及其两侧的骨折脱位和耻骨联合分离，都破坏了骨盆的稳定性，为不稳定骨折。

（三）依据骨折部位分类

除前述稳定骨折的部位外，不稳定骨折的骨折部位和变形如下。

1. 骶髂关节脱位（fracture dislocation of sacroiliacjoint）　骶髂关节的上半部为韧带关节，无软骨关节面，在骶骨与髂骨之间有许多凸起与凹陷互相嵌插借纤维组织相连，颇为坚固。骶髂关节的下半部有耳状软骨面小量滑膜及前后关节囊韧带，是真正的关节，比较薄弱常见的骶髂关节脱位又分为3种。

（1）经耳状关节与韧带关节脱位。

（2）经耳状关节与骶1、2侧块骨折发生脱位。

（3）经耳状关节与髂骨翼后部斜骨折发生脱位。

前者脱位的骨折线与身体长轴平行，脱位的半侧骨盆受腰肌及腹肌牵拉向上移位很不稳定，不易保持复位，后者髂骨翼后部斜骨折线对脱位半侧骨盆向上移位有一定阻力。

2. 骶髂关节韧带损伤（ligament iniury of sacroiliacjoint）　施加于骨盆的暴力使骨盆

前环发生骨折，使骶髂关节椎的前侧韧带或后侧韧带损伤。该关节间隙张开但由于一侧韧带尚存而未发生脱位，骨盆的旋转稳定性部分破坏发生变形。

3. 髂骨翼后部直线骨折（straight fracture of posterior wingilium） 骨盆后环中骶髂关节保持完整，在该关节外侧髂骨翼后部发生与骶髂关节平行的直线骨折，骨折线外侧的半个骨盆受腰肌、腹肌牵拉向上移位。

4. 骶孔直线骨折（straight fracture through the sacralholes） 骶髂关节完整在其内侧4个骶骨前后孔发生纵骨折，各骨折线连起来，使上4个骶骨侧翼与骶骨管分离该侧半骨盆连骶骨侧翼被牵拉向上移位，由于骶1侧翼上方为第5腰椎横突，该侧骶骨翼上移的应力，可撞击第5腰椎横突发生骨折。此类型损伤，骨折线与身体纵轴平行，靠近体中线向上牵拉的肌力强大，故很不稳定，该侧骨盆上移位较多可达5cm以上。复位时需要强大的牵引力。

以上4类不稳定性骨盆骨折的后环损伤部位都在骶髂关节或其邻近，其损伤机制及骨盆变形有共同的规律。

在骶髂关节脱位髂骨翼后部直线骨折及骶孔直线骨折中均可见到压缩型、分离型与中间型。在骶髂关节后侧韧带损伤，前环耻、坐骨支骨折骨盆向对侧扭转变形；其分离型，骶髂关节前面韧带损伤、前环耻坐骨支骨折、伤侧髂骨翼外翻，骨盆向伤侧扭转变形无中间型。

5. 骶骨骨折 多为直接打击所致骶骨发生裂隙骨折，未发生变位者不影响骨盆的稳定性。由挤压砸击所致的骶骨骨折严重者亦发生变位及前环骨折，就成为不稳定性骨盆骨折。由于骶骨管中有马尾神经存在，移位骨折可致马尾损伤。Denis等将骶骨骨折分为3区：Ⅰ区为骶骨翼骨折，腰5神经根从其前方经过，可受到骨折的损伤；Ⅱ区为骶管孔区骶1~3孔区骨折可损伤坐骨神经，但一般无膀胱功能障碍；Ⅲ区为骶管区，骶管骨折移位可损伤马尾，其表现为骶区、肛门、会阴区麻木及括约肌功能障碍。

（四）Tile分类

Tile总结了各种骨盆骨折的分类后提出的系统分类。

A型（稳定型）：骨盆环骨折，移位不大未破坏骨盆环的稳定性，如耻骨支坐骨支骨折、髂前上棘撕脱骨折、髂翼骨折等。

B型（旋转不稳定型）：骨盆的旋转稳定性遭受破坏，但垂直方向并无移位，仅发生了旋转不稳定。根据损伤机制不同，分为B1开放型即前述分离型骨折：B1①骨盆裂开<2.5cm，B1②骨盆裂开>2.5 cm；B2骨盆侧方压缩骨折即压缩型，受伤的同侧发生骨折；B3骨盆受侧方压缩使对侧发生骨折，同前述压缩型骨折。

C型：旋转与垂直不稳定，骨盆骨折即发生旋转移位，又发生垂直移位.C1单侧骶髂关节脱位；C2双侧骶髂关节脱位、骶髂关节脱位并有髋臼骨折。

四、表现

1. 骨盆环骨折　骨折线贯穿骨盆环状结构，使骨盆环中断。骨折常见的有单侧耻骨支骨折、耻骨联合分离、单侧髂骨骨折、髋臼骨折和单侧骶髂关节半脱位伴有小片骨折。多发骨折常见有两侧耻骨支骨折、耻骨支骨折伴耻骨联合分离、耻骨伴髂骨骨折和耻骨骨折伴骶髂关节脱位。

2. 骨盆边缘骨折　常见的有髂骨翼骨折、耻骨单支部分骨折、髋臼边缘骨折和骶尾骨骨折等，骨折线形可呈横形或斜形，移位可不甚明显。

3. 骨盆撕脱骨折　骨折的部位常位于强大肌肉附着的地方，如髂前上棘、髂前下棘和坐骨结节等，骨折碎片常较少，并常有移位。

五、并发症

（一）腹膜后血肿

骨盆各骨主要为松质骨，盆壁肌肉多，邻近又有许多动脉丛和静脉丛，血液供应丰富，盆腔与后腹膜的间隙又系疏松结缔组织构成，有巨大空隙可容纳出血，因此骨折后可引起广泛出血。巨大腹膜后血肿可蔓延到肾区、膈下或肠系膜。病人常有休克，并可有腹痛、腹胀、肠鸣减弱及腹肌紧张等腹膜刺激的症状。为了与腹腔内出血鉴别，可进行腹腔诊断性穿刺，但穿刺不宜过深，以免进入腹膜后血肿内，误认为是腹腔内出血。故必需严密细致观察，反复检查。

（二）尿道或膀胱损伤

对骨盆骨折的病人应经常考虑下尿路损伤的可能性，尿道损伤远较膀胱损伤为多见。患者可出现排尿困难、尿道口溢血现象。双侧耻骨支骨折及耻骨联合分离时，尿道损伤的发生率较高。

（三）直肠损伤

除非骨盆骨折伴有会阴部开放性损伤时，直肠损伤并不是常见的并发症，直肠破裂如发生在腹膜反折以上，可引起弥漫性腹膜炎；若发生在反折以下，则可发生直肠周围感染，常为厌氧菌感染。

（四）神经损伤

多在骶骨骨折时发生，组成腰骶神经干的骶1及骶2最易受损伤，可出现臀肌、腘绳肌和小腿腓肠肌群的肌力减弱，小腿后方及足外侧部分感觉丧失。骶神经损伤严重时可出现跟腱反射消失，但很少出现括约肌功能障碍，预后与神经损伤程度有关，轻度损伤预后好，一般一年内可望恢复。

骨盆骨折多为直接暴力撞击、挤压骨盆或从高处坠落、冲撞所致或运动时突然用力过猛，起于骨盆的肌肉突然猛烈收缩，亦可造成其起点处的骨盆撕脱骨折。低能量损伤所致的骨折大多不破坏骨盆环的稳定，治疗上相对容易；但是，中、高能量损伤，特别是机动车交通伤多不仅限于骨盆，在骨盆环受到破坏的同时常合并广泛的软组织伤、盆内脏器伤或其他骨骼及内脏伤，因此，骨盆骨折常为多发伤中的一个损伤。多发伤中有骨盆骨折者为20%，机动车创伤中有骨盆骨折者为25%～84.5%。骨盆骨折是机动车事故死亡的三大原因之一，仅次于颅脑损伤和胸部损伤。损伤后的早期死亡主要是由于大量出血、休克、多器官功能衰竭与感染等所致在严重的骨盆创伤的救治中防止危及生命的出血和及时诊断治疗合并伤，是降低死亡率的关键。

六、临床表现

（一）局部表现

受伤部位疼痛、翻身及下肢活动困难。检查可见耻骨联合处肿胀、压痛，耻骨联合增宽髂前上棘因骨折移位而左右不对称髋关节活动受限骨盆挤压、分离试验阳性，即两手置双侧髂前上棘处用力向两侧分离，或向中间挤压，引起剧痛；亦可于侧卧位挤压有腹膜后出血者，腹痛、腹胀、肠鸣音减弱或消失。膀胱或尿道损伤，可出现尿痛、血尿或排尿困难；直肠损伤时肛门出血，肛门指诊有血迹。神经损伤时下肢相应部位神经麻痹。

（二）全身情况

出血多时即表现神志淡漠、皮肤苍白、四肢厥冷、尿少脉快、血压下降等失血性休克征象，多为伴有血管损伤内出血所致。疼痛广泛，活动下肢或坐位时加重。局部肿胀，在会阴部、耻骨联合处可见皮下瘀斑，压痛明显。从两侧髂嵴部位向内挤压或向外分离。

骨盆骨折多系高能量外力所致，常并发低血容量性休克和脏器损伤。临床检查首先要对患者全身情况作出判断，尤其要注意有无威胁生命的出血及呼吸和神智状态；其次要确定骨盆有无骨折和骨盆环是否稳定，同时必须明确有无合并伤。

七、临床特点

一般认为，根据病史、体格检查和骨盆正位X线片即可明确有无骨盆骨折。询问外伤史时应了解外力的性质、方向及外力大小，以便于估计伤势轻重，判断骨折部位与骨折类型。骨盆环连续性未受损害的骨盆边缘骨折的主要表现是局部疼痛与压痛，骨盆挤压与分离试验阴性；而骨盆环单处骨折者的挤压与分离试验为阳性。骨盆环前后联合骨折或骨折脱位时则骨盆不稳定，并多有骨盆变形、疼痛也广泛在急诊室，初步诊断骨盆骨折的依据是：骨盆部有受暴力冲击或挤压的外伤史；有较广泛的局部疼痛或肿胀，活动下肢时骨盆部疼痛加重，局部压痛显著，骨盆挤压与分离试验阳性。不稳定型的骨盆骨折患者有下列表现。

1. 下肢不等长或有明显的旋转畸形。

2. 两侧脐–髂前上棘间距不等。

3. 耻骨联合间隙显著变宽或变形。

4. 伤侧髂后上棘较健侧明显向后凸起。

5. 骨盆有明显可见的变形。

对疑有骨盆骨折而血流动力学不稳定的患者，检查要轻柔，询问外伤史和视诊是最基本的。骨盆分离挤压及伸屈髋关节检查应尽量避免，以免加重出血和疼痛。

八、辅助检查

1. 骨盆后前位X线片　X线平片检查一般可明确骨折部位、骨折类型及其移位情况，亦常能提示可能发生并发症。全骨盆后前位X线片可显示骨盆全貌，对疑有骨盆骨折者应常规拍摄全骨盆后前位X线片，以防漏诊；对骨盆后前位X线片上显示有骨盆环骨折者，为明确了解骨折移位情况，还应再摄骨盆入口位和出口位片。

2. 骨盆入口位片　患者仰卧，X射线从颅侧投向尾侧，与片盒成60°倾斜摄片本位片，可显示耻骨段骨折移位；骨盆向内、向外旋转和向内移位的程度；骶髂关节向后移位及骶骨骨折是否侵犯椎管；同样可显示坐骨棘突撕脱骨折。

3. 骨盆出口位片　X线是从尾侧投向颅侧，与片盒成45°角。本片可显示桶柄型损伤与耻骨体骨折，对确定半骨盆有无向上旋转移位是很有用的，在本片上同样可显示骶骨或髂骨骨折移位情况。

4. CT检查　对骨盆骨折虽不属常规，但它可在多个平面上清晰显示骶髂关节及其周围骨折或髋臼骨折的移位情况，因此凡涉及后环和髋臼的骨折应行CT检查。骨盆三维重建CT或螺旋CT检查更能从整体显示骨盆损伤后的全貌，对指导骨折治疗颇有助益，但应铭记对血流动力学不稳定和多发伤患者，后前位全骨盆X线片是最基本和最重要的放射学检查。不要在拍摄特殊X线片上花费时间，更为重要的是尽快复苏。

九、并发症治疗

（一）休克的防治

患者因腹膜后大量出血，常合并休克。应严密观察进行输血、输液，骨盆骨折的输血可多达数千毫升，若经积极抢救大量输血后，血压仍继续下降，未能纠正休克，可考虑结扎一侧或两侧髂内动脉，或经导管行髂内动脉栓塞术。

（二）膀胱破裂

可进行修补，同时作耻骨上膀胱造瘘术。对尿道断裂，宜先放置导尿管，防止尿外渗及感染，并留置导尿管直至尿道愈合。若导尿管插入有困难时，可进行耻骨上膀胱造瘘及尿道会师术。

（三）直肠损伤

应进行剖腹探查，做结肠造口术，使粪便暂时改道，缝合直肠裂口，直肠内放置肛管排气。

（四）骨盆骨折的处理

1. 对骨盆边缘性骨折。只需卧床休息。髂前上棘骨折病人置于屈髋位；坐骨结节骨折置于伸髋位。卧床休息3～4周即可。

2. 对骨盆单环骨折有分离时，可用骨盆兜带悬吊牵引固定。骨盆兜带用厚帆布制成，其宽度上抵髂骨翼，下达股骨大转子，悬吊重量以将臀部抬离床面为宜。5～6周后换用石膏短裤固定。

3. 对骨盆双环骨折有纵向错位时，可在麻醉下行手法复位。复位方法是病人仰卧时，两下肢分别由助手把持作牵引，用宽布带衬厚棉垫绕过会阴部向头侧作对抗牵引，术者先将患侧髂骨向外轻轻推开，助手在牵引下将患侧下肢外展，术者用双手将髂骨嵴向远侧推压，矫正向上移位，此时可听到骨折复位的"喀嚓"声，病人改变健侧卧位，术者用手掌挤压髂骨翼，使骨折面互相嵌插。最后病人骶部和髂嵴部垫薄棉垫，用宽15～20cm胶布条环绕骨盆予以固定。同时患肢作持续骨牵引。3周后去骨牵引，6～8周后去除固定的胶布。固定期间行股四头肌收缩和关节活动的锻炼。3个月后可负重行走。

4. 对有移位的骶骨或尾骨骨折脱位，可在局麻下，用手指经肛门内将骨折向后推挤复位。陈旧性尾骨骨折疼痛严重者，可在局部做泼尼松龙封闭。

5. 髋关节中心性脱位，除患肢作骨牵引外，于大粗隆处宜再作一侧方牵引，予以复位。

6. 对累及髋臼的错位性骨折，手法不能整复时，应予以开放复位内固定，恢复髋臼的解剖关节面。

十、急救护理

（一）急救护理措施

1. 迅速建立两条静脉通路，加压输血、输液，必要时静脉切开，确保有效的静脉通路。

2. 迅速止血、止痛是抢救的关键。多数骨盆骨折的病人是失血性休克，因此，必须有效的止血，及时进行骨折复位固定，可以减少骨折端的活动，防止血管的进一步损伤，同时可以减轻疼痛，为下一步治疗提供条件。

3. 密切观察生命体征及时改善缺氧　每15分钟观测体温、脉搏、呼吸、血压1次，留置导尿管，详细记录，及时汇报给医生，为抢救提供有力的依据。骨盆骨折休克的病人均有不同程度的低氧血症，因此，应给予低流量吸氧，以改善机体缺氧状态，提高抢救成功率。

（二）合并尿道损伤的护理

1. 妥善固定导尿管，防止脱落。导尿管及尿袋应置于低体位，引流管及尿袋每日更换1次，防止感染，尿管每周更换1次。

2. 保持引流通畅，每日进行膀胱冲洗1次，根据病情选择不同的冲洗液，防止血块及分泌物堵塞尿管。

3. 鼓励病人多饮水，以利排尿。

4. 每日用新洁尔灭棉球清洗尿道外口2次，用温水擦洗会阴部，防止感染。

（三）后腹膜血肿及内脏损伤的护理

在密切观察生命体征的同时，还必须观察腹部情况，注意腹肌紧张度，腹部有无压痛、反跳痛、腹胀、肠鸣音减弱等，随时和医生联系。后腹膜血肿常与休克同时发生，所以，在抢救时除抗休克外，同时要迅速查出出血原因进行对症处理及术前准备。在病情稳定后又出现腹胀、腹痛等症状，多为血肿刺激引起肠麻痹或神经紊乱所致，可通过禁食、肛管排气、胃肠减压来缓解症状。

（四）骨盆吊带及下肢牵引的护理

骨盆牵引必须持续3周以上，由于病人长期卧床，活动受限，所以要防止并发症发生。病人床铺要保持平整、干燥、无碎屑，保护骨隆突处，定时按摩受压部位，合理使用气垫，防止褥疮的发生。吊带的宽度要适宜，牵引时必须双侧同时牵引，防止骨盆倾斜，肢体内收畸形。指导病人进行功能练习，逐渐恢复肢体的功能，早日康复。

（五）心理护理

骨盆骨折的病人都是在毫无思想准备的情况下意外受伤，起病急，同时病人又各有自己的特殊情况。所以，病人都存在着各种各样复杂的心理状态和不同程度的恐惧感，迫切想了解病情，担心自己会致残。护理人员应配合医生，针对病人的具体思想动态，做好细致的思想工作，使病人了解病程的发展规律，解除思想负担，取得病人对我们医护人员的信任，使病人对我们无话不谈，有心理依赖，有安全感和战胜疾病的信心，使病人从思想上建立重新生活的信心。

通过临床护理实践，我们发现积极、主动、细致的护理是治疗的基础；合理科学的护理，大大提高了治疗的效率和质量，使病人早日恢复健康。

（六）腹膜后血肿

骨盆各骨主要为松质骨，盆壁肌肉多，邻近又有许多动脉丛和静脉丛，血液供应丰富，盆腔与后腹膜的间隙又系疏松结缔组织构成，有巨大空隙可容纳出血，因此骨折后可引起广泛出血。巨大腹膜后血肿可蔓延到肾区、膈下或肠系膜。病人常有休克，并可有腹痛、腹胀、肠鸣减弱及腹肌紧张等腹膜刺激的症状。为了与腹腔内出血鉴别，可进行腹腔诊断性穿刺，但穿刺不宜过深，以免进入腹膜后血肿内，误认为是腹腔内出血。故必需严密细致观察，反复检查。

（七）尿道或膀胱损伤

对骨盆骨折的病人应经常考虑下尿路损伤的可能性，尿道损伤远较膀胱损伤为多见。患者可出现排尿困难、尿道口溢血现象。双侧耻骨支骨折及耻骨联合分离时，尿道膜部损伤的发生率较高。

（八）直肠损伤

除非骨盆骨折伴有阴部开放性损伤时，直肠损伤并不是常见的并发症，若直肠破裂发生在腹膜反折以上，可引起弥漫性腹膜炎；若发生在反折以下，则可发生直肠周围感染，常为厌氧菌感染。

（九）神经损伤

多在骶骨骨折时发生，组成腰骶神经干的骶1及骶2最易受损伤，可出现臀肌、腘绳肌和小腿腓肠肌群的肌力减弱，小腿后方及足外侧部分感觉丧失。骶神经损伤严重时可出现跟腱反射消失，但很少出现括约肌功能障碍，预后与神经损伤程度有关，轻度损伤预后好，一般一年内可望恢复。

十一、功能锻炼

在术后的功能锻炼对病人较为重要，应向病人及其家属介绍功能锻炼的意义与方法，功能锻炼方式依骨折程度而异。

（一）不影响骨盆环完整的骨折

1. 单纯一处骨折无合并伤又不需复位者，卧床休息，仰卧与侧卧交替（健侧在下），早期在床上做上肢伸展运动，下肢肌肉收缩以及足踝活动。

2. 伤后1周后半卧及坐位练习，并作髋关节膝关节的伸屈运动。

3. 伤后2～3周若全身情况尚好，可下床站立并缓慢行走逐渐加大活动量。

4. 伤后3～4周不限制活动练习正常行走及下蹲。

（二）影响骨盆环完整的骨折

1. 伤后无并发症者卧硬板床休息并进行上肢活动。

2. 伤后第2周开始半坐位进行下肢肌肉收缩锻炼，如股四头肌收缩、踝关节背伸和跖屈足趾伸屈等活动。

3. 伤后第3周在床上进行髋膝关节的活动，先被动后主动。

4. 伤后第6～8周（即骨折临床愈合）拆除牵引固定扶拐行走。

5. 伤后第1～2周逐渐锻炼并弃拐负重步行。

第五章　胸腰椎退行性疾病

第一节　胸椎管狭窄症

胸椎管狭窄症是发育性因素或由椎间盘退变突出、椎体后缘骨赘及小关节增生、韧带骨化等因素导致的胸椎管或神经根管狭窄，引起相应的脊髓、神经根受压的症状和体征。导致胸椎管狭窄症的原因，80%以上与胸椎黄韧带骨化（ossification of ligamenta flava，OLF）有关，其次为胸椎间盘突出、后纵韧带骨化（ossification of the posterior longitudinal ligament，OPLL）等。

一、流行病学

胸椎管狭窄症并不少见，虽然只有很少一部分患者产生脊髓压迫的临床症状，但是由于其能够严重影响人们正常生活与工作，致瘫率高，因而临床诊断困难，手术治疗风险大，因而必须予以高度重视。

二、临床表现

各种原因导致的胸椎管狭窄症都表现为胸脊髓或神经根受累的相应症状和体征，相互间并无显著区别。有文献报道，疼痛是胸椎间盘突出症最常见的症状和体征。胸椎OLF和OPLL是因韧带逐渐肥厚、骨化而引起的慢性脊髓压迫性疾病，疼痛症状不突出。大多数胸椎管狭窄症患者年龄在40岁以上；隐匿起病，逐渐加重；早期仅感觉行走一段距离后，下肢无力、发僵、发沉、不灵活等，休息片刻又可继续行走，称之为脊髓源性间歇性跛行，这与腰椎管狭窄症中常见的以疼痛、麻木为主要特征的神经源性间歇性跛行显著不同。随病情进展，出现踩棉花感、行走困难、躯干及下肢麻木与束带感、大小便困难、尿潴留或失禁、性功能障碍等。

查体可见以脊髓上运动神经源性损害为主的表现，即躯干、下肢感觉障碍，下肢肌力减弱，肌张力升高，膝、跟腱反射亢进，病理征阳性等。

但当病变位于胸腰段时，则可能表现为以下运动神经源性损害为主的征相，即广泛下肢肌肉萎缩，肌张力下降，膝、跟腱反射减弱或消失，病理征不能引出；或同时存在有脊髓上、下运动神经源性损害的特征，如既有肌张力下降，又有病理征阳性等。

三、检查

（一）胸椎X线平片

虽然X线平片仅能发现不到50%的OLF或OPLL病变，但它仍能提供许多重要信息，如发现有椎体楔形改变或Scheuermann病，则有可能有椎间盘突出；发现有DISH、强直性脊柱炎、氟骨症，则可能有OLF；如发现有下颈椎连续性OPLL，则可能有胸椎OLF等。

（二）MRI检查

可清楚地显示整个胸椎病变及部位、病因、压迫程度、脊髓损害情况，是确诊胸椎管狭窄症最为有效的辅助检查方法。此外，临床上有10%以上的胸椎管狭窄症的病例是在接受颈椎或腰椎MRI检查时偶然发现了OLF或胸椎椎间盘突出。

（三）脊髓造影检查

脊髓造影检查为有创性检查，且只能间接反映胸椎病变及脊髓的压迫，在不具备MRI设备的医院可以选择该方法。

（四）CT检查

CT检查可清晰地显示骨性椎管及骨化韧带的结构，为手术治疗提供有效信息，多用于病变局部重点检查。

四、诊断标准

第一步：详细询问病史及查体，判定问题是否来自胸脊髓损害，这是所有环节中最为重要的一步。

第二步：首选MRI检查，判定病变的类别、部位、范围、脊髓压迫的程度，必要时加做CT检查。如不具备MRI设备，可行脊髓造影，在有压迫的部位加做CT检查。

第三步：分析临床表现与影像学所见存在明确对应关系，并与主要相关疾病鉴别后即可确定诊断。

五、鉴别诊断

（一）与脊髓型颈椎病的鉴别

颈椎病可以导致四肢麻木、无力，下肢症状常常重于上肢。但是当仅有下肢较明显症状，或下肢症状显著重于上肢时，应该考虑有胸椎管狭窄症的可能。

用JOA评分法，计算上肢占总分的构成比，发现当构成比>36%时，并发胸椎OLF者占72.2%，构成比>40%时，并发胸椎OLF者占81.8%，构成比>43%时，并发胸椎OLF者为100%。该方法有助于鉴别颈椎病是否同时患有胸椎管狭窄症。

此外，约有40%胸椎管狭窄症伴有颈椎病。因此，在确诊胸椎管狭窄症时要除外颈椎疾患。另外，当存在有下颈椎连续性OPLL、DISH病、氟骨症、强直性脊柱炎、Scheuermann病时，也要考虑到有胸椎管狭窄的可能。

（二）与腰椎管狭窄症的鉴别

腰椎管狭窄症引发的马尾神经损害实质为下运动神经源性损害，但绝大多数在$L_{3\sim4}$水平以下，腰腿痛症状突出，有明显神经源性间歇跛行。而胸椎管狭窄位于胸腰段时，下运动神经源性损害更为广泛，常混合存在有部分上运动神经损害的表现，早期表现为脊髓源性间歇跛行，如合并存在明确根性症状和体征，则两病同时存在。

（三）与脊髓血管畸形、肿瘤等的鉴别

由于MRI等影像学技术水平的提高，鉴别已不困难。

第二节　胸椎间盘突出症

在临床上较为少见，仅占所有椎间盘突出症的0.25%～0.75%。近年来，随着对本病认识的不断深入及影像学诊断技术的不断发展，尤其是MRI检查应用的日益广泛，目前本病的诊断率有上升的趋势。

一、病因

（一）脊柱损伤或慢性劳损

本病大多是由于脊柱受损伤或慢性劳损所致。创伤因素包括脊柱的扭转运动或搬重物等，据统计50%的胸椎间盘突出症与创伤关系密切。

（二）胸椎退行性改变

退变是胸椎间盘突出症的发病基础。本病也可发生在较年轻的椎间盘退变不明显的患者，由于明显的创伤致椎间盘破裂、突出而发病。胸椎间盘突出症发病率高可能与该节段活动度大、间盘退变发生早有关。

二、分型

胸椎间盘突出症的分型取决于突出的节段和部位，分型有助于治疗术式的选择和确定。

根据突出的部位可分为：中央型、旁中央型、外侧型和硬膜内型。中央型突出以脊髓损害症状为主，而外侧型突出多表现为根性症状，硬膜内型突出罕见。中央型和旁中央型突出约占70%。突出的节段最常见于T_{11}和T_{12}（占26%）；75%的胸椎间盘突出症发生于$T_{8\sim12}$，即以下胸椎的发生率最高。

三、发病机理

胸椎间盘突出症所至临床症状及体征的产生机理可为血管因素、机械因素或两者兼而有之。胸段脊髓（特别是$T_4 \sim T_9$节段）血供薄弱，代偿功能差，尤其是腹侧受压后易发生损伤，产生症状。

四、临床表现

（一）发病年龄

80%患者的发病年龄在40~60岁，男女性别比例为1.5：1。

（二）症状

1. 疼痛　是最为常见的首发症状，根据突出的类型和节段，疼痛可为腰痛、胸壁痛或一侧、两侧下肢痛。咳嗽、打喷嚏或活动增加均可致使疼痛症状加重，休息后上述症状可减轻。也可发生不典型的根性放射性疼痛，如T_{11}、T_{12}椎间盘突出可产生腹股沟及睾丸疼痛，易与髋部及肾疾患相混淆。中胸段胸椎间盘突出症可表现为胸痛或腹痛。T_1、T_2椎间盘突出可引起颈痛、上肢痛及Horner综合征，也需与颈椎病相鉴别。

2. 感觉障碍　尤其是麻木，也是最常见的首发症状之一。

3. 肌力减退和括约肌功能障碍　也时有发生，据统计，患者就诊时30%患者主诉有排尿功能障碍（其中18%同时伴有二便功能障碍），60%的患者主诉有运动和感觉障碍。

（三）体征

发病早期往往缺乏阳性体征，可仅表现为轻微的感觉障碍。随着病情的发展，一旦出现脊髓压迫症状，则表现为典型的上运动神经元损害表现，如肌力减退、肌张力增高或肌肉痉挛、反射亢进、下肢病理呈阳性、异常步态和感觉障碍。当旁中央型突出较大时可导致脊髓半切综合征（Brown-Sequard综合征）。

五、检查

尽管X线平片可显示椎间盘钙化，但对本病的诊断多无帮助。CTM可准确地显示脊髓压迫的情况，但缺点在于需要多节段地进行横断扫描且为有创性检查。MRI检查的优势在于该检查本身无创，其矢状面和横断面图像可更加精确地进行定位和评估脊髓受压的程度；此外，MRI检查还有助于发现多发的椎间盘突出而无须进行多节段横断扫描，且有助于与其他一些神经源性肿瘤相鉴别。

六、诊断标准

由于本病的临床表现复杂多样且缺乏特异性，故容易发生误诊或漏诊。临床上一旦怀疑本病，若条件许可应进行CTM或MRI检查，结合症状、体征多可得出诊断。

七、鉴别诊断

患者就诊时主诉涉及面较广且缺乏特异性，故应从脊柱源性和非脊柱源性疾患角度进行全面评估。与本病有类似首发症状的其他一些神经性疾患，包括肌萎缩侧索硬化、多发性硬化、横贯性脊髓炎、脊髓肿瘤及动静脉畸形等。易与本病症状相混淆的非脊柱源性疾患包括胆囊炎、动脉瘤、腹膜后肿瘤及其他腹部或胸腔疾患。

第三节　腰椎管狭窄症

腰椎管狭窄症是指因原发或继发因素造成椎管结构异常，椎管腔内变窄，出现以间歇性跛行为主要特征的腰腿痛。

一、临床表现

有明显的腰腿痛症状和间歇性跛行。患者常在步行一二百米时产生腰腿痛，弯腰休息一会或下蹲后症状会立即减轻或消失，若继续再走，不久疼痛又出现。脊柱后伸时症状加重，前屈时症状减轻。少数病例因压迫马尾及神经根而影响大、小便，甚至造成下肢不完全性瘫痪。椎管狭窄患者往往主诉多而体征少。检查脊椎偏斜不明显，腰椎正常，只有后伸痛。直腿抬高试验正常或只有中度牵拉痛。少数患者下肢肌肉萎缩，跟腱反射有时减弱或消失。

二、分类

1. 脊椎退变所致的狭窄　因脊椎受老年改变及劳损的影响，而使椎板增厚，椎体骨赘增生等，使椎管产生容积上的缩小，而致狭窄、小关节肥大以及黄韧带肥厚等。

2. 复合因素所致的狭窄　先天、后天畸形同时存在狭窄，椎间盘突出使椎管容积变小，或椎间盘突出与椎管轻度狭窄的复合原因狭窄。

3. 脊椎滑脱症（退化性）　与骨溶解病所致狭窄有关。

4. 医源性狭窄　有术后的骨质增生与髓核溶解素注射所造成的瘢痕增生粘连等。

5. 损伤性狭窄　如压缩骨折与骨折脱位。

6. 其他　畸形性骨炎（Paget病）有脊椎变形，椎管可缩小；氟中毒也可使增生畸形，造成狭窄。

三、病因

1. 发育性腰椎管狭窄　这种椎管狭窄是由先天性发育异常所致。

2. 退变性腰椎管狭窄　主要是由于脊柱发生退行性病变所引起。

3. 脊柱滑脱性腰椎管狭窄　由于腰椎峡部不连或退变而发生脊椎滑脱时，因上下椎管前后移位，使椎管进一步变窄，同时脊椎滑脱，可促进退行性变，更加重椎管狭窄。

4. 创伤性椎管狭窄　脊柱受创伤时，特别是创伤较重引起脊柱骨折或脱位时常引起椎管狭窄。

5. 医源性椎管狭窄　除因为手术操作失误外，多由于脊柱融合术后引起棘间韧带和黄韧带肥厚或植骨部椎板增厚，尤其是后路椎板减压后再于局部行植骨融合术，其结果使椎管变窄压迫马尾或神经根，引起腰椎管狭窄症。

6. 腰椎部的各种炎症　包括特异性或非特异性炎症，椎管内或管壁上的新生物等均可引起椎管狭窄。各种畸形，如老年性驼背、脊柱侧弯、强直性脊柱炎、氟骨症、Paget病及椎节松动均可引起椎管狭窄症。

四、诊断

（一）应根据临床表现选择适当的辅助检查方法

各种投照方法的X线平片、脊髓造影、CT扫描、CT脊髓造影、核磁共振等，以作出精确的定位、定性及定量诊断。与腰椎间盘突出症的最大区别是：腰椎间盘突出症一般不具备间歇性跛行、主诉与客观检查不符、腰部后伸受限三大症状，腰椎间盘突出症屈颈试验和直腿抬高试验多为阳性，而腰椎管狭窄则为阴性。此外，腰椎管狭窄症在影像学上与腰椎间盘突出症有较明显的区别，即腰椎管狭窄症在CT、磁共振、脊髓造影等检查时均显示椎管矢状径小于正常，而腰椎间盘突出症则无。二者是单独的两种疾病，但同时还有一定联系，可以相伴发生，而且伴发比例相当高，这也是人们易将二者混淆的原因。因为在腰椎间盘突出症后期，由于相应的小关节发生滑膜炎性渗出反应、关节软骨磨损及碎裂，导致在椎体侧后缘及关节突处出现增生的骨赘，继发腰椎管狭窄症。在两病同时发生时，患者可同时表现两者的症状及体征，临床诊断多无困难。

（二）腰椎管狭窄症的诊断要点

腰椎管狭窄症常见于中年人以上者，男多于女，患者主要症状是长期反复的腰腿痛和间歇性跛行。疼痛性质为酸痛或灼痛，有的可放射到大腿外侧或前方等处，多为双侧，可左、右腿交替出现症状。当站立和行走时，出现腰腿痛或麻木无力，疼痛和跛行逐渐加重，甚至不能继续行走，休息后症状好转，骑自行车无妨碍。病情严重者，可引起尿急或排尿困难。部分患者可出现下肢肌肉萎缩，以胫前肌及伸肌最明显，肢体痛觉减退，膝或跟腱反射迟钝，直腿抬高试验阳性。

拍摄腰椎正、侧、斜位X线片，有助于诊断，常在$L_{4\sim5}$，$C_5\sim S_1$之间可见椎间隙狭窄、骨质增生、椎体滑脱、腰骶角增大、小关节突肥大等改变。椎管内造影、CT、MRI检查，可帮助明确诊断。

（三）间歇性跛行

间歇性跛行是指患者从开始走路，或走了一段路程以后（一般为数百米左右），出现单侧或双侧腰酸腿痛，下肢麻木无力，以致跛行，但稍许蹲下或坐下休息片刻后，症状可以很快缓解或消失，患者仍可继续行走，再走一段时间后，上述症状再度出现。因为在这一过程中，跛行呈间歇性出现，故称为间歇性跛行。

间歇性跛行的出现，主要是由于在腰椎管已有狭窄的病理基础上，因直立时椎体及神经根的压力负荷增大，再加上行走时下肢肌肉的舒缩活动进一步促使椎管内相应脊神经节的神经根部血管生理性充血，继而静脉淤血以及神经根受牵拉后，相应部位微循环受阻而出现缺血性神经根炎，从而出现腰腿疼痛、下肢麻木、无力等症状。当患者蹲下、坐下或平卧休息后，神经根的压力负荷降低，消除了肌肉活动时的刺激来源，脊髓及神经根缺血状态得以改善，因此症状也随之减轻、消失。再行走时，再度出现上述症状，再休息，症状再缓解，如此反复，交替出现，形成了间歇性跛行。它是腰椎管狭窄症的主要临床特点之一。

五、鉴别诊断

腰椎管狭窄症表现为神经性间歇性跛行，与血管性间歇性跛行（如血栓闭塞性脉管炎）不同，区别主要有以下几方面。

1. 神经性间歇性跛行足背动脉搏动良好，血管性间歇性跛行足背动脉搏动减弱或消失。

2. 神经性间歇性跛行下肢可有节段性感觉障碍，血管性间歇性跛行为袜套式感觉障碍。

3. 神经性间歇性跛行步行距离随病程延长而逐渐缩短，血管性间歇性跛行则不明显。

4. 必要时，可行动脉造影检查，神经性间歇性跛行动脉良好，血管性间歇性跛行可显示动脉腔狭窄区。

第四节　腰椎滑脱症

椎体一侧或两侧的椎弓根峡部或关节突间区的骨质失去其连续性，称之为椎弓根崩裂，如果有断裂椎弓上方椎体向前滑移的畸形称为脊椎滑脱症。这病变在1853年由妇科医师Kilian首先报道，当时以为主要发生在妇女患者身上，但现在了解到男性的发病率较女性高。易发部位是在腰骶部。

一、发病原因和分型

一般认为是第5腰椎骨化的重要变异所致。原来是每个椎弓根只有一个骨化中心，而有些人的椎弓根上有两个骨化中心，一个发展为上关节突和椎弓根，一个发展为下关节突、椎板及棘突的一半，如这两者不相愈合，就可以造成峡部不连接。Willis发现这个部位的动脉亦有升降两支，故骨的发育也可能按此模式呈扇形向两个方向发育，中间是个缺陷，由此造成脊柱后部包括棘突、椎板、下关节突与椎体分离，仅有透明软骨相连。病症常发生在第4腰椎，偶在第3腰椎，所以脊椎滑脱常发生在$L_{3\sim4}$、$L_{4\sim5}$，或腰骶关节之间。但是大量的婴儿尸体解剖上并未能证实上述的发育缺陷的观点，临床上亦未发现新生儿的椎弓根峡部不连接。所以，有学者解释在关节突间区的缺损并不是由于骨化异常所致，而是由于直立位置的结果，该处受到过度的应力，故其性质为疲劳骨折。由于腰椎有生理性前凸，$L_{4\sim5}$向前下方倾斜，自上而下的体重压力在椎体后关节处分为两个分力：一为垂直压向椎间盘的挤压分力；另一为滑向前下方的分力。L_4的下关节突以其尖端作为支点，经常对L_5峡部施加前下方向剪力，椎弓根峡部同时受上椎体的下关节突下压力和下椎体上关节突的上顶力作用，久而久之可使该部骨质不断受到磨损，发生疲劳骨折。此外，也有不少患者有明显的创伤史，X线片上可见在骨缺损区两端骨边缘有骨吸收，并有骨痂形成及骨硬化等骨折后的修复表现，所以，有人认为造成峡部断裂的原因是由于创伤直接引起的。总之，对椎弓根崩裂的发病原因尚未完全明了，可能是多种原因所致。可以认为椎弓根峡部的断裂多后天性，在关节突间区或椎弓根峡部，或两者同时薄弱，或具有发育上的缺陷再加上慢性劳损或应力骨折而引起，较少的情况下，亦可因急性损伤或先天性峡部缺损所致（文献上有个别峡部先天性缺陷的病例报道）。有椎弓根崩裂而发生脊椎滑脱者称为真性滑脱，但也有不少有滑脱情况的患者，并不能发现有椎弓根峡部的断裂，这种滑脱称为假性滑脱，大多发生在年龄较大者，有椎体退行性变者，滑脱的程度也较轻。

Willis根据脊柱滑脱症的可能病因分成下列五种来叙述。

（一）发育异常性

由于上段骶骨的先天性发育异常或发育不全（包括骶骨小关节突、第5腰椎的神经弓和小关节突等），因而腰骶关节不能忍受向前滑移的应力，使第5腰椎及上段脊柱滑向骶椎前方。这种滑脱一般不超过Ⅰ度（25%）。此型的男女之比约为2：1。

（二）峡性

1. 溶骨性　这是50岁以下者最常见的类型，可见峡部有骨缺损，至于其缺损的性质是争论最多的问题。先认为是先天性的但又未被证实，Willis认为是疲劳骨折所致。因为有人统计5～7岁儿童的椎弓根崩裂的发病率与成年人的发病率相比，后者虽稍高，但增加范围不大。他们认为儿童在5～7岁后开始在直立位做剧烈活动，有可能产生疲劳骨折。至于骨折是发生在伸位还是屈位仍不清楚，此型大多发生于男性，并有明显的遗传因素。

2. 椎弓根过于纤长、薄弱　滑脱情况与溶骨性相似，但无骨质缺损和断裂，第5腰椎的关节突间区相当长而纤细，其原因可能是反复多次的微细骨折后又愈合的结果。

3. 椎弓根骨折　常有明显的创伤史，无遗传性，也可能是骨折造成了溶骨性破坏，但无滑脱。

（三）退行性滑脱

为假性滑脱。很少发生在50岁以下者，而且在$L_{4～5}$之间滑脱者的可能性要较其他节段高6倍以上，常伴有第5腰椎骶化、横突肥大假关节形成等。这种小关节突失去连续性的原因是脊椎后关节的骨关节炎及椎间盘的退行性变所致。此型的男女之比为1：4。

（四）创伤性

创伤性指由于创伤造成的椎弓根骨折（任何部位不一定在峡部）而发生半脱位，最后导致滑脱。

（五）病理性

成骨不全、关节挛缩症及Paget病等。从病理生理角度上来看，L_5的下关节突与骶骨的上关节突组成的关节，有阻止任何使椎体向前滑移的力量的作用，但如果这组关节骨结构的连续性受到破坏，则负重时及腰椎前屈时所产生的向前滑移的剪力增加，它就不能起到阻止的作用。这种滑移的过程是缓慢的，渐进的，可能需要数年。这类患者在弯腰时常可以听到腰部有弹响声，这往往意味着椎弓根峡部受到新的应力而进一步受到损伤，滑移的程度正在缓慢但持续地进行着。

二、临床表现

（一）症状

一般在20～30岁时症状开始缓慢出现，主诉为下腰痛及下肢痛，多为间歇性钝痛，偶为持续性。一般并不严重，劳累后加重，休息后减轻，但大多数年轻人并无症状，而在1次或反复多次的损伤后，或在1次长期的运动之后，逐渐产生腰部疼痛并放射至两下肢，最初位于大腿或臀部，以后向骶髂关节及小腿放射，少数患者诉腰部脊柱有不正常的凹陷及走路摇摆。

（二）体格检查

严重的患者躯干变短，在肋缘与髂嵴之间有一条横行的皱纹，肋缘与髂嵴、剑突与耻骨联合之间的距离变狭窄，骶骨突出，Michaelis骶尾窝不对称。两侧股骨大粗隆连线长度变长，形态亦发生变化。这种椎体前移所造成腰部的畸形呈锐角型而不是徐缓型，与正常的腰椎前突增大造成者不同，骨盆前后径减小，髂前上棘向背侧旋转。患者常有程度不等的脊柱侧弯及旋转畸形。脊柱屈曲受限但侧方运动不受影响，在腹部扣诊时，腹壁薄者可扪及突出的第5腰椎椎体前缘。

（三）诊断

X线检查是诊断椎弓根崩裂和有否脊椎滑脱的唯一依据，极为重要。每个患者均应拍摄正、侧及左右两斜位片共4张。正位片较难发现有异常，在严重者可见椎弓根阴影下有一密度减低的斜行或水平的间隙，约2mm，多为双侧性。侧位片有较大的诊断价值，在大多数患者可见椎弓根后下方有一个由后上伸向前下方的透光裂隙，其宽度与滑脱程度有关，即滑脱越明显，裂隙越宽大。在某些患者虽然看不到裂隙，但峡部细长。由于滑脱而使椎体不稳定，在过伸及过屈位的侧位片上可见椎体间活动度增大，患椎下方的椎间隙变窄，椎体边缘骨质硬化及唇状增生。如在骶骨前缘角上与骶骨关节面作垂直线，在正常时第5腰椎椎体的前缘应在此线之后，假如腰5前缘在此线上或在其前方均表示有滑脱，此线称Ullmamn线。Meyerling将滑脱的程度分为4度，以滑脱1／4椎体为Ⅰ度，如全部滑脱，即L_5椎体移至S_1的前方称Ⅵ度。从临床上来看，Ⅰ～Ⅱ度者占绝大多数。X线斜位片是显示椎弓根峡部有否断裂最清楚的投影，可用左右斜位来区别哪一侧椎弓根有崩裂。正常椎弓根及附件在斜位片上的投影像一条小狗：狗头为同侧横突，狗耳为上关节突，狗眼睛为椎弓根的纵切面，狗颈（重点观察部位）即为关节突间区或称峡部，狗的身体为椎板，前后腿为同侧及对侧的下关节突，狗尾为对侧横突。如有椎弓根崩裂，但在狗颈部可以看到一条裂隙，犹如这条小狗被戴了一条项圈，相当形象化。如裂隙较大而发生椎体滑脱，犹如狗颈被切断。所以在疑有椎弓根崩裂的患者，两个斜位X线片是一定要拍摄的。

第五节　腰椎间盘突出症

腰椎间盘突出症是指椎间盘发生退行性病变，使椎间盘的纤维环破裂，其髓核连同残存的纤维环和覆盖其上的后纵韧带向椎管内突出，刺激和压迫邻近的脊神经根或脊髓所产生的一组症状。

一、流行病学

多发于壮年体力劳动者，男多于女，20～50岁占90%以上。约70%的患者有腰部受伤史。正常椎间盘弹性很大，可承受巨大的压力而不致破裂，随着年龄的增长和经常受到挤压、扭转等应力作用和轻微损伤的积累，在30岁以后椎间盘发生退行性变，使纤维环破裂，引起椎间盘病变。由于腰椎下部活动度大，承受应力也大，故约80%的椎间盘突出症位于L_4、L_5和L_5～S_1两间隙，其中50%～85%的病例可引起坐骨神经痛。

二、病因

发生腰椎间盘突出症原因有内因和外因两个方面。内因是腰椎间盘的退行性改变；外因有损伤、创伤、劳损及受寒等。

（一）腰椎间盘的退行性改变

导致腰椎间盘退行性改变的主要原因是长期慢性积累性劳损。常见于30岁以上，退变的腰椎间盘纤维变性，弹性减低、变薄、变脆、髓核脱水、张力降低，在此基础上，遇有一定的外力或椎间盘压力突然增高，即可使纤维环破裂，髓核突出。

（二）创伤

约1/3的患者有不同程度的创伤史。常见的创伤形式有弯腰搬重物时腰部的超荷负重，在腰肌尚未充分舒张的情况下搬动或举动重物，各种形式的腰扭伤，长时间弯腰后突然直腰，臀部着地摔倒等，这些创伤均可使椎间盘在瞬间髓核受压张力超过纤维环的应力，造成纤维环破裂，髓核从破裂部突出。

（三）腰椎间盘内压力突然升高

患者并无明显创伤史，只是在剧烈咳嗽、打喷嚏、大便秘结用力屏气时引起的。还有的患者是由于受寒冷或潮湿引起，是因为寒冷或潮湿可引起小血管收缩、腰肌反射性痉挛，使椎间盘的压力增加，而致纤维环破裂。

三、生理病理

人过20岁以后，椎间盘退行性改变就已经开始，纤维环变性、增厚，弹性减小；30～40岁时椎间盘蛋白多糖减少，髓核趋向胶原化，失去弹力及膨胀性能。椎间盘退行性改变常以髓核的退行性改变进展为最快，软骨板随着年龄的增长也变薄和不完整，并产生软骨囊样变性及软骨细胞坏死。纤维环的附着点亦松弛，加之腰椎间盘纤维环后外侧较为薄弱，而纵贯椎骨内椎体后方的后纵韧带到第一腰椎平面以下逐渐变窄，至第5腰椎和第1腰椎间的宽度只有原来的一半，因而造成了自然结构方面的弱点。因椎间盘没有血液循环、修复能力较差，腰椎间盘受到来自不同方位的应力，最易发生萎缩、弹性减弱等退行性病变。

（一）根据髓核的病理阶段分为三期

1. 突出前期　髓核因退变或损伤可变成碎块状物或瘢痕样的结缔组织，变形的纤维环可因反复的损伤而变薄、变软或产生裂隙。此期患者有腰痛或腰部不适。

2. 突出期　当椎间盘压力增高时，髓核从纤维环薄弱处或裂隙处突出。突出物压迫或刺激神经根而产生放射性下肢痛。压迫马尾神经时可出现大小便障碍。

3. 突出晚期　腰椎间盘突出后病程较长时，椎间盘本身和邻近结缔组织发生一系列继发性病理改变，如椎间盘突出物钙化；椎间隙变窄，椎体边缘骨质增生；神经根损害变性；继发性黄韧带肥厚；关节突间关节增生；继发性椎管狭窄。

（二）根据髓核突出的形态分为三型

1. 隆起型　突出物多呈半球状隆起，表面光滑。
2. 破裂型　突出物不规则，呈碎片状或菜花样，常与周围组织粘连。
3. 游离型　常因纤维环完全破裂，髓核碎片经破裂处突出，游离到后纵韧带下并进入椎管。

（三）根据髓核突出的方向和部位分五型

目前临床上根据髓核突出的方向和部位分为前方突出、后方突出、侧方突出、四周突出、椎体内突出，以后方突出多见。后方突出又分为旁侧型和中央型。

四、临床表现

本病因髓核突出的部位、大小、病程长短以及个体差异的不同而表现出多种多样的临床表现。

（一）腰部疼痛

几乎所有患者患部都有此症状，主要表现在下腰劳累后加重或者较长时期取同一姿势时腰痛亦加重，但休息或卧床后疼痛可减轻，若髓核大部分突出，突然压迫神经根，使根部血管同时受压而造成缺血性疼痛，则疼痛突然骤发，腰背部肌肉痉挛，疼痛呈痉挛性剧痛。

（二）下肢放射痛（坐骨神经痛）

疼痛主要沿臀部，经大腿后方至小腿后方或至外踝及足趾。开始为钝痛逐渐加重，少数患者可出现由下往上放射痛，先由足、小腿、外侧、大腿后外侧至臀部，多为一侧，如系中心型突出或多发性突出亦可为双侧。突出物大，病情严重者，坐骨神经痛亦严重；痛轻者，患者可忍受；痛重者，如闪电状，患者稍有活动不慎即发生。当咳嗽、喷嚏用力憋气时，腹压增高而疼痛加重，椎间盘突出症的患者在后期常以腿痛重于腰背痛。

（三）下肢麻木及感觉异常

下肢麻木一般与下肢放射痛伴随出现。临床上有主观麻木和客观麻木之分；主观麻木是患者感觉腿及足背部发麻发木，像千万条小虫爬行一般，但用针刺检验和其他部位的皮肤完全一样；客观麻木用针刺皮肤时，其痛觉减退与其他部位皮肤感觉不同。

（四）步行困难

患者行走困难，不愿迈步，少数患者步行较久后，感觉腿部麻、胀、痛难忍，需坐下或蹲下休息，发生与椎管狭窄症一样的神经性间歇性跛行。

（五）肌肉瘫痪和萎缩

腰椎间盘突出压迫神经根严重时，可出现神经麻痹，肌肉瘫痪，表现为足下垂；症状重，病程长者，多有肌肉萎缩，尤其是小腿部肌肉萎缩更为明显，从外观上看肌肉容积变小，造成下肢肌肉萎缩。

（六）马尾综合征

常见会阴部麻木、刺痛、排便及排尿无力，有时坐骨神经痛交替出现，时左时右，随后坐骨神经痛消失，表现双下肢不全瘫痪。女患者又有假性尿失禁，男性患者出现阳痿。

（七）其他

功能受限患者除步行困难外，为了减少对神经根的压迫，再加上因疼痛产生的保护性痉挛，常保持一个特定的姿势。站立时，身体倾向一侧，患侧骨盆上升，髋膝关节微屈，足掌着地，体重主要落在一侧。下蹲动作困难，不能自己系鞋带，喜侧卧，髋膝半屈曲。从椅子上或从床上起来时，需用双手托腰缓慢起来。

五、检查

（一）查体

腰部向一侧弯曲，腰椎的生理曲度减小（俗称"板腰"），腰部多有明显的压痛点或叩痛点（可伴同一侧下肢放射疼）。腰部活动受限，多以前屈受限为主，直腿抬高试验70°以内为阳性，加强试验阳性，单侧或双侧下肢有皮肤痛、温、触觉减退区，多为小腿内侧、外侧或足背外侧、第1、2足趾间、足底，但痛、温、触觉减退区不是呈"袜套"状分布，单侧或双侧下肢部分肌肉肌力减退，长时间发病有肌萎缩，或足下垂、足拇指下垂。

（二）影像学检查

1. 普通X线平片　提示腰椎生理前凸变小，病变椎间隙变窄或前窄后宽（侧位），腰椎出现侧弯，两侧椎间隙不等宽，病变侧变窄（正位）。

2. 腰椎CT　提示软组织向后突入椎管，偏一侧多见，挤压神经根，偶有钙化影出现。

3. 腰椎MRI　提示病变阶段椎间盘脱水变性，向后突出压迫硬膜囊、神经根，可基本确诊为腰椎间盘突出症。MRI对软组织病变的灵敏度较高，如果患者有腰椎间盘突出压迫神经根，则在MRI上可以较为明显地显露出来，并且由于MRI可以进行三个方向的摄影，根据其信号的强度，可较好地对椎间盘突出的部位与类型作出诊断。但是MRI也有它的不足之处，如果用它对患者的骨组织进行检查，其结果则不如X光片与CT的检查结果好，并且体内有金属异物与假体的患者不能进行该项检查，尤其是腰椎间盘突出合并腰椎骨刺形成，或合并骨质破坏、骨折的患者，应该全面进行X光片、CT与MRI平片检查。

4. CTM与脊髓碘水造影检查　是一种有创伤的检查，在临床中较少使用。

六、诊断标准

1. 有腰部创伤、慢性劳损或受寒湿史，大部分患者在发病前有慢性腰痛史。

2. 常发生于青壮年。

3. 腰痛向臀部及下肢放射，腹压增加（如咳嗽、打喷嚏）时疼痛加重。

4. 脊柱侧弯，腰椎生理弧度消失，病变部位椎旁有压痛，并向下肢放射，腰活动受限。

5. 下肢受累神经支配区有感觉过敏或迟钝，病程长可出现肌肉萎缩，直腿抬高或加强试验阳性，膝、跟腱反射减弱或消失，拇趾背伸力减弱。

6. X线摄片检查：脊柱侧弯，腰生理前凸消失，相邻边缘有骨赘增生。CT、MRI检查可显示椎间盘突出的部位及程度。

七、鉴别诊断

临床常见需要与腰椎间盘突出症鉴别的病例，大致可分为如下几类。

（一）腰、臀及下肢软组织疾患

1. 骨盆出口综合征　是指坐骨神经经过盆腔出口时受到刺激或压迫所产生的症状群，到20世纪80年代才被命名，其全称为坐骨神经盆腔出口狭窄综合征（ischiatic nerve pelvisoutlet stenostomatous syndrome）。以往常与"梨状肌综合征"相混淆，经研究表明，梨状肌病变只是构成本病的原因之一，而且仅占很少一部分，据统计只有10％左右。坐骨神经的盆腔出口是由骨盆后壁的多层肌肉、韧带及结缔组织所构成的一个骨纤维性管道；上起盆腔口，下至闭孔内肌下缘。坐骨神经自盆腔后壁穿过其间进入臀部。梨状肌自骶骨前缘起始，横行穿过坐骨大孔止于股骨大转子上窝，将盆腔出口分为上下两段；臀上神经及动脉从上段穿出；下段即为梨状肌下孔，由梨状肌下缘与上开肌上缘构成的宽度只有2.7±0.6cm的三角形裂隙，坐骨神经、股外侧皮神经及臀下动脉由此穿出。此处软组织的损伤或病变以及梨状肌的变异，均可使坐骨神经受到刺激或卡压，产生一系列临床症状。盆腔出口综合征的主要临床表现为坐骨神经干刺激症状，起始于臀部的沿坐骨神经行走的放射性疼痛，并伴有其支配区的运动、感觉或反射障碍。起病可缓可急，多有创伤、劳累、着凉或受潮史。病程长时可呈间歇性起伏发作。多为单侧发病，初为臀钝痛、酸胀或沉重感，有时也可表现剧烈锐痛。疼痛向大腿后方、小腿后外侧放射，但很少达跟部及足底部，而且多无明确的根性界限。走路可使疼痛加剧，或出现间歇性跛行。检查时，在臀部坐骨神经出口部体表投影区，即坐骨结节与大粗隆连线的中、内1／3上方约2.54cm处，有明显压痛，且向大腿后下方放射。有时可在局部扪及痛性结节或痉挛的梨状肌。在伸髋位被动内旋下肢（Feibeng征）或内收、屈曲及内旋髋关节（Thiele试验）均可使症状加重；坐位屈曲并拢双膝，双手挤压分开膝部可出现力弱或疼痛加重；俯卧位伸髋屈膝，医生扶足跟强力内旋髋可诱发症状重现。直腿抬高试验、屈颈试验多不典型。腰部无阳性体征。局部封闭可鉴别腰椎间盘突出症。多次局封不愈者，考虑坐骨神经松解或梨状肌切断术。

2. 臀上皮神经卡压综合征　臀上皮神经来源于$L_{1~3}$脊神经后支的外侧支，下行越过髂嵴进入臀部时，经过腰背筋膜在髂嵴上缘附着处形成的骨纤维管，穿出到皮下，分布于臀部及股后外侧皮肤。臀上皮神经在经过深筋膜孔处受到刺激或卡压可产生一系列症状。临床表现为腰痛及臀部疼痛，可扩散到大腿及腘窝，但极少涉及小腿；在髂后上棘外上方髂嵴缘下有明显压痛点，有时可扪及条索节结或小脂肪瘤，可伴有臀肌痉挛。局部封闭可立即消除疼痛。腰部无体征，直腿抬高及加强试验阴性，可除外腰椎间盘突出症。

3. 第3腰椎横突综合征　被误诊为腰椎间盘突出症的并不少见。第3腰椎位于腰椎中部，其横突最长，向后伸曲度大，多条腰背腹部的肌肉与筋膜附着其上，形成腰椎活动枢纽及应力中心。因此，容易受到肌肉筋膜的牵拉损伤。第3腰椎横突尖端后方紧贴着第2腰神经根的后支，当腰前屈及向对侧弯时，便易受到牵拉与磨损而致其支配区产生疼痛、麻木等症状；并可牵涉到前支引发放射性疼痛，波及髋部及大腿前侧，少数放射至会阴部。第3腰椎横突前方有腰丛神经的股外侧皮神经干通过，分布到大腿外侧及膝部，该处病变也可产生股外侧皮神经痛的症状。第3腰椎横突综合征起病可缓可急，可有创伤史。临床表现除上述症状外，检查可发现第3腰椎横突尖端压痛明显，局部肌肉痉挛或肌紧张。在瘦长型患者多可扪及第3腰椎横突过长。局部封闭时，当针尖达到病变区，可诱发原有症状再现；局部封闭可立即解除疼痛。

4. 臀肌劳损　臀大肌是身体上最大的浅层肌肉，其覆盖筋膜菲薄，其起始部易受牵拉伤。臀大肌的支配神经来自$L_5 \sim S_2$，疼痛可牵涉到下肢而产生类似腰椎间盘突出症的症状。急性臀肌损伤可引起肌肉痉挛，但其压痛点在髂后上棘外侧，局封可立即消除症状。

5. 棘间韧带劳损　是腰痛常见原因之一，一般表现为弯腰时下腰部酸疼无力，弯腰后伸直困难及局部疼痛等。

6. 脊神经后支综合征　脊神经后支由脊神经发出长$0.5 \sim 1cm$，在下位椎体横突的下缘，上关节突关节的外侧向后下走行，分为内、外侧支，其间夹角约呈$60°$。内侧支经下位椎体的横突根部及上关节突外侧向下经骨纤维管下行3个椎体，在中线附近穿深筋膜到皮下。沿途分支到下方相隔一、二节段的小关节突、筋膜和韧带。外侧支向外下走行，分出肌支支配椎旁肌，皮支下行3个椎体穿出腰背筋膜达皮下并继续下行：L_1外侧支至髂嵴下方；L_2、L_3外侧支经臀部到股后；L_4、L_5跨髂嵴经臀部到骶后。内侧支的末梢一般分布在后正中线与小关节连线之间；外侧支的末梢分布在小关节连线以外。

内、外侧支之间有吻合支，同一结构的神经支配是多源性的。如$L_{4\sim5}$小关节由L_2、L_3和L_4脊神经后支的内侧支支配。因此，某脊神经后支主于受刺激时可引起下方远隔部位的牵涉痛，将此神经主干封闭，所有症状均消失。由于脊神经后支起始部较固定，脊柱运动时易受牵拉伤。脊椎骨折、椎间盘退变或术后等致椎体间相对位置改变，均可牵拉脊神经后支而产生症状。临床表现为急性或慢性腰痛，可伴大腿痛，但不过膝关节，无感觉、运动和反射异常；主诉痛处上方2~3节段同侧横突根部压痛。

7. 腘绳肌及腓肠肌劳损　一般也不应与腰椎间盘突出症相混淆。临床医生正确理解掌握直腿抬高试验及其他神经根刺激的相关体征很重要。耐心寻找局部压痛点进行封闭，既可明确诊断，又能达到治疗目的。脊髓造影显示$L_{2\sim3}$间隙后缘轻微压迹，无其他腰椎间盘突出症的体征。

（二）骶髂关节病变

1. 骶髂关节劳损　骶髂关节由骶骨侧面与双侧髂骨构成，虽然是滑膜关节，但关节面高低交错，及强大的韧带固定，只有少量前后与旋转活动。骶髂关节扭伤是下腰痛最常见的原因之一。女性妊娠后期内分泌影响可使韧带松弛而易扭伤。临床表现为持续局部疼痛，不敢负重，活动时加重，翻身困难。检查呈"4"字试验（Gaenslen征）阳性。治疗可行关节内封闭或臀围固定。

2. 骶髂关节结核　可为单纯滑膜结核或骨关节结核。起病缓慢，持续疼痛，局部肿胀、压痛，休息减轻，活动、咳嗽加重，晚期可出现寒性脓肿。X线检查及CT可帮助确诊。

（三）肿瘤及瘤样病变

被误诊为腰椎间盘突出症者屡有报道，发病率仅次于盆腔出口综合征，均为慢性进行性加重的病史特征，应考虑到肿瘤的可能性。椎管内肿瘤以神经根性痛为首发症状者多达57.5%，而根性痛多由神经鞘瘤所引起，胸腰以下的根性病可表现为腰痛或腰腿痛，当单一神经根受累时可与腰椎间盘突出症的临床表现极相似，因此，临床鉴别相当困难。

（四）脊髓血管畸形

误诊为腰椎间盘突出症的亦有报道，其中最常见的为硬脊膜动静脉瘘，由于血管的异常可使脊髓局部缺血变性或受压，因而影响脊髓各种机能，可导致运动、感觉、反射及括约肌控制的异常。临床可表现为肌肉无力、萎缩、行走障碍。而腰椎间盘突出以放射痛为主要症状，肌力一般变化小，行走障碍因疼痛而非无力，明显的肌肉萎缩极少，踝阵挛及足下垂内翻不会见到。硬脊膜动静脉瘘尚有下腹或腹股沟以下痛觉的明显减退，并多数有位置觉的障碍。而腰椎间盘突出症患者痛觉减退一般局限在足背及小腿，范围小，程度轻。腰椎间盘突出症除马尾受压者外，括约肌障碍少见。此类患者应重视神经系统的物理检查，做胸段MRI检查。选择性脊髓血管造影可明确诊断，确定病变部位及范围，对治疗具有指导意义。

（五）脊髓型颈椎病

亦有被误诊为腰椎间盘突出症者。主诉病史除症状比以前加重外，基本性质和术前相同。检查发现双下肢呈痉挛性肌张力增强，很难进行直腿抬高试验，四肢腱反射亢进，病理征阳性。经临床及MRI检查可确诊，多是未仔细全面掌握主诉特征；误将下肢痉挛而抬腿困难当成直腿抬高试验阳性；加之盲目相信影像学发现，而缺乏全面的体格检查与辨证分析所致。

（六）非骨科疾患

1. 盆腔内脏疾病　可影响骶前神经丛而牵涉到骶后及大腿后疼痛，亦应与腰椎间盘突出症相区别。盆腔疾病产生的疼痛，常为钝痛、坠痛，具体疼痛位置不明确，腰骶部及下肢检查无明显体征，盆腔检查可帮助确诊。

2. 血栓闭塞性脉管炎　询问病史主要为单侧下肢间歇性跛行。检查患侧足背动脉明显弱于对侧，经超声多普勒检查证实为脉管炎后转血管外科治疗。Bonney曾报道10例动脉栓塞的患者表现为骨关节病症状。发现腹主动脉、髂总动脉栓塞引起臀部或坐骨神经痛，髂外动脉栓塞引起股前方痛，而足背动脉搏动并不一定消失。一般说来，血管性间歇性跛行主要为肢体末端缺血性疼痛，需蹲下或坐下休息一段时间才能缓解，直腿抬高时可见肢端发白（Burger's征），足背动脉或胫后动脉减弱或消失。神经性间歇性跛行主要为下肢麻木、无力或运动不由自主，具有一定的神经根性或节段性分布的特征。停止行走或稍坐即可缓解。神经性间歇性跛行可起因于椎管狭窄或盆腔出口综合征，临床采用骶管封闭或局封可获得良好的反应。

3. 单纯疱疹　单纯疱疹所引起的坐骨神经痛，在疱疹未出现前，诊断有一定的困难。详细的病史有参考价值，确诊后转皮肤科治疗。有文献报道，腰腿痛的发病与疱疹病毒感染有关。

总之，要与腰椎间盘突出症鉴别的疾病很多。Lewis曾列举能引起腰腿痛的因素达158种之多，诊断时应当全面考虑。现代CT及MRI等高新技术为诊断提供了新的手段，但正确的诊断仍然取决于详细的病史、准确的体格检查及对影像学资料的全面分析。

第六节　腰椎不稳

腰椎不稳定是指腰部椎间关节在正常负荷下，不能维持其生理解剖关系的能力。所谓正常生理负荷，即该负荷不至于引起脊髓或神经根的损伤，也不引起疼痛及脊柱畸形的发展。美国矫形外科医生学会定义为：对承受负荷的异常反应，即运动节段的活动范围超过正常限制。

一、病因

腰椎小关节面方向近于矢状面排列，尤其L_5与S_1关节为更甚。该解剖特征使腰椎伸屈活动范围较大，而局部的侧弯和旋转活动范围则明显受限。腰部活动范围：在屈曲时从L_{1-4}的活动量为5%～10%；L_{4-5}为15%～20%。而L_5～S_1达60%～75%。因此该节段负有巨大的生物力学需求。腰椎区前纵韧带较发达，纤维环又占椎间盘面积的50%～70%，由于前纵韧带与纤维环的附着关系，所以对临床稳定起主要作用。后纵韧带不如前纵韧带强韧，小关节在腰椎稳定中也起关键作用。发育良好的小关节囊在腰椎的轴向旋转和侧屈活动中起重要稳定作用，Sullivan&Farfan（1951年）在实验中显示，腰椎旋转≥30°时可导致神经根损伤，所以临床上腰椎发生移位时要怀疑小关节是否已发生骨折或骨折脱位可能。

由于腰部负荷和活动量大，尤指下腰部。其椎间盘源性的疾病发生率就高，椎间盘的退变，必波及小关节的稳定，致小关节退行性变的开始时间也较其他关节为早。表现L_5～S_1椎体间易发生狭窄、松动及失稳等征象。小关节的退行性关节炎在X线片上显示小关节间隙狭窄、增生。这意味着椎间盘与韧带退变发生的时间比此改变更早。

髓核退变主要表现为含水量降低。当胎儿出生时，纤维环和髓核的含水率分别为70%与80%；发育至成年后则为70%与80%；至35岁左右，纤维环降至65%，髓核变为75%。失水后纤维环及髓核的体积相应萎缩，椎间盘高度丧失，继而引起椎节间的松动和失稳。正常状态下，椎管内的马尾神经与神经根处于自然松弛状态，一旦椎间隙变窄，椎体间的后纵韧带与椎板前方的黄韧带必然因松弛凸向椎管，导致神经根与马尾神经受刺激或压迫。

椎节间的松动与失稳也出现类似的病理刺激，再加上椎间关节及小关节的退变、增生、骨赘形成与后突的髓核，增厚的黄韧带等共同形成对椎管的压迫，从而产生一系列临床症状与体征。

腰椎临床不稳的特点是：与颈、胸段相比，其神经并发症的发病率更低一些。马尾神经的康复较颈、胸段脊髓损伤的康复更容易。但由于腰部的负荷较颈、胸段大，退变发生较早，所以，继发性腰腿疼痛、畸形、残疾也多见。

由于退变引起腰椎逐渐发生不稳和移位。长期存在的滑脱，可导致纤维环的广泛延长变形，更促使了腰椎不稳，如此形成恶性循环。创伤使椎体发生严重的楔形变也导致腰椎不稳。由于感染、肿瘤或手术等破坏了后纵韧带的完整性，也可导致腰椎不稳。

二、症状、体征

腰椎不稳的临床症状和体征很多，在早期，轻者症状多不明显，重者呈现腰椎滑脱症，因其不伴有椎弓峡部崩裂，称为"假性滑脱"症状。

1. 轻微的活动即引起突然的腰痛，但疼痛时间短暂，改变体位或姿势，疼痛可缓解，常不伴有腿痛。

2. 腰部在屈伸活动时出现"绞锁"症状，平卧后症状减轻或消失。

3. 久站后腰痛出现，由于腰椎椎节松弛，久站后腰部负荷加重，需借用依托以减轻腰部负荷。

4. 根性刺激痛，由于椎节松动，脊神经根易受牵拉，常伴有一侧下腰痛，近侧坐骨神经痛。

三、检查

1. X线平片　显示腰椎各节段退行性变的证据，拍屈-伸动力性侧位片以观察椎节松动的程度，椎节移动在3mm以内，与邻近椎间隙成角不超过15°为正常，反之则高度怀疑存在不稳。

2. 椎间隙狭窄　$L_{4\sim5}$椎间隙狭窄可能与腰痛有关，而且与神经症状，如麻木、坐骨神经痛等也密切相关。静态X线片显示运动节段有不稳，而动态X线片上可能未见异常，与肌肉痉挛干扰有关。在X线片上显示非对称性椎间隙塌陷也是节段性不稳的另一种提示信号。

3. 骨赘　有二种形成方式，一种叫牵拉骨赘，一种叫钳形骨赘。牵拉骨赘是纤维环最外层受不正常应力所产生。而钳形骨赘是椎体对压缩负荷的生理反应，以期达到脊柱稳定，与体力劳动和长期过度负荷有关。

4. 脊椎骨排列紊乱　X线片上显示L_4比L_5向前移位，并称为假性滑脱，也有学者观察到是L_4比L_5向后滑移，另外还见到轴向旋转畸形。在平片上见到椎弓根旋转，棘突偏移中线，Nowman和Store观察到退变性滑脱每十年平均进展2mm。有学者发现进展性滑脱的患者有明显的症状，也有许多患者存在退变性滑脱，但并无下腰痛症状。在退变性腰椎滑脱病例中L_4节段滑脱较多见，由于腰4位于髂嵴连线位置上，腰5横突长椎体又下沉构成腰骶关节稳定性好，所以下腰椎与骨盆构成稳定的解剖特点，也给L_4、L_5椎体间关节增加扭转和轴向旋转的力学应力，从而导致$L_{4\sim5}$水平的退变性滑移。

四、临床表现

退变性腰椎不稳的患者几乎都有腰痛伴有含糊不清的臀部及大腿部酸胀、乏力，体位改变或劳累后加重，由此证明退变节段已不能正常负重。腰痛及坐骨神经痛是腰椎不稳的主要表现，特点是急性发作，疼痛剧烈，持续时间短，经休息、制动及物理治疗后可在4～5日内缓解，但容易复发，疼痛常为双侧性。疼痛由下腰部和臀部向腹股沟及腿部放射，很少波及膝以下。

五、诊断标准

1. 动态侧位X线片示椎体向前或向后滑移大于3mm和（或）椎体在伸屈过程中旋转活动度增大，$L_5 \sim S_1$节段大于20°，其上位节段大于15°。
2. 反复发作的下腰痛。
3. 活动或轻微的用力即可引发下腰痛。
4. 休息或用围腰、支具外固定治疗可缓解。
5. 腰椎内固定手术史。

以上几项若满足前两项，同时满足后三项之一者即可诊断为腰椎不稳。

第七节　椎间盘源性下腰痛

椎间盘源性下腰痛（dicogenic low back pain）是一种非神经根性疼痛综合征，又称椎间盘内紊乱（internal disc degerangement），可描述为"化学介导的椎间盘源性腰痛"，无脊柱畸形和不稳，由椎间盘自身内部结构的病变引起腰痛。首先由Crock描述，其主要病理特点是纤维环破裂。由炎性因子作用所致，临床表现为下腰部、臀部、股骨大转子部位疼痛，但很少波及膝关节以下；神经根紧张试验及CT检查无阳性发现；非手术疗法有较好疗效。

一、流行病学

腰痛是一种常见病，不仅引起患者身体和精神上的痛苦，还极大地影响患者的生存质量及劳动力，给家庭及社会带来负担。文献报道80%的人在一生中都会发生腰痛，约10%发展成慢性腰痛；临床报道下腰痛在腰痛中最多见，患病率为11.8%～40.0%，椎间盘源性下腰痛是慢性下腰痛的最多见类型，占40%～70%。引起下腰痛的原因很多，以往多认为腰椎间盘突出压迫神经根所致，但最明确和最常见的是腰椎间盘的退行性改变，一些患者即使没有腰椎间盘突出，腰椎间盘自身内部结构的病变也常常引起下腰痛。

二、病因及生理病理

（一）椎间盘内神经的分布

研究表明，髓核、软骨板以及纤维环深层没有神经纤维支配。最近研究发现，病变椎间盘外层纤维中，神经纤维的密度明显高于正常椎间盘，并且80%的病变椎间盘内层纤维有神经分布。Coppes采用免疫细胞化学研究发现，正常椎间盘SP免疫反应神经纤维存在于纤维环表层，而在病变椎间盘纤维环深层和髓核中也出现SP阳性神经纤维。由于分布在椎间盘的神经末梢大部分是无髓纤维，易感受间质变化而引起疼痛。

（二）椎间盘内化学物质刺激

近年来许多研究表明，椎间盘退变或损伤过程中可产生大量的炎性介质或退变产物，如一氧化氮（NO）、白介素1（1L-1）、肿瘤坏死因子（tumor necrosis factor，TNF）、磷脂酶A_2（PLA_2）、血管活性多肽（vasoactive intestinal peptide，VIP）、降钙素基因相关肽（calcitonin gene-related peptide，CGRP）、SP、免疫球蛋白IgG和IgM、蛋白多糖、腺苷三磷酸（adenosine triphosphate，ATP）等。这些致痛物质漏逸到椎间盘外，作用于相应的窦椎神经末梢感受器后，引起该神经支配范围的疼痛，也可使神经组织处于超敏状态，在轻微外来刺激下即可引起疼痛。

（三）椎间盘后纤维环裂隙的出现

有学者认为，椎间盘内层纤维环破裂，纤维环内层的窦椎神经分支受到来自髓核的化学和机械刺激出现椎间盘源性下腰痛。亦有学者提出纤维环破裂的出现常伴有肉芽组织的侵入及炎性细胞渗出，在椎间盘后方形成自髓核到纤维环外层的伴有裂隙的炎性肉芽组织条带区，随着肉芽组织长大，产生与愈合及生长有关的一些因子，在这些因子作用下引起腰痛。

（四）椎间盘内机械压力的变化

国外学者通过对无退变椎间盘标本模拟椎间盘内压力的变化引起了显著的终板离心性偏离，从而认为终板本身或骨内压增加可能是疼痛的来源。相关动物实验也证实椎间盘内注射造影剂可引起背根神经节内SP及VIP的增多而致痛。但椎间盘内机械压力的变化能否单独引起疼痛尚有争议。

（五）髓核组织的免疫性

随着椎间盘老化、退变，髓核中基质溶酶增加，蛋白多糖连接蛋白裂解为高度异质性分子，椎间盘出现裂隙后，这些分子逸出，引起机体免疫反应。Pennington等分析，临床上引起下腰痛的神经根炎是局部免疫介导的炎症反应。目前多数学者认为，椎间盘纤维环因不同原因出现放射性裂隙，血管性肉芽组织和疼痛神经纤维沿着裂隙生长和修复，在此过程中由于多种椎间盘组成成分的改变和其中炎性因子的作用而诱发疼痛。

三、临床表现

有明显的创伤史，大部分患者有下腰部、臀后部、股前后及大转子等处疼痛，活动、久坐、久站、咳嗽和打喷嚏等可使疼痛加重，不因休息而减轻，症状反复发作，可达数月以上。虽可伴有患肢非根性放射痛，但一般不超过膝部，且无麻木、无力等神经损伤表现。患者通常无腰椎或脊旁肌压痛，神经根紧张试验阴性，X线及CT无明显阳性发现。

椎间盘源性下腰痛的临床特点。

（1）反复发作的腰痛伴或不伴下肢放散痛和间歇性跛行，反复发作，病程半年以上，经正规非手术治疗无明显缓解。

（2）X线平片未见异常。

（3）CT检查无腰椎间盘突出、椎管狭窄和椎体滑脱。

（4）MRI检查显示$L_{4\sim5}$或$L_5\sim S_1$髓核T_2加权信号通常减低，信号区内可观察到纤维环高信号区，表示纤维环有断裂。

（5）腰椎间盘造影显示纤维环破裂，造影剂由髓核处漏出至纤维环外1／3或硬膜外腔，推注造影剂时诱发疼痛。

四、诊断标准

虽然仍存在争议，目前认为腰椎间盘造影术是诊断椎间盘源性下腰痛和确定损伤椎间隙水平的唯一方法。腰椎间盘造影术的评价包括：显示腰椎间盘的完整形态；椎间盘内造影剂的压力和（或）容量；注射造影剂引起的主观反应；临近椎间盘缺乏疼痛反应。MRI检查也是有价值的诊断方法，在T_2加权纤维环后方出现高信号区被认为有诊断价值。如果MRI正常且没有纤维环撕裂的征象，则95％可排除椎间盘源性下腰痛。

第六章　颈椎畸形

第一节　枕颈部畸形

枕颈部又称颅椎连接部，指枕骨下方环绕枕骨大孔的区域和寰、枢椎。枕颈部畸形较常见，可表现为脊柱骨数量的增多或减少，形状的改变和椎骨的部分缺损、融合或增多等；常见的畸形有扁平颅底、颅底凹陷、枕骨髁发育不良、寰枕融合、寰椎前后弓发育不良、寰枢椎融合、$C_{2\sim3}$融合、先天性齿状突畸形和半椎体等。枕颈部的畸形往往不是单一的，而是多种畸形合并发生。

一、扁平颅底

扁平颅底是指颅底与枕骨斜坡所构成的角度增大，使颅底呈扁平状。扁平颅底在临床上与颅底凹陷有所不同。扁平颅底只不过是蝶骨体的长轴与枕骨斜坡所构成的颅底角异常增大，单纯扁平颅底绝大多数不引起神经症状，临床意义不大，但常与颈部的其他畸形合并存在。

二、颅底凹陷症

颅底凹陷指枕骨大孔周边的骨结构向颅腔内凹陷，枢椎及齿状突上移，突入枕骨大孔内，脑干等神经结构受压。颅底凹陷约占颈枕区畸形的90％。

（一）病因及病理生理

1. 原发性　是先天性枕颈结合部的结构发育异常，可能是常染色体显性遗传。常伴发其他脊柱畸形，如寰枕融合、Klippel-feil综合征、扁平颅底、齿状突畸形、Arnold-Chiari畸形等。

2. 继发性　是获得性颅骨畸形。较少见，由引起颅底骨性结构软化的全身性疾病所致，如Paget病、佝偻病、成骨不全、骨软化、类风湿性关节炎、神经纤维瘤病、强直性脊柱炎、甲状旁腺功能亢进等。在疾病进展期，因重力影响导致松软的骨质畸形变。

（二）检查

1. X线片检查　是本病诊断的主要依据。

常用的测量方法有以下几种。

（1）Chamberlain线：颅骨侧位片上，自硬腭后缘至枕骨大孔后上缘的连线，正常者此线经过齿突尖端之上。一般认为，齿状突尖端超过此线3mm，即为颅底凹陷。

（2）McGregor线：颅骨侧位片上，自硬腭后上缘至枕骨鳞部外板最低点的连线。因在侧位片上更容易确定，故临床更常用。齿状突尖超过此线4.5mm就可以考虑为颅底凹陷。

（3）McRae线：颅骨侧位片上，枕骨大孔前后缘连线。正常时齿状突尖低于此线。

2. CT　CT的多角度断层、重建技术可直接地显示斜坡、枕骨髁的情况，并能进行准确测量。MRI能清晰、直观地反映骨畸形对神经组织的影响。

（三）临床表现

一般10岁以后逐渐发病，10～30岁多见，少数老年时才出现症状。男性多于女性。头颈部的创伤、感染可诱发症状或使症状急剧加重。症状多进行性加重，表现为轻重不等的枕骨孔区综合征。

1. 外观　颈项短粗、后发际低。约半数患者伴有斜颈，也可能有面部、颅骨不对称及蹼状颈等畸形。

2. 神经刺激症状　多以颈神经刺激症状为始发，如枕颈部疼痛、颈椎活动受限，一侧或双侧上肢麻木、酸痛、无力等。

3. 后组脑神经症状

（1）舌咽神经受累：舌后1／3味觉及咽部感觉障碍，咽喉肌运动不良。

（2）迷走神经受累：软腭上提不能，吞咽困难，饮水呛咳，声嘶，鼻音重。

（3）副神经受累：胸锁乳突肌和斜方肌瘫痪。

（4）舌下神经受累：舌肌萎缩、舌运动障碍。

4. 小脑症状　步态不稳、共济失调、眼球震颤、辨距不良等。

5. 延髓及上段颈髓受压　表现为轻重不一的四肢上运动神经元系统瘫痪，以及延髓或脊髓空洞症的表现。例如四肢无力、肌张力高、肌腱反射亢进、手指精细动作障碍、深感觉障碍、感觉分离等。

6. 椎动脉供血不足　反复发作的突发眩晕、视力障碍、恶心呕吐、癫痫、智力减退、晕厥及人格改变等。

7. 颅内压增高　多于晚期出现，表现为头痛、喷射状呕吐、视神经盘水肿，甚至发生脑疝，出现呼吸、循环及意识障碍。

8. 性功能紊乱　约1／3的患者有阳痿和性欲低下。

（四）诊断标准

根据临床表现、X线检查以及CT、MRI等可明确诊断。X线片检查中，上述测量方法中至少有两项明显异常时才能诊断。但X线平片测量数值因性别、年龄而差异较大，故应综合临床症状、体征、X线检查以及CT、MRI等确定诊断。

（五）鉴别诊断

颅底凹陷症的临床表现复杂，无特异性的症状、体征。临床上较易误诊。需与颈椎病、寰枢关节脱位、枕骨大孔区和上颈段肿瘤、脊髓空洞症、原发性脊髓侧索硬化症等鉴别。

虽然颅底凹陷常合并多种发育畸形，但不应单以枕颈区其他畸形的存在而诊断颅底凹陷。对疑有颅底凹陷者，应做X线、CT、MRI等检查，明确是否存在枕颈部畸形。

三、枢椎齿状突畸形

枢椎齿状突畸形是引起寰枢椎不稳的一个先天发育性因素。

创伤后较正常人更易发生寰枢关节畸形脱位。齿状突畸形主要包括枢椎分节不良和齿状突发育不全两大类。

（一）病因和病理生理

胚胎期形成软骨性颈椎后，若发生分节障碍，则可能导致寰、枢椎之间及枢椎与第3颈椎之间不同程度的畸形愈合。齿状突畸形除了因骨化障碍齿状突尖、体不融合以及齿状突体与枢椎不融合外，也可能与感染、创伤或血供不足有关。

齿状突畸形包括未发育（缺如）、发育不良和齿状突骨，Green-berg将齿状突畸形分为五型。

Ⅰ型：齿状突骨，齿状突正常，但其基底部未与枢椎椎体融合。

Ⅱ型：终末骨，齿状突尖与齿状突体分离。

Ⅲ型：齿状突体缺如，齿状突尖成为游离的齿突小骨。

Ⅳ型：齿状突尖缺如，齿状突短小。

Ⅴ型：齿状突缺如，齿突尖与体部均未发育。

（二）检查

颈椎开口位片可看到齿状突发育情况；颈椎伸屈位片可以判断寰枢关节有无不稳定或脱位；颈椎CT三维重建可以清楚显示齿状突形状和寰齿前间隙距离，判断有无寰枢关节不稳或脱位；颈椎MRI可显示脊髓受压情况及有无脊髓变性、水肿。

（三）临床表现

枢椎齿状突畸形患者多有短颈、后发际低、斜颈。先天性齿状突畸形各型的临床表现无特异性差别。症状多在10～20岁左右出现，多以颈部疼痛、僵硬、斜颈或头痛等症状起病，颈部创伤可致一过性的肢体瘫痪；随着脱位程度加重，上颈髓受压，出现轻重不一的四肢瘫痪；椎动脉血循环受阻可出现头晕、晕厥、视力障碍等。

（四）诊断

儿童时多无症状，常因其他原因就诊检查偶然发现畸形存在。枢椎齿状突畸形常伴有其他畸形。对于无创伤或轻微创伤后逐渐出现头颈偏斜、颈部僵硬或与轻微创伤不相称的严重脊髓损害的伴有短颈、后发际低等畸形的青少年，应考虑此病。影像学检查是诊断寰椎齿状突畸形的主要依据。在颈枕区侧位和开口位X线片上，齿状突各部分间以及齿状突、枢椎椎体之间未愈合处，表现为一线状透亮区；缺如的部分，则X线片上不能显示。伸屈位片可发现不稳定或脱位征象。由于3～6岁时齿突体与枢椎之间完全骨性融合，12岁左右齿突尖与齿突体骨性融合，故诊断时要予以考虑，避免误诊。

四、先天性寰枕融合

寰枕融合又称寰椎枕骨化，是寰椎与枕骨基底之间的先天性融合。表现为骨性融合，融合范围可以是全部或部分，常伴有颅底凹陷、先天性齿状突畸形、先天性颈椎融合、脊柱侧凸等其他畸形。

（一）病因及病理生理

具体的病因尚不清楚。从发生学上讲，枕骨基底部、寰椎后弓和侧块以及齿状突尖均起源于头端的枕部生骨节；在胚胎发育期的软骨化阶段，上述结构分离障碍，将产生各种畸形。寰枕完全性骨性融合，即寰椎前、后弓与枕骨大孔边缘相连；大部分患者表现为部分性融合，即前弓或后弓融合，单纯枕骨髁与寰椎上关节面融合。寰枕融合寰椎相对高度降低，枢椎齿状突位置上升，甚至突入枕骨大孔；合并扁平颅底或颅底凹陷者，寰椎后弓内陷、内翻，这些改变均导致该平面椎管狭窄，延脊髓受压。不同形式的寰枕融合，使寰枕关节功能部分或完全丧失，相应的寰枢关节代偿性活动加大。久之，寰枢关节的韧带和关节囊松弛，从而发生寰枢关节不稳或轻微外力下发生脱位，造成严重的延脊髓受压症状。

（二）临床表现

多于青壮年时出现神经损害症状，病情进展缓慢。外观可有短颈、后发际低、斜颈等。常以颈肩部疼痛、颈僵、步态不稳等为首发症状，随着病情进展可出现轻重不一的枕骨大孔区综合征的表现。

（三）检查及诊断

对于以后颅窝组织、延脊髓慢性压迫症状为主者，特别是合并有其他畸形者应做影像学检查以明确诊断。屈伸位X线片如发现寰枕间有融合或寰椎与枕骨间相对位置无变化，可初步诊断；CT的平扫、三维重建以及MRI检查不仅可以进一步明确骨性融合的部位，而且可以反映脑脊髓受压的部位和程度。

五、寰枢关节先天畸形

寰枢关节脱位以创伤性多见。因枕颈区先天性畸形而继发的寰枢关节脱位称先天畸形性脱位，其症状常在青少年或成年出现。

（一）病因及病理生理

1. 先天性寰枕融合　寰枕关节功能丧失，寰枢关节代偿性活动加大，导致寰枢关节周围的韧带、关节囊松弛，发生寰枢关节不稳，轻微的外力作用即发生脱位。合并第2、3颈椎融合者，发生寰枢关节脱位的概率更大。

2. 颅底凹陷　由于颅底畸形骨质的存在，即使寰枢关节正常，其活动范围也受到限制。

3. 齿状突发育不良　寰枢关节包括两个中间的车轴关节及两个侧方的磨动关节。由于齿状突缺如、齿状突骨以及齿状突短小等，使车轴关节的稳定性削弱甚至丧失，寰枢其他关节负荷加重，导致韧带及关节囊松弛。

4. Klipel-Feil综合征　该综合征是先天性多阶段的颈椎融合畸形，寰枢关节负荷增大，发生慢性脱位。

（二）临床表现

寰枢关节先天畸形性脱位的常见症状有颈部疼痛、力弱、感觉障碍、步态异常或共济失调。伤病可能涉及高位颈脊髓的上、下传导束和神经核，还可能影响低位脑神经（舌下、舌咽、迷走和副神经），表现出舌肌萎缩、舌尖歪斜、下咽困难和声音嘶哑等症状。

（三）检查及诊断

寰枢关节伤病的诊断主要依据影像检查。最先做的影像检查应该是颈椎过屈、过伸侧位X线片，投照时应以寰枢关节为中心。如果侧位X线片可疑枢椎齿状突骨折，还应加照开口位，从正位观察齿状突。在颈椎过屈侧位片上应注意观察寰齿前间隙（寰椎前弓后缘与齿状突前缘的距离）。在屈颈姿势下摄片，如果寰齿前间隙大于3mm则寰椎横韧带有可能松弛或断裂。不过这一诊断指标不是绝对的，要结合患者的具体情况综合考虑，如患者的年龄、性别、创伤的强度、是否并发类风湿性关节炎等。如果一个以往健康的成年人，头颈部经受了一个并不大的外力，屈颈侧位片见寰齿前间隙在3～4mm，则不能肯定寰椎横韧带是否断裂。应定期复诊，如果在随诊中多次颈椎屈曲侧位片见寰齿前间隙不再增大，就可以认为寰枢关节是稳定的。不可绝对根据寰齿前间隙3mm的诊断指标草率地行关节融合术。

只有当颈椎X线侧位片怀疑有齿状突骨折时开口位片才有意义。在开口位片上应观察齿状突基底部是否有骨折线。在开口位片上齿状突与寰椎两侧块间距不对称是临床上常见的影像。

第二节　颈椎发育异常

下颈段发育异常可表现为多个颈椎间融合、颈椎半椎体畸形、颈椎裂和椎弓不连。

一、Klippel-Feil综合征

两个或两个以上颈椎先天性融合（可以是完全融合，或是局限于椎体或椎弓间一部分的融合），称为Klippel-Feil综合征。它以短颈、低发际和颈部活动受限三联症为特征。本病还可伴随其他先天畸形，如颈肋、脊椎裂、腰椎骶化以及其他脏器的先天性发育异常。

（一）病因及病理生理

颈椎异常是胚胎早期中胚层发育障碍的结果，先天性融合是分隔障碍造成，而半椎体则是单侧形成障碍的结果。尽管Klippel-Feil综合征的病因尚不清楚，但发生于胚胎第4～5周的损害有可能改变颈椎和邻近器官的发育；因此，在临床上可见到Klippel-Feil综合征常与各种先天性畸形并存。

（二）临床表现及诊断

短颈、低发际和颈部活动受限三联症是Klippel-Feil综合征的临床体征。大多数患者在儿童期很少出现需要治疗的临床症状，成年后可能出现疼痛。但需随访观察患者先天融合的椎体与相邻椎体间的稳定性，可采用定期拍摄过伸、过屈位颈椎片了解是否存在不稳。

二、颈椎半椎体畸形

颈椎半椎体畸形较少见，可表现为1/2或2/3的椎体缺如。残余椎体可与上下椎体先天性融合。若椎体前2/3缺如，可引起楔形改变，颈椎后凸。

除颈椎外观畸形和颈椎活动受限外，可能出现脊髓神经症状，如锥体束征、运动障碍、肢体麻木以及大小便障碍等。应做X线正、侧位以及CT三维重建检查，观察凹侧椎间盘是否存在，椎弓根是否清晰，椎体终板结构是否正常。

第三节　肌性斜颈

这是一种颈部先天性畸形，在儿童中较常见，多为胸锁乳突肌挛缩引起而称为肌性斜颈。以骨骼发育畸形所致者称为骨性斜颈，较少见。

一、病因

先天性肌性斜颈的病因，目前尚不清楚。

（一）产伤学说

因多见于难产分娩的儿童，约半数为胎位不正的臀位，过去多归咎于创伤。但组织学检查不支持，因胸锁乳突肌纤维化内未见任何含铁血黄素的迹象，无出血证据。

（二）宫内学说

认为胎头在宫内姿势不正，受异常压力的压迫所致胸锁乳突肌发育抑制，产生继发性纤维组织反应，是发生斜颈畸形因素之一。

（三）遗传学说

曾有报道双胞胎中均发生斜颈。据统计19％的患儿有明显家族史。也有发现多伴有其他部位的畸形，提示与遗传因素有关。

二、病理生理

受累的胸锁乳突肌的病理变化。

（一）横纹肌及肌腱的变性坏死

形成弥漫的形状不规则的红染碎块，细胞核大部分消失，残存的核浓缩、不规则，偶见有肌腱及肌纤维完全坏死。

（二）纤维组织增生

变性或坏死的肌纤维间或其周围为新生的毛细血管和成纤维细胞。有时成纤维细胞排列致密，基质中未见胶原纤维形成，或在纤维组织中可见大量的胶原纤维形成以致透明变性，与广泛的纤维化部位，完全代替了原有的横纹肌或肌腱。近年来，从超微结构的研究发现，肌纤维间的线粒体排列紊乱，说明三磷酸腺苷缺乏，可能促使肌肉产生类似缺血性挛缩的变化。

（三）横纹肌再生

在增生的纤维组织中，常见横纹肌的再生，纤维形态，大小不规则，可见一个以上细胞核。

上述病理变化和年龄无密切关系，且很少见陈旧性出血。因而，可以说胸锁乳突肌主要的病变为肌纤维的变性、坏死、机化，继之纤维组织增生，形成瘢痕致肌肉挛缩。

三、临床表现

（一）斜颈

婴儿出生后1~2周，其家人发现婴儿头斜向一侧，随其发育，斜颈畸形逐渐加重。

（二）颈部肿块

当发现斜颈后，于倾斜侧之胸锁乳突肌内可触及肿块，呈梭形，长2~5cm，宽1~2cm，质硬，无压痛，3~4个月后，肿物即逐渐消失。

（三）面部不对称

约1岁半后，即出现面部五官不对称，即患侧眼睛下降；下颌转向健侧；颜面变形，健侧面部丰满呈圆形，患侧面部则窄而平；测量双眼外角至同侧口角线的距离，可见患侧变短，且随年龄增加而日益显著。需注意患儿有无合并其他畸形。

四、诊断

先天性肌性斜颈的诊断较容易。需重视对患儿的及早发现，早期治疗以提高疗效及降低手术治疗率。

五、鉴别诊断

（一）颈部淋巴结炎

因局部炎症刺激而使头斜向患侧，但这时肿块有明显压痛，其不在胸锁乳突肌处，区别不难。

（二）寰枢关节旋转固定

可出现斜颈，多因咽部炎症所致周围的关节囊、韧带挛缩或疼痛性痉挛所致。多发生在口咽部感染之后，感染消退后多可自行恢复正常。

（三）其他

包括先天性脊椎骨畸形、颈椎结核，尚有癔症性斜颈、颈部扭伤后肌肉痉挛性斜颈以及习惯性斜视引起的斜颈等，应排除诊断。

第四节　颈肋

颈肋的发病率约为0.5％，几乎一半患者因偶做X线片检查而发现，并不出现临床症状。

一、病因及病理生理

颈肋可直接压迫臂丛神经和锁骨上动脉，更常见的是合并异常纤维条形成压迫。正常锁骨与第1肋骨间隙较狭小，臂丛与锁骨下动脉在前斜角肌与中斜角肌之间，从该间隙出胸腔口。若有颈肋或纤维束，或者前斜角肌痉挛或挛缩，均可出现锁骨下动脉与臂丛神经受压症状，故不少学者将两者统称为"胸廓出口综合征"。

二、临床表现

多见于中年以上的女性，患侧颈肩臂区不适或疼痛。臂丛的下干受压，出现尺神经分布区发麻、沉重感，常因患侧上肢持续活动、牵拉、提物等动作而加重。严重者可出现握力减弱，精细动作不灵活，大、小鱼际肌和骨间肌萎缩。当锁骨下动脉受压时，可以引起肢体发凉、怕冷、患肢易疲劳、手上举时苍白。锁骨下静脉遭受压迫，可产生患肢水肿、浅静脉怒张、手指僵硬、指甲发绀等。

三、诊断

凡中年女性患者，有颈肩区不适或疼痛，查体发现肩部宽度似较窄、锁骨弯曲幅度较正常小及锁骨上窝较浅，则应怀疑此病，拍胸片协助诊断。若有典型的神经和血管受压症状则诊断更明确。

四、检查

以下检查有助于诊断。

（一）压迫试验

在锁骨上窝压迫神经血管束，可使症状加重。

（二）斜角肌试验（Andson法）

让患者深吸气后闭气，并将头后伸，下颌向患侧旋转，若桡动脉搏动减弱和消失者为阳性，同时在锁骨下可听到杂音。

（三）肋锁试验

检查者扪诊患侧桡动脉脉搏。嘱患者将肩部向后、向下移动，使锁骨下动静脉挤压在第1肋和锁骨之间。若脉搏减弱或消失为阳性。

（四）外展试验

将患者的肩关节被动地过度外展，脉搏减弱或消失者为阳性，表示锁骨下动脉被胸小肌肌腱压迫。

（五）运动试验

患者双肩外展90°并外旋，让患者双手做连续快速伸屈手指动作，患侧肢体迅速自远向近端出现疼痛，而健侧上肢可持续运动1分钟以上。

五、鉴别诊断

（一）颈椎病（神经根型）

同样有神经根刺激症状，麻木，感觉异常，肌肉萎缩，颈、肩、臂放射性疼痛等。X线摄片显示颈椎有退变性改变，神经孔狭窄、颈椎间盘变窄等，而无颈肋。

（二）腕管综合征

主要是手指感觉异常，腕掌侧正中有压痛。

第七章　脊柱侧凸畸形

一、脊柱侧凸概论

脊柱侧凸（scoliosis）是指脊柱的一个或数个节段向侧方弯曲，伴有椎体旋转的三维脊柱畸形。国际脊柱侧凸研究学会（scoliosis research society，SRS）对脊柱侧凸定义如下：应用Cobb法测量站立正位X线像的脊柱侧方弯曲，如角度大于10°则为脊柱侧凸。

（一）流行病学

脊柱侧凸可发生于任何年龄。特发性脊柱侧凸最常见的诊断年龄是11～13岁，轻度弯曲的特异性脊柱侧凸在男女性中的流行程度几乎相等。然而，进一步的发病率，女性为男性的3～4倍。其他类型男女性流行程度差别较小。

（二）病因

根据类型不同发病原因亦不尽相同，详见各论。

（三）分类

1. 非结构性侧凸　包括姿势不正、癔症性、神经根刺激等，如髓核突出或肿瘤刺激神经根引起的侧凸。还有双下肢不等长、髋关节挛缩以及某些炎症引起的侧凸。病因治疗后，脊柱侧凸即能消除。

2. 结构性侧凸

（1）特发性脊柱侧凸：原因不明的脊柱侧凸最常见，占总数的75％～80％。根据脊柱发病年龄又分婴儿型（0～3岁）、少儿型（3～10岁）及青少年型（10岁后）。

（2）先天性脊柱侧凸：根据脊柱发育障碍分为三种类型。

1）形成障碍，有半椎体和楔形椎。

2）分节不良，有单侧未分节形成骨桥和双侧未分节（阻滞椎blocvertebrae）两种。

3）混合型。

（3）神经肌肉型脊柱侧凸。

（4）神经纤维瘤病合并脊柱侧凸：有高度遗传性，约占总数的2％。特点是皮肤上有6个以上咖啡斑，有的有局限性橡皮病性神经瘤。其特点是畸形持续进展，甚至术后仍可进展；假关节发生率高，往往需要多次植骨融合，治疗困难。

（5）间充质病变合并脊柱侧凸：马方综合征及埃当综合征均属于间充质病变。马方综合征的患者中，有40%～75%的患者合并脊柱侧凸。特点是侧弯严重，常有疼痛、肺功能障碍。临床表现为瘦长体型、细长指（趾）、漏斗胸、鸡胸、高腭弓、韧带松弛、扁平足及主动脉瓣、二尖瓣闭锁不全等。埃当综合征特征为颈短。

（6）骨软、骨营养不良合并脊柱侧凸：包括弯曲变形的侏儒症、黏多糖蓄积病、脊柱脊髓发育不良等。

（7）代谢障碍合并脊柱侧凸：如佝偻病、成骨不全、高胱氨酸尿症等。

（8）脊柱外组织挛缩导致脊柱侧凸：如脓胸或烧伤后等。

（9）其他：创伤，如骨折、椎板切除术、胸廓成形术，放射治疗后引起脊柱侧凸；脊柱滑脱、先天性腰骶关节畸形等；风湿病、骨感染、肿瘤等。

（四）诊断

1. 病史　详细询问与脊柱畸形有关的一切情况，如患者的健康状况、年龄及性成熟等，还需注意既往史、手术史和创伤史。应了解脊柱畸形的幼儿母亲妊娠过程中有无并发症等。家族史应注意其他人员脊柱畸形的情况。神经肌肉型的脊柱侧凸中，家族史尤为重要。

2. 体检　体格检查时从患者背部观察有无以下情况。

（1）两肩不等高。

（2）肩胛一高一低。

（3）一侧腰部皱褶皮纹；。

（4）腰前屈时两侧背部不对称，即"剃刀背征"。

（5）脊柱偏离中线。

然后，检查脊柱屈曲、过伸及侧方弯曲的活动范围。检查各个关节的可屈性，如腕及拇指的接近，手指过伸，膝肘关节的反屈等。最后，应仔细进行神经系统检查，尤其是双下肢。患者的身高、体重、双臂间距，双下肢长度、感觉均需记录在案。

3. X线检查

（1）直立位全脊柱正侧位像。

（2）脊柱弯曲（Bending）像：包括仰卧位、卧位弯曲像等，目前以仰卧位弯曲像应用最多。主要用于：①评价腰弯的椎间隙的活动度；②确定下固定椎；③预测脊柱柔韧度。

（3）悬吊牵引（Traction）像：①可以提供脊柱侧凸牵引复位的全貌；②适用于神经肌肉功能有损害的患者；③适用于评价躯干偏移和上胸弯；④可以估计下固定椎水平。

（4）支点弯曲（Fulcrum Bending Radiograph）像：易于操作，弯曲力量为被动力量，重复性好，它能真实反映侧弯的僵硬程度，预测侧弯的矫正度数，也可以用于确定某些病例是否需要前路松懈术；Fulcrum像对僵硬的侧弯患者更为有效。

（5）斜位像：检查脊柱融合的情况，腰骶部斜位像用于脊柱滑脱、峡部裂患者。

（6）Ferguson像：检查腰骶关节连接处，为了消除腰前凸，男性患者球管向头侧倾斜30°，女性倾斜35°，这样得出真正的正位腰骶关节像。

（7）Stagnara像：严重脊柱侧凸患者（大于100°），尤其伴有后凸、椎体旋转者，普通X线像很难看清肋骨、横突及椎体的畸形情况。需要摄取旋转像以得到真正的前后位像。

4. 脊髓造影。

5. CT和MRI　对伴有脊髓病变的患者很有帮助，如脊髓纵裂、脊髓空洞症等。了解骨嵴的平面和范围，对手术矫形、切除骨嵴及预防截瘫非常重要。

6. 脊柱侧凸的X线测量

（1）X线阅片的要点：

1）端椎：脊柱侧弯的弯曲中最头端和尾端的椎体。

2）顶椎：弯曲中畸形最严重，偏离垂线最远的椎体。

3）主侧弯（原发侧弯）：是最早出现的弯曲，也是最大的结构性弯曲，柔软性和可矫正性差。

4）次侧弯（代偿性侧弯或继发性侧弯）：是最小的弯曲，弹性较主侧弯好，可以是结构性也可以是非结构性。位于主侧弯上方或下方，作用是维持身体的正常力线。椎体通常无旋转，当有三个弯曲时，中间的弯曲常是主侧弯；有四个弯曲时，中间两个为双主侧弯。

（2）脊柱侧凸弯度测量：Cobb法最常用，头侧端椎上缘的垂线与尾侧端椎下缘垂线的交角即为Cobb角。若端椎上、下缘不清，可取其椎弓根上、下缘的连线，然后取其垂线的交角即为Cobb角。

（3）脊柱侧凸旋转度的测定：通常采用Nash-Moe法（图7-1），根据正位X线片上椎弓根的位置，将其分为五度：0度，椎弓根对称；Ⅰ度，凸侧椎弓根移向中线，但未超过第一格，凹侧椎弓根变小；Ⅱ度，凸侧椎弓根已移至第二格，凹侧椎弓根消失；Ⅲ度，凸侧椎弓根移至中央，凹侧椎弓根消失；Ⅳ度，凸侧椎弓根越过中线，靠近凹侧。

（4）X线评估参数：摄片后标记顶椎、上下端椎、顶椎偏距、骶骨中心垂线（center sacral vertical line，CSVL）等（图7-2）。

（5）肋椎角差（rib Vertebral angle differ，RVAD）：用于评价婴儿型特发性脊柱侧凸。计算方法为：胸椎顶椎凹侧肋椎角减去凸侧肋椎角，如果RVAD大于20°，侧凸易进展；如果RVAD小于20°，则侧弯有可能消退。

（6）成熟度的鉴定：成熟度的评价在脊柱侧凸的治疗中尤为重要。必须根据生理年龄、实际年龄及骨龄来全面评估。主要包括以下几方面。

1）第二特征：男童的声音改变，女孩的月经初潮、乳房及阴毛的发育等。

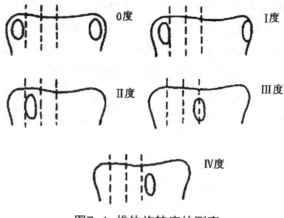

图7-1 椎体旋转度的测定

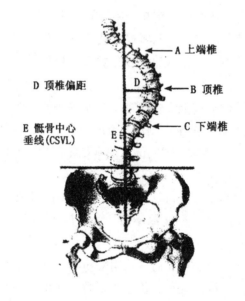

图7-2 A、B、C、D、E脊柱侧弯X线评估指标

2）骨龄：

①手腕部骨龄：20岁以下患者可以摄手腕部X线片，根据Greulich和Pyle的标准测定骨龄。

②髂棘骨骺移动（excursiono{iliacapophyses）：Risser将髂棘分为4等份，骨化由髂前上棘向髂后上棘移动，骨骺移动25％为Ⅰ度，50％为Ⅱ度，75％为Ⅲ度，移动到髂后上棘为Ⅳ度，骨骺与髂骨融合为Ⅴ度。

③椎体骺环发育：侧位X线片上骨骺环与椎体融合，说明脊柱停止生长，为骨成熟

的重要体征。

7. 肺功能检查　肺功能实验分为4组：静止肺容量；动态肺容量；肺泡通气量；放射性氙的研究。脊柱侧凸的患者常规使用前三种实验。

静止肺活量包括肺总量、肺活量和残气量。肺活量用预测正常值的百分比来表示。80%～100%为肺活量正常，60%～90%为轻度限制，40%～60%为中度限制，低于40%为严重限制。

动态肺活量中最重要的是第一秒肺活量（first second lung capacity，FEV_1），将其与总的肺活量比较，正常值为80%。

（五）鉴别诊断

1. 单独发生肋骨旋转而不伴脊柱侧凸。

2. 脊柱后凸仅发生在矢状面的弯曲，可能与脊柱侧凸、锁骨骨折，或施普伦格尔畸形混淆，畸形有"高肩"的外观。

3. 腿不等长可造成"高髋"的外观。

二、先天性脊柱侧凸

先天性脊柱侧凸是指由于胎儿脊柱的发育异常引起出生时即出现的脊柱畸形。有些学者认为该病具有遗传性，发病率约1.04%。然而Wynne-Davies发现许多先天性脊柱侧凸的患者并没有家族脊柱畸形病史。

（一）病理生理

从脊柱发育的胚胎学来看，自妊娠第4周开始，胚胎的生骨节和生肌节开始自两侧向内折叠在脊索背侧的神经外胚层周围，并在中线融合形成椎弓和棘凸，外胚层则依次形成脊髓，残余的脊索则保留在椎间盘的髓核中。在冠状位上，上位生肌节的下1/3和下位生肌节的上2/3形成椎体，在相邻的椎体之间，节间血管和神经分布于上下椎体，越过椎体中间部分。在胚胎发育过程中，无论是上述任何组成部分的移位、分节或融合发生异常，都会引起脊柱不同类型的先天性畸形，这种畸形可以发生在出生时，也可能发生在脊柱以后的发育过程中。

（二）分型

按发病原因不同，先天性脊柱畸形可以分为以下五型。

1. 结构形成不全。

2. 分节不全。

3. 结构形成不全合并分节不全。

4. 椎弓融合不全。

5. 上述多种因素综合作用。

（三）检查

因脊柱畸形常常合并有其他系统的畸形，如脊髓空洞症、椎管内肿瘤、脊髓纵裂。文献报道并发泌尿生殖道畸形者占20%，合并心脏异常者占12%。因此，对于脊柱畸形的小孩，除进行脊柱畸形的评估外，与儿科医师一起对小孩进行全面的检查非常必要，以便排除其他系统的异常。一旦发现患儿有威胁生命的疾病时，应该优先处理这些疾病，只有在患者全身情况允许时才处理脊柱畸形。患者除做常规的心电图检查外，还可以做超声心动图排除心脏疾病；通过静脉尿路造影术（intravenous urography，IVU）可以对患者的功能和状态进行评估；MRI目前已经替代了IVU，在检查脊柱同时可以对肾脏进行检查。另外，仔细进行神经功能检查是必要的，特发性脊柱侧凸患者很少有神经功能障碍，如果发现神经功能障碍必须考虑先天性脊柱侧凸畸形。依据先天性异常发生的部位，患者可能表现出准确的高位或低位运动神经元的体征。有时检查发现下肢的运动、感觉和本体感受的形式完全正常，但腹壁反射缺失或不对称表现较为敏感。在临床工作中，所有患者必须进行上述反射检查，一旦发现有阳性体征，患者将接受更大范围的检查，包括MRI对全脊柱和脑干的检查。

放射学检查包括直立的脊柱全长的X线正位和侧位照片。在照片上脊柱畸形可通过传统的Cobb角进行测量，除此之外，还可以测量整个脊柱的平衡状态。对角度较大的畸形包括半椎体畸形可以单独测量。测量的结果应该按照时间先后记录和排列，以便追踪随访。

（四）临床表现

脊柱畸形，背部异常毛发分布，神经系统症状，短颈畸形，高弓足。

1. 双肩不等高。
2. 腰部两侧不对称。
3. 肩胛骨隆起。
4. 肋骨或腰背部隆起"剃刀背畸形"。
5. 躯干的水平移位和侧倾。

CT作为常规检查应用于临床，基本取代了X线断层照片检查脊柱的骨异常，区别半脊椎畸形和象限脊椎。三维重建CT影像可以帮助手术医师更好地发现和了解脊柱的情况，做出更好的手术计划。MRI目前是脊柱最好的检查手段，尽管它不能像CT影像一样显示脊柱的骨性结构，如果条件允许，对于脊柱畸形的患者，还是应该做全脊柱的MRI检查，以排除椎管内的异常，如脊髓空洞、脊髓纵裂、脊髓栓系、椎管内脂肪瘤、Arnold-Chiari畸形等。如果发现或怀疑患者有神经功能问题，患者应该进一步做电生理检查，包括感觉和运动诱发电位的检查。

（五）诊断

1. 临床表现如上所述。

2. 影像学检查　X线、CT、MRI。

3. 常见合并畸形。

4. 椎管内畸形　发生率约为38%，如脊髓纵裂、脊髓栓系。

5. 泌尿生殖系统畸形　发生率约为25%。

6. 短颈畸形　发生率约为25%。

7. 先天性心脏病　发生率约为10%。

三、青少年特发性脊柱侧凸

青少年特发性脊柱侧凸（adolescent idiopathic scoliosis，AIS）是青春前期或骨骼成熟前发生的脊柱侧凸，占整个脊柱侧凸的80%，形成带有弧度的脊柱畸形。常伴有脊柱的旋转畸形和矢状面上生理弯度的变化，胸廓、肋骨、骨盆、下肢的长度、双侧肩胛高度也会随之变化，并常伴有骨质疏松，严重的病例（Cobbs角>80°）会影响到呼吸功能、心脏变位，甚至发生截瘫。在生理和心理上给患者造成很大的负担。

早期通过云纹背影实验普查脊柱侧凸的发生率，根据对脊柱侧凸概念认识的不同：Cobbs角>10° 侧凸发生率为1.5%~3%，Cobbs角>20° 侧凸发生率为0.3%~0.5%，Cobbs角>30° 侧凸发生率为0.2%~0.3%，并在随访过程中发现：Cobbs角>30° 的脊柱侧凸有明显的加重倾向。虽然应用外固定支具能够限制部分轻症侧凸的继续发展，但患者大多数应用后的效果并不理想，而且外固定支具不能起到很好的矫形作用。

（一）病理生理

结构变化的范围与脊柱侧凸的程度有关，变化最大的部位是侧凸的顶端，而侧凸两端变化渐轻。结构性侧弯椎体的旋转总是朝向侧弯的凸侧，而棘突转向侧弯的凹侧。压力和牵张力作用在生长中的脊柱会使椎体变形，楔形变厚的一面位于凸侧，变窄的一侧在凹侧。凹侧的椎体因承受压力大而变得更加致密，相反，侧凸侧厚且较稀疏。除冠状面和轴向的改变以外，侧弯的额状面呈前突。这种三维变化最好的形容词是脊柱扭曲，其主要改变位于侧凸的顶端。侧弯的脊柱同时伴有椎管和后方附件的变形。严重的侧弯畸形，其凸侧的椎板增宽，韧带拉长，而侧凸凹侧的椎板变窄，椎板间紧密靠拢。侧凸凹侧的椎弓根短而粗。椎管因椎弓根和关节突的形状异常也随之而变形。因长期受压，侧凸凹侧的椎间盘变窄，且有退行性改变，邻近的椎体呈现硬化，边缘有唇样变。受脊柱侧凸影响，胸椎产生旋转，侧凸凸侧的肋骨更多的朝向后方，产生"剃刀背"。在侧凸凹侧，肋骨旋向前方，从后方看相对塌陷，而从前方看呈隆起。胸骨不对称，从中线移向凸侧，乳房也可因胸廓变形而有轻度不对称，这种不对称使患儿特别关注。脊柱畸形也使胸廓不对称。侧凸凸侧的肺活量降低，凹侧有所增加，严重畸形的患儿凸侧后方肋骨明显成角，使肺功能受损。重症患儿椎管变形，脊髓在凹侧受牵拉。但因此出现神经症状者并不常见。脊髓受压并发神经功能异常者，均发生在极度畸形并伴有明显胸椎后凸的患儿中。

（二）分型

对特发性脊柱侧凸进行合理的分类是确定治疗方法的前提。

最初根据侧凸的外观形态将脊柱侧凸分为双胸弯型、胸弯型、胸腰型、腰弯型、双主弯型、三弯型。1983年King等在冠状面上测量了特发性脊柱侧凸的范围和Cobbs角，对侧凸的活动度进行进一步的分析，将侧凸划分为五种类型，并提出不同类型脊柱侧凸融合固定标准，具体如下。

Ⅰ型：腰弯>胸弯，并跨过中线，凸侧Bending相显示腰弯柔韧性小；临床检查可见腰椎旋转引起的剃刀背畸形大于胸弯。另外，如果胸弯>腰弯，但腰弯柔韧性较小。

Ⅱ型：胸弯>腰弯，腰弯柔韧性好；胸弯剃刀背畸形较腰段明显，且腰弯顶椎越过骶正中线。

Ⅲ型：单纯胸弯，腰弯不超过骶正中线。

Ⅳ型：长胸弯，L_4向凸侧倾斜并位于弯曲内。

Ⅴ型：为胸段双弯，T_1向上胸弯的凹侧倾斜；临床检查时常可见左肩高。

（三）临床表现

1. 多数为姿势性，易发于6～7岁的女孩，男孩较少。

2. 早期畸形不明显，亦无脊柱结构变化，易于矫正，但易被忽视。10岁以后椎体第2骨骺发育迅速，1～2年侧凸明显，凸侧肩高，凹侧肩低，易被识别就诊。

3. 该畸形除姿势不正外，还有某些器官畸形代偿形成，如双下肢不等长，骨盆倾斜继发髋关节内收或外展。严重者可继发胸廓畸形，胸腔容积缩小，引起气短、心悸、消化不良、食欲缺乏等内脏功能障碍。

4. 后期可出现脊髓神经牵拉或压迫的症状。

5. 体检时可发现大部分侧凸位于胸段或胸腰段，脊柱呈"S"形侧方弯曲。由于脊椎侧凸同时合并脊柱旋转畸形，脊柱侧凸合并肋骨向后突出形成骨嵴，称"剃刀背"畸形。如脊髓受压则出现下肢痉挛性瘫痪的症状。

（四）诊断

AIS的诊断并不困难，但首先须排除其他类型的脊柱侧凸，详见以下鉴别诊断。然后可根据病史、体格检查、影像学检查作出诊断。

1. 病史　详细询问畸形的开始情况、进展速度、治疗情况和畸形对患者的影响，并了解患者是否患有其他疾病及家族中有无脊柱畸形及神经肌肉性疾病病史。注意患者的出生情况，母亲妊娠时的健康情况、用药史。

2，体格检查　观察背部、两肩、肩胛、腰围是否对称，胸廓与骨盆关系。观察有无侧、后、前凸畸形。观察躯干有无倾斜，并检查脊柱的柔韧性。仔细检查感觉、运动、肌力、肌张力和反射情况。

3．辅助检查　X线检查综述时已详细论述，在此强调一下CT和MRI对了解椎体的形态和发育情况以及椎管内的并发畸形有很大帮助。

（五）鉴别诊断

1．先天性脊柱侧凸　是由于脊柱胚胎发育异常所至，发病较早，大部分在婴幼儿期被发现，发病机理为脊椎的结构性异常和脊椎生长不平衡，鉴别诊断并不困难，X线摄片可发现脊椎有结构性畸形。基本畸形可分为三型。

（1）脊椎形成障碍，如半椎体。

（2）脊椎分节不良，如单侧未分节形成骨桥。

（3）混合型，如常规X摄片难于鉴别，可用CT。

2．神经肌源性脊柱侧凸　可分为神经性和肌源性两种，前者包括上运动神经元病变的脑瘫、脊髓空洞等和下运动神经元病变的小儿麻痹症等；后者包括肌营养不良、脊髓病性肌萎缩等。这类侧凸的发病机理是由于神经系统和肌肉失去了对脊柱躯干平衡的控制调节作用所致，其病因常需仔细的临床体检才能发现，有时需用神经-肌电生理甚至神经-肌肉活检才能明确诊断。

3．神经纤维瘤病并发脊柱侧凸　神经纤维瘤病为单一基因病变所致的常染色体遗传性疾病（但50%的患者来自基因突变），其中有2%～36%的患者伴有脊柱侧凸。当临床符合以下两个以上的标准时即可诊断。

（1）发育成熟前的患者有直径5mm以上的皮肤咖啡斑6个以上或在成熟后的患者直径大于15mm。

（2）2个以上任何形式的神经纤维瘤或皮肤丛状神经纤维瘤。

（3）腋窝或腹股沟部皮肤雀斑化。

（4）视神经胶质瘤。

（5）2个以上巩膜错构瘤（Lisch结节）。

（6）骨骼病变，如长骨皮质变薄。

（7）家族史：患者所伴的脊柱侧凸其X线特征可以类似于特发性脊柱侧凸，也可表现为"营养不良性"脊柱侧凸，即短节段的成角型的后凸型弯曲，脊椎严重旋转，椎体凹陷等，这类侧凸持续进展，治疗困难，假关节发生率高。

4．间充质病变并发脊柱侧凸　有时马方综合征、EhlerS-Danlos综合征等可以以脊柱侧凸为首诊，详细体检可以发现这些病的其他临床症状，如韧带松弛、鸡胸或漏斗胸等。

5．骨软、骨营养不良并发脊柱侧凸　如多种类型的侏儒症、脊椎骨髓发育不良。

6. 代谢障碍疾病并发脊柱侧凸 如各种类型的黏多糖病、高胱胺酸尿症等。

7. "功能性"或"非结构性"侧凸 这类侧凸可由姿态不正、神经根刺激、下肢不等长等因素所致。如能早期去除原始病因，侧凸能自行消除。但应注意的是少数青少年特发性脊柱侧凸在早期可能因为度数小而被误为"姿态不正"所致，所以，对于青春发育前的所谓"功能性"侧凸应密切随访。

8. 其他原因的脊柱侧凸 如放疗、广泛椎板切除、感染、肿瘤均可致脊柱侧凸。

四、成人脊柱侧凸

成人脊柱侧凸（adultscoliosis）是指20岁以上患者在冠状面上存在Cobb角大于10°的脊柱畸形。

（一）分类

成人脊柱侧凸可分两类。

1. 进入成年期的青少年脊柱侧凸 即畸形发生于骨骺发育成熟之前，以后畸形持续存在，并在成年后加重，出现与青少年脊柱侧凸不同的解剖形态学改变，包括四种基本类型。

（1）特发性脊柱侧凸，最常见。

（2）先天性脊柱侧凸，常伴有僵硬和后凸畸形。

（3）麻痹性脊柱侧凸。

（4）肌源性脊柱侧凸。

2. 成年后发生的脊柱侧凸 又称退变性脊柱侧凸，是目前临床最常见的成人脊柱侧凸。

青少年脊柱侧凸常常没有症状，而成年患者常主诉腰、背部疼痛，其发生率为60%～80%。疼痛的原因尚不清楚，可能为多种因素的综合作用，包括椎旁肌痉挛、疲劳、躯干失衡、椎间盘和小关节的退变等。确定疼痛的来源对手术策略的制定非常重要。

（二）临床表现

轻度脊柱侧凸，外观上可出现胸腰背部不对称，两侧肩胛骨不等高；严重者可导致胸廓旋转畸形、上身倾斜、胸廓下沉、躯干缩短、步态异常等，甚至出现肺功能障碍。成人先天性侧凸患者的肺功能障碍较特发性脊柱侧凸多见，其主要原因是前者肺组织发育受到了限制。严重的脊柱侧凸畸形可导致限制性通气障碍和肺换气功能障碍，但是尚无证据表明原本肺功能正常、无吸烟史的成人脊柱侧凸患者，会随着畸形进展而出现进行性肺功能恶化。肺功能的损害程度与脊柱侧凸度数（Cobb角）的大小成正比。Cobb角60°～70°的脊柱侧凸可引起肺功能不同程度减退，如Cobb>100°常发生严重肺功能障碍。不同节段的脊柱侧凸对肺功能影响的程度不一。胸段和胸腰段可直接造成胸廓的畸形，对肺功能的影响明显；腰段脊柱侧凸则对肺功能的改变较小（但也有学者发现，当腰段脊柱侧凸伴有后凸畸形时，亦可产生明显的肺功能异常）。脊柱侧凸累及椎体的多少也直接影响到肺功能。体格检查时嘱患者充分暴露上身，仅穿短裤，以便观察其健康状况和步态及躯干。站立位下测量双肩是否水平，以及臀部裂缝至经C_7重垂线的距离，观察胸椎是否有生理后凸的减小或前凸。胸廓畸形为脊柱侧凸伴随的常见畸形，移向背侧的凸侧肋骨造成特征性的"剃刀背"畸形。脊柱侧凸发生越早、越严重，胸廓的畸形也就越重。让患者前屈时，可明显观察到胸廓的旋转畸形和肩胛骨的不等高。值得注意的是，成年人由于肥胖或肌肉丰满，可能掩盖胸廓畸形。另外，应进行完整的神经系统检查，注意沿着背部中线皮肤部位是否有色素病变、皮下肿块、脂肪瘤、血管瘤、黑痣、局部皮肤凹陷和毛发等，这些体征常强烈提示存在脊柱脊髓的发育性畸形；同时应仔细检查腹壁反射和两下肢的肌力、感觉、反射和可能存在的病理反射或局部肌群麻痹。如发现脊柱左胸弯，应高度警惕伴有脊髓空洞症的可能性，而轻度爪样足趾预示可能有脊髓栓系综合征。另外，临床上应区分脊髓损害与神经根损害，前者一般表现为上运动神经元损害的特征，损害平面下感觉减退或消失、肌力减弱、大小便障碍、肌张力增高、腱反射亢进和可引出病理反射；后者则表现为神经根支配区的感觉减退或消失、肌力减弱、肌张力降低、腱反射减退或消失以及病理反射不能引出。

（三）诊断

首先询问患者是否有脊柱侧凸进展的家族史，同时重视脊柱侧凸的既往进展情况，详细了解患者背部剃刀背畸形的发展、身高和腰部外形的变化。当然，如能获得患者既往的一系列脊柱X线片资料，则更有价值。除以上体格检查外，辅助检查X线片是诊断脊柱侧凸的主要手段，可以确定畸形的类型、病因、部位、严重度和柔软性。要求在站立位下摄脊柱全长正侧位片，并包括两侧髂嵴，以反映畸形的真实情况和躯干的平衡状态。对于腰椎畸形或下腰痛者，还应摄仰卧位的腰椎正侧位X线点片，能显示一些改变细节，如关节突增大或半脱位、椎间隙狭窄或硬化或细微的先天性发育异常等。左右侧屈片可用来判断脊柱侧凸的柔韧性，但这并不代表手术可以获得的矫正度。牵引状态下摄片对于判断牵伸矫正力是否会造成失代偿是有价值的。对伴有后凸畸形者，矢状面的过伸位片可对后凸畸形的柔韧度提供参考；同样，过屈位片可以对前凸畸形的柔韧性作出判定。成人脊柱侧凸影像学上具有以下特点：冠状面上有旋转半脱位，常发生于$L_{3\sim4}$水平，其次是$L_{4\sim5}$水平，常见于上腰段和下腰段两处弯曲处，移行的节段常在$L_{3\sim4}$，而$T_{12}\sim L_1$或$L_5\sim S_1$处的旋转半脱位较少见。矢状面常呈腰椎生理前凸消失，X线侧位片可见C_7重力线位于骶腰椎间隙的前方，常有交界性后凸，有时合并退变性滑脱。

肺功能检查包括肺总量、肺活量、第1秒肺活量和残气量，肺活量用预测正常值的百分比来表示。脊柱侧凸的肺总量和肺活量减少，并与侧凸严重程度相关，而残气量是正常的，除非到晚期。严重侧凸的患者术前应做动脉血气分析。CT和MRI在评价根性疼痛、腰椎管狭窄程度方面很有价值。CT可用于对伴严重旋转畸形的椎管连续性情况进行评估。MRI还可指导脊柱融合水平的选择,椎间盘无退变节段应尽可能保留在融合区之外。脊髓造影检查可用来发现各个部位有无真性或可能的压迫,这些发现对于畸形部位使用矫正力的大小是十分重要的。

第八章 脊柱后凸畸形

脊柱后凸是常见的脊柱畸形。正常人胸椎生理性后凸小于50°，后凸顶点在$T_{6~8}$处，与腰前凸形成平衡的生理弧度，此时矢状面重力垂线经过C_1、T_1、T_{12}和S_1，维持最佳生理曲线和身体平衡，保证人体能正常前视。先天性脊柱畸形、脊柱创伤、结核等多种疾病可以导致脊柱后凸角度增大。当后凸畸形大于60°时，畸形会继续加重和导致背部疼痛发生，甚至发生截瘫，一般需要进行矫正治疗。

一、Scheuermann病

Scheuermann病，又称青少年驼背，以中胸段椎体楔形变为特点，是一种最常见的引起青少年结构性后凸畸形的疾病，由丹麦医生Holger Scheuermann于1920年首先描述提出。

（一）流行病学

文献报道，Scheuerlmnn病在普通人群中的发病率为0.4%~8.0%，Scheuermann病易发于12~18岁青少年，男女比例相等。也有报道Scheuermann病多见于男性，约占88%。其他报道有男女比例为2∶1，也有报道为3∶1或4∶1。但Bradford等的报道中，女性较多，男女比例则为1∶2。一般认为，Scheuermann病的发病没有性别差异。

（二）病因

Scheuermann病的病因至今仍不清楚。早期Scheuermann本人认为，本病与椎体的环形骨骺缺血坏死有关。但以后的研究发现，骺环与脊柱生长的骺板无关，骺环缺血坏死不影响椎体的垂直生长，也不会导致椎体产生楔形改变，使胸椎后凸增加进而出现畸形。而且，可以见到Scheuermann病在10岁以内患者身上出现，甚至发生在骺环出现以前的患者。后来的病理学研究证实，显微镜下的确未观察到Scheuermann病患者的椎体骺环有缺血坏死征象存在。

（三）生理病理

Scheuermann病或青少年驼背，常见于青少年，多见于生理后凸明显而负重较大的下部胸椎，特别是$T_{8~11}$，并常同时累及几个椎体，许多学者认为，本病系椎间盘软骨板损伤，髓核穿过软骨板薄弱处而进入椎体松质骨中形成"软骨疝"或schmorl结节。由于胸段髓核偏前，患椎椎体多发生楔形变，而椎体髓核的改变则是继发的，最后髓核与椎体发生骨性融合。患者胸椎生理后凸加大，X线表现椎体前部之上下缘变薄，呈局限性凹陷或阶梯状变形，椎间隙正常或前部加宽。

（四）临床表现

Scheuermann病常于青春期前后出现，并逐渐发展为胸段或胸腰段驼背畸形。此时患者的父母往往将它与不良的姿势混淆。除畸形外，还可以有胸背部和下腰部的疼痛，有时疼痛会比较明显，可以因为站立、久坐或运动而加重。临床上常常看到，青少年患者大多因为畸形所导致的姿势问题来就医，而成年患者明显不同，绝大部分（96%）是因为不能缓解甚至持续加重的疼痛症状来就医。因为累及多个椎体，所以早期很少有脊髓功能损害的表现，但如果后凸畸形加重，再并发椎间盘突出就可能出现脊髓受压的症状。Bhoirai等报道3例患者，并发胸椎间盘突出，患者有背痛以及肋间痛、进行性肢体僵硬、步态异常以及排尿功能障碍等神经症状。当畸形严重时，患者也可以出现心肺功能受限，并可能危及生命。

（五）诊断标准

通过临床查体可以大致诊断本病，但最终需要放射学确诊。本病在影像学上有特征性表现。1964年Sorenson首先提出影像学诊断标准：胸段脊柱至少3个相邻椎体有5°或5°以上楔形改变。椎体的楔形变是Scheuermann病的基本特点，还可以有其他一些特征，如椎间隙变窄、Schmorl结节、椎体终板变窄、不规则或扁平，顶椎前后径增长。平片上除了胸椎过度后凸外，也可以发现有不同程度的腰椎过度前凸以及颈椎前凸减少，头部相对于躯干向前突出。原因主要是矢状面上的代偿造成。也有一部分患者出现颈椎前凸增加，原因是胸椎后凸加重，为保持双目前视状态，颈椎出现代偿增加。

X线影像学上，Scheuermann病主要表现2种类型的曲度改变，一种为胸段后凸，另一种则为胸腰段后凸。文献认为，胸段后凸畸形常见，涉及了T_1、$T_2 \sim T_{12}$或L_1节段，顶椎常位于T_6至T_8。胸腰段的后凸畸形相对较少，常涉及T_4、$T_5 \sim L_4$、L_5节段，顶椎常位于胸腰交界附近。但Weiss等报道351例患者中，发生在胸段的198例，在胸腰段的153例，比例大致相当。

（六）鉴别诊断

应与姿势性圆背畸形相鉴别，该病特点为胸椎后凸轻度增加，临床检查活动度好，易通过俯卧过伸试验矫正。X线片示椎体轮廓正常，无楔形变，后凸较Scheuermann病平缓，很少超过60°；畸形很少呈进行性发展。

二、强直性脊柱炎

强直性脊柱炎（ankylosing spondylitis，AS）是一种血清反应阴性、病因不明的常见关节疾病；是一种进行性、独立性、全身性疾病；由骶髂关节向上，髋关节、椎间关节、胸椎关节侵犯性发展性疾病，以侵犯中轴关节及四肢大关节为主，并常波及其他关节及内脏，可造成人体畸形及残疾，故成为严重危害人类身体健康的疾病。

（一）流行病学

AS常见于16~30岁青年人，男性多见，40岁以后首次发病者少见，约占3.3%。

（二）病因

强直性脊柱炎由Ball在1977年首先描述，AS的病因目前仍不清楚，可能与遗传、感染、免疫、环境因素等有关。一般认为和HLA-B$_{27}$有直接关系，但B位点上某些等位基因可能也起作用。环境因素一般认为与某些细菌或其他微生物感染有关，近年的研究认为某些克雷白菌株可能有触发本病的作用。以下将近年来的一些研究成果和假说做简要分述。

1. 遗传因素　在AS的发病中遗传因素具有十分重要的作用。AS与HLA-B$_{27}$相关性最强。据流行病学调查，AS患者HLA-B$_{27}$阳性率高达90%，而普通人群HLA-B$_{27}$阳性率仅为4%~9%；HLA-B$_{27}$阳性者AS发病率为10%~20%，而普通人群发病率为1%~2%，相差约100倍。国外报道AS一级亲属子女患AS的相对风险比正常人群高20~40倍，国内报道高120倍。故HLA-B$_{27}$在AS的发病中是一个重要因素。

现已证明，HLA-B$_{27}$的抗原决定簇和致关节炎因子，如克雷伯菌、志贺杆菌和耶尔森菌能发生交叉反应。反应低下者似乎多表现为AS，反应增强者则发展为反应性关节炎或Reiter综合征。HLA-B$_{27}$阳性与AS并非绝对相关，因HLA-B$_{27}$阴性者也可发生AS，而脊柱关节病患者检测HLA-B$_{27}$可为阴性。这提示除遗传因子HLA-B$_{27}$外，还有其他因素参与AS的发病。

2. 感染因素　近年来研究提示AS的发病可能与细菌或病毒感染有关。1978年，Ebringer等发现AS患者大便中肺炎克雷伯菌检出率为79%，而在其他对照组不足30%，且细菌的检出率与AS的病情活动成正相关。分子生物学研究结果表明，HLA-B$_{27}$分子与肺炎克雷伯菌固氮酶还原酶分子有6个连续的氨基酸序列完全相同。实验表明，肠道肺炎克雷伯菌感染与AS发病密切相关，推测肺炎克雷伯菌可能通过分子模拟机理诱发了针对HLA-B$_{27}$和HLA-B$_{27}$相关结构的自身免疫反应，并由此导致发生AS。

3. 免疫反应　有人发现60%的AS患者血清补体增高，血清中C$_4$和IgA水平显著增高，血清中有循环免疫复合物（circulating immune complexes，CIC）。以上现象提示免疫机理参与本病的发生。在Reiter综合征患者中，HLA-B$_{27}$抗原阳性率达75%。

4. 潮湿寒冷　患者居住及工作环境寒冷潮湿与发病有一定关系。

5. 其他因素　除感染外，某些环境因素或创伤、内分泌、代谢障碍等也被认为可能是发病因素。目前本病病因仍未明了，没有一种学说能完美解释AS的全部表现，很可能在遗传因素的基础上受环境因素（包括感染）等多方面的影响而致病。

（三）生理病理

强直性脊柱炎的主要病理表现为附着点发炎，病变部位主要见于滑膜和关节囊、肌腱、韧带的骨附着点，虹膜和主动脉根也可出现炎症。淀粉样变和骨折一般认为属于继发性病变，而肺纤维化和前列腺炎等病理变化与本病的关系尚不肯定。

1. 中轴关节——附着点炎　骨附着点炎症是强直性脊柱炎的主要病理特点。其病理过程为以关节囊、肌腱、韧带的骨附着点为中心的慢性炎症。初期以淋巴细胞、浆细胞浸润为主，伴少数多核白细胞。炎症过程引起附着点的侵蚀，附近骨髓炎症、水肿，乃至造血细胞消失。进而肉芽组织形成，最后受累部位钙化，新骨形成。椎骨的软骨终板和椎间盘边缘炎症，可引起局部骨化使椎体变方，即椎体"方形变"；在此基础上又发生新的附着点炎症、修复。如此多次反复，椎间盘纤维环前外侧外层纤维形成韧带赘，可不断纵向延伸，最后可成为直接相邻两个椎体的骨桥结构，最终导致整个韧带完全骨化，使脊椎呈"竹节状"；椎骨的骨质疏松、肌肉萎缩造成胸椎后凸畸形。病变最初从骶髂关节逐渐发展到骨突关节炎及肋椎关节炎，脊柱的其他关节由下而上相继受累。附着点病多见于活动性较差的关节，如骶髂关节和脊椎关节突关节。

2. 周围关节——包括附着点炎和滑膜炎两种类型　除中轴关节外，附着点病还可见于柄胸连结，肋骨软骨连结，肱骨大结节和内、外上髁，髂嵴和髂骨前、后棘，股骨和胫骨粗隆，收肌结节，股骨和胫骨内外侧髁，腓骨头，足跖筋膜和足跟跟腱附着点，颈、胸、腰椎棘突以及坐骨结节等部位，均可引起临床症状，并可作为判断病情活动性的临床指标之一。

强直性脊柱炎滑膜炎并不少见。典型表现为滑膜细胞肥大和滑膜增生，有明显的淋巴细胞和浆细胞浸润。普通显微镜检查除炎症细胞浸润不如类风湿滑膜炎明显外，其他表现相似。组织免疫化学检查可见强直性脊柱炎滑膜炎浆细胞浸润以IgG型和IgA型为主，而类风湿滑膜炎则以IgM型为主。滑液方面，强直性脊柱炎滑液中多核白细胞数较类风湿滑液低，而淋巴细胞数较类风湿滑液高。典型强直性脊柱炎滑膜可见细胞吞噬性单核细胞，而类风湿细胞少见。和附着点炎相比，滑膜炎在本病病理上居于次要地位，且侵蚀性少见。

3. 其他系统及组织器官

（1）心血管系统病变：约占10%，主要病理改变的特点是侵犯主动脉瓣。主动脉瓣膜增厚、纤维化，主动脉瓣环扩大，主动脉下纤维嵴。病变累及二尖瓣前叶，可引起二尖瓣关闭不全。三尖瓣受累很少。偶见有心包和心肌纤维化。尸检中可见以下几种变化。

1）主动脉环有显著扩张。

2）膨如气球的动脉瘤和主动脉窦的扩张。

3）主动脉瓣叶的增厚、缩短和钙化，下垂至左心室腔内。

4）主动脉瓣尖卷曲的游离缘增厚。

5）有些病例有连合的粘连和部分融合；但也有部位没有粘连而游离。

6）主动脉窦内膜和主动脉瓣环区的增厚。

7）慢性纤维化使心包腔消失。

镜下改变为瓣膜环附近的弹力纤维胶原纤维遭破坏，有毛细血管形成、圆形细胞浸润，偶有多形核白细胞，心腔内壁纤维组织增生及少量炎性细胞浸润；主动脉瓣尖端有纤维性增厚和钙化；冠状动脉心肌分支动脉的内壁有轻度纤维肌性增厚。晚期主动脉瓣和靠近主动脉处有急性炎表现，而其他瓣膜皆正常。主动脉除有动脉粥样硬化外，无其他病变。

和类风湿关节炎一样，心传导阻滞也是强直性脊柱炎时心脏的易发病变，常有短暂或持久的Ⅰ度房室传导阻滞，这主要是由于纤维化组织侵犯房室束引起。本病血管炎少见。

（2）肺病变：肺部病变特点是肺组织呈斑片状炎症，圆细胞和成纤维细胞浸润，进一步可发展为肺泡间质纤维化。许多报道证实强直性脊柱炎晚期表现出有上叶肺纤维化。放射影像显示双肺弥漫性纤维化，可引起肺实质损伤或囊肿。镜下改变为非特异性肺炎变化，有淋巴细胞、浆细胞浸润，肺泡内纤维化、胸膜增厚、支气管扩张及囊肿形成。

（3）肌肉与皮下组织病变：偶尔出现皮下结节，与类风湿关节炎的皮下结节不易区别。

（4）肾及泌尿系统病变：强直性脊柱炎的肾脏损伤病理上主要表现为IgA肾病、系膜增生性肾小球肾炎和膜性肾病。

（5）眼及前列腺等器官：强直性脊柱炎常伴发如虹膜睫状体炎、马尾综合征以及前列腺炎等。其病理变化分别为睫状体和睫状突、蛛网膜以及精曲小管、前列腺等处的纤维结缔组织结构炎症。

（四）检查

1. 实验室检查

（1）血常规：WBC可升高，PLT增多。

（2）近50%患者CRP可升高，75%患者ESR升高。

（3）免疫球蛋白：α_1和γ球蛋白增加，血清免疫球蛋白IgG、IgA和IgM可增加。

（4）血清补体：血清补体C_3和C_4常增加。

（5）碱性磷酸酶，肌酸磷酸激酶：约50%患者碱性磷酸酶升高，血清肌酸磷酸激酶也常升高。

（6）HLA-B_{27}：90%～95%以上AS患者HLA-B_{27}阳性。

2. 影像学检查

（1）X线检查：98％～100％病例早期即有骶髂关节的X线改变，是本病诊断的重要依据。早期X线表现为骶髂关节炎，病变一般在骶髂关节的中下部开始，为两侧性。开始多侵犯髂骨侧，进而侵犯骶骨侧，可见斑点状或块状骨侧明显。继而可侵犯整个关节，边缘呈锯齿状，软骨下有骨硬化，骨质增生，关节间隙变窄。最后关节间隙消失，发生骨性强直。骶髂关节炎X线下按诊断标准分5级：0级为正常骶髂关节；Ⅰ级为可疑骶髂关节两侧炎；Ⅱ级为骶髂关节边缘模糊，略有硬化和微小侵蚀病变，关节腔轻度变窄；Ⅲ级为骶髂关节两侧硬化，关节边缘模糊不清，有侵蚀病变伴关节腔消失；Ⅳ级为关节完全融合或强直伴或不伴残存的硬化。

脊柱病变的X线表现，早期为普遍性骨质疏松，椎小关节及椎体骨小梁模糊（脱钙），由于椎间盘纤维环附带部椎骨上角和下角的破坏性侵蚀，椎体呈"方形椎"，腰椎的正常前弧度消失而变直，可引起一个或多个椎体压缩性骨折。病变发展至胸椎和颈椎椎间小关节，椎间盘间隙发生钙化，纤维环和前纵韧带钙化、骨化，韧带骨赘形成，使相邻椎体连合，形成椎体间骨桥，呈最有特征的"竹节样脊柱"。

（2）CT和MRI：早期X线检阴性时，可行放射线核素扫描、计算机断层和核磁共振检查，以发现早期对称性骶髂关节病变。但必须指出，一般简便的后前位X线片足可诊断本病。

（五）临床表现

1. 强直性脊柱炎的关节表现　本病起病隐袭，进展缓慢，全身症状较轻。早期常有下背痛和晨起僵硬，活动后减轻，并可伴有低热、乏力、食欲减退、消瘦等症状。开始时疼痛为间歇性，数月数年后发展为持续性，以后炎性疼痛消失，脊柱由下而上部分或全部强直，出现驼背畸形。女性患者周围关节受侵犯较常见，进展较缓慢，脊柱畸形较轻。

关节病变表现：AS患者多有关节病变，且绝大多数首先侵犯骶髂关节，以后上行发展至颈椎。少数患者先由颈椎或几个脊柱段同时受侵犯，也可侵犯周围关节，早期病变处关节有炎性疼痛，伴有关节周围肌肉痉挛，有僵硬感，晨起明显；也可表现为夜间疼，经活动或服止痛剂可缓解。随着病情发展，关节疼痛减轻，而各脊柱段及关节活动受限和畸形，晚期整个脊柱和下肢变成强硬的弓形，向前屈曲。

（1）骶髂关节炎：约90％的AS患者最先表现为骶髂关节炎。以后上行发展至颈椎，表现为反复发作的腰痛，腰骶部僵硬感，间歇性或两侧交替出现腰痛和两侧臀部疼痛，可放射至大腿，无阳性体征，伸直抬腿试验阴性。但直接按压或伸展骶髂关节可引起疼痛。有些患者无骶髂关节炎症状，仅X线检查发现有异常改变。约3％的AS颈椎最早受累，以后下行发展至腰骶部，7％的AS为脊柱段同时受累。

（2）腰椎病变：腰椎脊柱受累时，多数表现为下背前和腰部活动受限。腰部前屈、后仰、侧弯和转动均可受限。体检可发现腰椎脊突压痛，腰椎旁肌肉痉挛；后期可有腰肌萎缩。

（3）胸椎病变：胸椎受累时，表现为背痛、前胸和侧胸痛，最终导致驼背畸形。如肋椎关节、胸骨柄体关节、胸锁关节及肋软骨间关节受累时，则呈束带状胸痛，胸廓扩张受限，吸气咳嗽或打喷嚏时胸痛加重。严重者，胸廓保持在呼吸状态，胸廓扩张度较正常人降低50％以上，因此只能靠腹式呼吸辅助。由于胸腹腔容量缩小，造成心肺功能和消化功能障碍。

（4）颈椎病变：少数患者首先表现为颈椎炎，先有颈椎部疼痛，沿颈部向头部、臂部放射。颈部肌肉开始时痉挛，以后萎缩，病变进展可发展至颈胸椎后凸畸形。头部活动明显受限，常固定于前屈位，不能上仰、侧弯或转动。严重者仅能看到自己足尖前方的小块地面，不能抬头平视。

（5）周围关节病变：约半数AS患者有短暂的急性周围关节炎，约25％有永久性周围关节损害。一般多发生于大关节，下肢多于上肢。

肩关节受累时，关节活动受限，疼痛更为明显，梳头、抬手等活动均受限。侵犯膝关节时则关节呈代偿性弯曲，使行走、坐立等日常生活更为困难。极少侵犯肘、腕和足部关节，侵犯于部分关节者更为罕见。

此外，耻骨联合亦可受累，骨盆上缘、坐骨结节、股骨大粗隆及足跟部可有骨炎症状，早期表现为局部软组织肿、痛，晚期有骨性粗大。一般周围关节炎可发生在脊柱炎之前或以后，局部症状与类风湿性关节炎不易区别，但遗留畸形者较少。

2. 强直性脊柱炎的关节外表现　AS的关节外病变，大多出现在脊柱炎后，偶有骨骼肌肉症状之前数月或数年发生关节外症状。AS可侵犯全身多个系统，并伴发多种疾病。

（1）心脏病变：以主动脉瓣病变较为常见，据尸检发现，约25％的AS病例有主动脉根部病变，心脏受累在临床上可无症状，亦可有明显表现。临床有不同程度主动脉瓣关闭不全者约1％；约8％发生心脏传导阻滞，可与主动脉瓣关闭不全同时存在，也可单独发生，严重者因完全性房室传导阻滞而发生阿-斯综合征。当病变累及冠状动脉口时可发生心绞痛。少数发生主动脉瘤、心包炎和心肌炎。合并心脏病的AS患者，一般年龄较大，病史较长，脊柱炎及外周关节病变较多，全身症状较明显。

（2）眼部病变：25％的AS患者有结膜炎、虹膜炎、眼色素层炎或葡萄膜炎，偶可并发自发性眼前房出血。虹膜炎易复发，病情越长发生率越高，但与脊柱炎的严重程度无关，有周围关节病者常见，少数可先于脊柱炎发生。眼部疾病常为自限性，有时需用皮质激素治疗，有的未经恰当治疗可致青光眼或失明。

（3）耳部病变：有报道42例AS患者中12例（29％）发生慢性中耳炎，为正常对照的4倍，而且，在发生慢性中耳炎的AS患者中，其关节外病变明显多于无慢性中耳炎的AS患者。

（4）肺部病变：少数AS患者后期可并发上肺叶斑点状不规则的纤维化病变，表现为咳痰、气喘，甚至咯血，并可能伴有反复发作的肺炎或胸膜炎。X线检查显示双侧肺上叶弥漫性纤维化，可有囊肿形成与实质破坏，类似结核，需加以鉴别。

（5）神经系统病变：由于脊柱强直及骨质疏松，易使颈椎脱位和发生脊柱骨折，而引起脊髓压迫症；如发生椎间盘炎则引起剧烈疼痛；AS后期可侵犯马尾，发生马尾综合征，而导致下肢或臀部神经根性疼痛；骶神经分布区感染丧失，跟腱反射减弱及膀胱和直肠等运动功能障碍。

（6）淀粉样变：为AS少见的并发症。有报道35例AS中，常规直肠黏膜活检发现3例有淀粉样蛋白的沉积，大多没有特殊临床表现。

（7）肾及前列腺病变：与类风湿关节炎（rheumatoid arthritis，RA）相比，AS极少发生肾功能损害，但有发生IgAD肾病的报道。AS并发慢性前列腺炎较对照组增高，其意义不明。

（六）诊断标准

HLA-B$_{27}$是诊断的重要检查，骶髂关节炎体征及X线显示的特点对诊断意义重大。目前常用的AS临床诊断标准如下。

1. 临床标准

（1）腰痛、晨僵3个月以上，活动改善，休息无改善。

（2）腰椎额状面和矢状面活动受限。

（3）胸廓活动为低于相应年龄、性别的正常人。

2. 放射学标准　骶髂关节炎，双侧为Ⅱ级或单侧为Ⅲ～Ⅳ级。Ⅱ级为轻度异常，可见局限性侵蚀、硬化，但关节间隙正常。Ⅲ级为明显异常，在侵蚀、硬化、关节间隙增宽或狭窄、部分强直等1项或以上改变。Ⅳ级为严重异常，即完全性关节强直。

3. 诊断　肯定强直性脊柱炎：符合放射学标准和1项及以上临床标准者。可能为强直性脊柱炎：符合3项临床标准，或符合放射学标准而不伴任何临床标准者。

（七）鉴别诊断

应与机械性腰痛、弥漫性特发性骨质增生症鉴别。早期，尤以外周关节炎为首发症状者应与类风湿关节炎鉴别。还应与其他脊柱关节病鉴别。

幼年型强直性脊柱炎发病时腰、背痛等中轴关节症状少见。由于骨骼发育不成熟，骨盆片对早期骶髂关节炎诊断的帮助不大。脊柱强直更是发生于关节炎、附着点病等出现多年以后。实际上多为回顾性诊断，应与幼年类风湿关节炎、幼年红斑狼疮鉴别。

晚起病的强直性脊柱炎起病时，脊柱症状轻或缺如，发生关节炎关节数目少且轻，血沉增快，可有下肢凹陷性水肿，应与血清阴性滑膜炎相鉴别。后者常见于50岁以后人群，但预后良好。晚起病的强直性脊柱炎，则数年后出现骶髂关节炎和脊柱受累，且非甾体类抗炎药疗效不佳。

三、先天性脊柱后凸畸形

先天性脊柱后凸畸形通常是指由于先天性原因造成的脊椎结构异常，进而导致的发生于脊柱任何部位的病理性后凸畸形。因患者年龄、性别、畸形部位、侧凸程度、节段长短、畸形类型、可屈性及进展性等情况不同，医生应选择不同治疗手段。临床上，先天性脊柱后凸并不常见，但其自然发展过程险恶，常常会发展为严重的畸形，甚至导致截瘫。支具及其他非手术治疗均无效，手术是目前首选的治疗方法。

（一）病因

先天性脊柱后凸畸形和其他先天性畸形一样，病因不清楚，多数学者认为是胚胎发育异常所致，与遗传关系尚不明确。Winter指出先天性脊柱侧凸很少有家族遗传关系，因为在他报道的1250例先天性脊柱畸形病例中，只有13例有明显的先天性脊柱畸形家族史。

（二）生理病理

形成后凸的病理改变可以有以下几个方面。

1. 分节不良　单侧分节不良或单侧不分节骨桥比较常见，所产生的后凸易于加重。因为在弯曲的凹侧受累椎骨无生长能力，而凸侧有持续生长能力。这一畸形可开始于子宫内，随孩子的生长可持续加重。

2. 形成不良　椎骨侧方形成不良较前方或后方形成不良常见，其严重程度不等。可以是极轻度的楔形变，亦可为一椎体除一侧椎弓根和小关节外其余全部缺如，通称为半椎体畸形。可发生在脊柱的任何部位，以单一半椎体为多，以颈胸段、胸腰段及中腰段为多见。由半椎体引起的畸形个体差异很大，进展快慢也很悬殊，这主要取决于各自的病理改变不同所致。Nasca将半椎体侧凸分为6类。

（1）多余的侧方半椎体。

（2）侧方楔形半椎体。

（3）半椎体合并不分节骨桥。

（4）多个不平衡半椎体。

（5）多个平衡半椎体。

（6）后侧半椎体，可有后凸畸形。

3. 混合畸形引起的先天性后凸　该类畸形是指不是由于明确的单一畸形所致，而是由于额状面上分节不良和形成不良所致，畸形可以是单侧不分节骨桥合并有半椎体，也可以是半椎体合并有分节不良。

（三）检查

常规脊柱正侧位片，过伸位片，脊柱MRI，椎管造影，心脏、肾脏超声。

（四）临床表现

脊柱后凸，可伴有神经症状。后凸较重可有肺功能低下表现。Ⅰ型患者自然发展过程险恶，绝大部分将持续进展，据报道，约95%在发育缓慢期（3～10岁），畸形进展不易发觉，而在青春期进展迅速，亦是截瘫的易发时期。

（五）诊断标准

脊柱后凸畸形合并椎体发育异常。

（六）鉴别诊断

应与其他脊柱后凸畸形相鉴别。如结核性后凸等，本病脊柱后凸畸形合并椎体发育异常易于诊断。

四、创伤性脊柱后凸畸形

椎体骨折可导致创伤性脊柱后凸，常发生于胸腰段。

（一）病因

随着近年来交通事故的增加，胸腰段骨折病例明显增多。创伤所致后凸畸形已成为临床常见的病因，主要是脊柱受到屈曲或垂直压缩暴力。

（二）生理病理

畸形压迫并影响腹腔脏器功能和进行性椎管狭窄。

（三）检查

躯干和肢体的动态观察十分重要，包括站立时躯干的屈伸、下肢行走的步态，上肢的使用情况等。对畸形的检查应明确畸形的结构、性质与程度，区分畸形发生的部位是骨、关节还是软组织。

关节活动度的检查要包括主动活动与被动活动，测量各个方向的活动度并进行双侧对比。肢体的长短、粗细均应正确测量。对于有神经症状的畸形应测量肌力。

脊柱成角后凸畸形为主。X线检查可见脊椎有骨折。脊柱CT、MRI进一步了解骨折后情况及椎管内神经受压情况。

（四）临床表现

有明显的创伤史，可因脊髓损伤而瘫痪。国外学者对48例创伤性后凸畸形回顾性研究发现，94%患者有疼痛等神经症状，46%后凸畸形有进展，36%存在不稳定与疼痛及神经症状密切相关，27%神经损害加重，手术矫正畸形26%，98%患者术后疼痛消失或显著缓解。

（五）诊断标准

创伤所造成的椎体畸形愈合脊柱后凸。

（六）鉴别诊断

为创伤所造成的畸形愈合，因此，此类型畸形无需鉴别诊断。

五、结核性脊柱后凸畸形

（一）流行病学

全球结核病发病率呈逐年上升的趋势。全世界现有结核病患者2000万，每年新增800万~1000万，每年因结核病死亡人数约300万。我国是全球22个结核病高负担国家之一，结核病例数居世界第二位。骨关节结核是常见的继发性肺外结核，其中的一半累及脊柱，由于其致残率高，对患者的生活质量影响大，治疗颇为棘手。

（二）病因

椎体破坏消失或椎体受压塌陷均可造成后凸畸形。胸椎因有生理后凸弧度，故胸椎结核后凸多比较明显。颈椎和腰椎因有生理前凸，故后凸不明显。

（三）生理病理

导致脊柱结核最主要的感染源是肺和泌尿生殖系统结核，感染途径大多经血液传播。脊柱结核可分为中心型、边缘型、周围型，而以中心型较多见。椎体中心型病变也常有死骨形成，死骨吸收后形成空洞。所谓滑膜下型病变多数系被椎旁脓肿腐蚀的继发病变，少数属于椎体的边缘型病变。

大多数（约90%）病例的椎体病变只有一处，少数（约10%）的椎体病灶在两处或两处以上，每处病灶之间有比较健康的椎体或椎间盘隔开，因此也叫跳跃型病变。

椎体病灶所产生的脓液先汇集在椎体一侧的骨膜下，形成局限性椎旁脓肿。该脓肿可出现在椎体前方、侧方或后方，视骨病灶位置而定。位于颈椎或胸椎椎体后方的局限性脓肿可压迫脊髓造成截瘫。脓液继续增加时其出路有两条：或者继续剥离病椎和相邻椎体的骨膜，形成一个广泛的椎旁脓肿；或者突破椎体骨膜，沿组织间隙向远方流注，形成流注脓肿。最后，脓肿可向体外穿破，形成窦道，或向咽腔、食管、胸腔、肺、支气管、腹腔或肠管穿破，形成内瘘。脓肿穿破后，骨病灶即将发生混合感染。胸椎和骶椎容易形成椎旁脓肿，颈椎和腰椎容易形成流注脓肿。

中心型椎体结核受压后可发生病理的压缩骨折，两侧椎弓同时都被破坏后可发生病理性脱位。

椎体病变的扩展，一般通过直接蔓延和脓肿腐蚀两条途径。直接蔓延系病变由原病灶沿脊柱长轴向上下扩展，通过椎间盘而侵犯邻近椎体。如此蔓延下去，最多可累及10余个椎体。脓肿腐蚀可使多数浸泡在椎旁脓肿之中的椎体发生表浅的或比较深入的腐蚀病灶。

（四）检查

胸椎结核患者应检查脊柱两侧，上胸椎患者还应检查两侧锁骨上窝，下胸椎患者还应检查两侧腹后壁和髂凹。腰椎和腰骶椎结核患者应检查两侧腹后壁、髂凹、股三角和臀部。骶尾椎结核患者应做肛管指检。

有截瘫现象的应检查肢体的自主运动能力，肌张力、感觉消失程度和平面、括约肌障碍的程度、反射的改变等。

X线片可见生理弧度改变，椎体破坏，椎间隙狭窄或消失；颈椎可见咽后或食管后脓肿，胸椎可见球形、梭形或烟筒形椎旁脓肿，腰椎可见腰大肌膨隆。椎弓结核可见椎弓模糊和破坏。

（五）临床表现

患者常有低热、脉快、食欲不振、消瘦、盗汗、疲乏无力等全身反应。多发活动性病变的患者体温常高于38℃。

局部疼痛多为轻微钝痛，休息时轻，劳累时重，咳嗽、打喷嚏或持重物时加重。胸腰椎结核患者常诉说腰骶部疼痛，如不仔细检查，可能漏诊。因病变部位不同，患者姿态各异，颈椎结核患者常表现为头前倾、斜颈或颈短畸形，患者喜用双手托住下颌部。胸腰段、腰椎或腰骶段结核患者站立或走路时，尽量将头和躯干后伸，坐时常用手扶椅，以减轻体重对受累椎体的压力。患者从地上拾物时尽量屈膝和髋，避免弯腰，称为拾物试验阳性。

后凸畸形明显的一望而知，较轻的后凸畸形可用手沿棘突自上向下顺序触摸，即可发现。

由于病椎周围肌群的保护性痉挛，受累部脊柱活动受限。在活动度较大的颈椎和腰椎受限很明显，在活动度较小的胸椎须仔细检查，才能发现。因椎体病变距棘突较远，故脊柱后方多无明显压痛和叩击痛，局部一般也看不到肿胀。

神经功能障碍是结核性脊柱后凸畸形的主要临床表现之一，如下肢无力、截瘫等。

（六）诊断标准

依靠结核病史和既往临床症状及体征。X线表现常见椎体中有空洞或死骨，椎体边缘破坏，椎体压缩变形，椎间隙变窄或消失，CT显示病椎可有或无死骨。MRI检查可见脊髓受压征象。

（七）鉴别诊断

结核性脊柱后凸畸形需与强直性脊柱炎、先天性脊柱畸形和脊柱肿瘤作鉴别。

第九章 脊柱结核

脊柱结核在骨关节结核中最常见，由血行感染而产生。它好发于儿童及青少年，以20~29岁发病率最高，占36.6%，其中以腰椎最多，胸椎次之，颈椎最少。但儿童以胸椎结核多见，可累及几个椎骨和椎间盘，容易产生后凸。颈椎结核亦以儿童多见，好发于第1、2颈椎，易造成病理性脱位。成人多发生在腰椎，一般涉及邻近的两个椎体，后突多不甚明显。

一、病因学

脊柱结核是一种继发病变，即全身结核病的局部表现，原发灶多在肺部，少数在淋巴结、消化系统和泌尿生殖系统等。结核杆菌属于裂殖菌纲、放线菌目，分枝结核杆菌又分为牛型、人型、鸟型和鼠型四种。其中人型和牛型结核菌是人类结核病的主要致病菌。结核杆菌外形细长、微曲、两端钝圆。在干燥环境中结核杆菌可以长期生存不死，对湿热比较敏感。

人体初次感染结核病以后，病变很快扩展到局部淋巴结，结核菌通过淋巴结进入血运，再扩散到全身。3~9周后机体对入侵的结核菌及其代谢产物发生过敏性或产生免疫力，此时结核菌素试验由阴性转为阳性。感染后出现血清内抗体和细胞内抗体。结核病变常发生干酪样坏死。干酪样坏死的产生可能由于局部炎症性细胞的堆积，压迫毛细血管，引起局部缺血坏死；或与菌体蛋白所引起的过敏反应有关。干酪样组织很少吸引白细胞，因此，常没有一般化脓感染的特点。其腐败碎屑也不像一般坏死组织那样快地被吞噬细胞运走。干酪样组织的自溶作用受到抑制，以致长期不被吸收。干酪样组织内部一般呈酸性反应，有时其pH值可低到4.0。干酪样组织软化时，其pH值逐渐升高，向碱性转化，pH值提高后干酪样组织易于钙化。干酪样病灶经过软化、吸收、纤维组织增生而治愈，或被钙化而治愈。在一部分虽已纤维化或钙化的病灶中，仍有结核杆菌存活，处于静止中。软化后干酪样物质常随脓汁流注到身体其他部位而引起新的病灶。当人体患病，营养不佳，精神消沉或接受化疗、放疗及免疫抑制剂治疗后，机体抵抗力差，结核杆菌可通过血流或淋巴到达颈椎局部，原在颈椎局部潜伏或已静止的病灶也可重新活动起来而发生颈椎结核。儿童多未感染过结核病，对结核菌的抵抗力很弱，感染后不但容易发病，而且容易扩散，儿童颈椎结核多在结核活动期发病。因此，颈椎结核可发生于原发病灶的活动期，亦可在原发病灶形成甚至静止的几个月、几年或几十年内发病。颈椎结核的发病与颈椎的慢性劳损或积累性损伤有一定关系。大量的临床事实证明，创伤性骨折、脱位或扭伤均不会在局部诱发结核病。在躯干诸骨中脊柱结核的病例数最多，可能与脊柱负重最多有关。从脊柱本身来看，腰椎负重最多，故腰椎病例数最多。下肢负重多于上肢，故下肢病例数也多于上肢。从以上事实来看，劳损对本病的发生有一定关系。

二、发病机理

脊柱结核的病灶绝大多数位于椎体，主要由于椎体易劳损，椎体上肌肉附着少，椎体内松质骨成分多，椎体营养动脉多为终末动脉。病灶发生于椎体附件非常少见，约占6.3%。单纯椎弓根结核仅占1%。附件结核易侵犯脊髓引起压迫症状。椎间盘无血液运行，故无原发性椎间盘结核，但容易被结核菌破坏。结核杆菌从原发病灶主要经动脉系统进入椎体，少数通过静脉系统和淋巴管逆流进入椎体。在机体抵抗力下降时进入椎体的菌栓发病形成病灶。大多数（约90%）病例的椎体病灶只有一个。少数病例的病灶在两个或两个以上。每个病灶之间有比较健康的椎体或椎间盘隔开，因此也叫跳跃型病变。

根据病灶的发生部位不同而将椎体结核分成三种类型：边缘型、中心型和骨膜下型。

（一）边缘型

临床多见于成人患者，病灶靠近椎间盘，容易穿破软骨板侵犯至椎间盘，波及邻近椎体。以溶骨性破坏为主，死骨较少或不形成死骨。严重时相邻椎体发生塌陷而形成颈椎后凸畸形。

（二）中心型

此型多见于儿童，成人少见。病灶位于椎体中央。儿童椎体小，病变进展很快，波及整个骨化中心，穿破周围的软骨包壳，侵入椎间盘及邻近椎体。成人椎体较大，病变进展慢，早期病变可局限在椎体中心部位，而不侵犯椎间盘及邻近椎体，因此早期症状不明显。病变以骨质破坏为主，形成死骨。少数病例死骨吸收后形成骨空洞，空洞壁的骨质轻度致密。空洞内充满脓汁或干酪样物质。晚期发展严重时，整个椎体可被破坏，发生病理骨折，椎体压缩成楔形，形成颈椎后凸畸形。

（三）骨膜下型

临床较为少见。病灶多位于椎体前缘，以骨质破坏为主，往往无死骨形成，呈溶冰样改变。常扩散累及上下邻近脊椎。此型病变亦可因椎体外结核病变侵蚀所致。

椎体病变因循环障碍及结核感染，有骨质破坏及坏死，有干酪样改变和脓肿形成，椎体因病变和承重而发生塌陷，使脊柱形成弯度，棘突隆起，背部有驼峰畸形，胸椎结核尤为明显。由于椎体塌陷，死骨、肉芽组织和脓肿形成，可使脊髓受压发生截瘫，发生在颈椎及胸椎较多。骨质破坏，寒性脓肿在脊椎前纵韧带下形成，可穿过韧带至脊椎前筋膜间隙，因重力关系可扩散至远离病变的部位。

颈椎结核脓肿可出现在颈椎前，使咽后壁隆起，可引起吞咽或呼吸困难；在颈部两侧可出现在胸锁乳突肌后缘的皮下。胸椎结核常形成椎前和椎旁脓肿，也可出现在后纵隔区或沿肋间向胸壁发展；向椎管发展可引起截瘫。腰椎结核脓肿常至盆腔，形成腰肌脓肿，沿髂腰肌向下蔓延到腹股沟或股内侧，从股骨后达大粗隆，沿阔筋膜张肌和髂胫束至股外侧下部；或向后蔓延到腰三角区。这些脓肿，因为没有急性炎症的表现，称为寒性脓肿。脊椎结核在好转过程中，病变的破坏性产物，如脓肿、死骨等可逐渐被吸收，同时有纤维组织充填修复，最后形成纤维愈合和骨性愈合，病程很长。但通过积极治疗，可使病程大为缩短。

三、病理改变

（一）概述

结核病是一种慢性炎症，具有增殖、渗出和变质三种基本病理变化。

1. 渗出为主的病变　多出现在脊柱结核炎症早期，菌量大，毒力强，机体处于变态反应状态或病变在急性发展阶段，病灶表现为充血、水肿与白细胞浸润。早期渗出性病变中有嗜中性粒细胞，以后逐渐被单核细胞（吞噬细胞）所代替。在大单核细胞内可见到吞入的结核菌。当机体抵抗力强及病情好转时，渗出性病变可完全消散吸收。如果机体抵抗力弱时，渗出性病变可转变为增殖为主的病变或变质为主的病变（干酪样坏死）。

2. 增殖为主的病变　增殖性为主的病变是结核病病理形态上特异性改变，即结核结节（包括结核性肉芽），多发生在菌量较少、人体细胞介导免疫占优势的情况下。开始时可有一短暂的渗出阶段。当大单核细胞吞噬并消化了结核菌后，菌的磷脂成分使大单核细胞形态变大而扁平，类似上皮细胞，称"类上皮细胞"。类上皮细胞聚集成团，中央可出现朗汉斯巨细胞。后者可将结核菌抗原的信息传递给淋巴细胞，在其外围常有较多的淋巴细胞，形成典型的结核结节，结核结节中通常不易找到结核菌。骨结核的肉芽组织内，类上皮细胞呈层状排列。在海绵质骨骨髓的结核病灶区内骨小梁逐渐被吸收、侵蚀并被结核性肉芽组织替代，而无死骨形成。

3. 变质为主的病变（干酪样坏死）　在大量结核菌侵入、毒力强、机体变态反应增高或抵抗力弱的情况下，渗出性和增殖性病变均可发生坏死。结核性坏死，呈淡黄色，干燥，质硬呈均质状，形如干酪，故亦名干酪性坏死。在坏死组织中，可仅见残留的原器官的组织支架及无结构的颗粒状物。在质硬无液化的干酪坏死物中，结核杆菌由于缺氧和菌体崩解后释放出脂酸，抑制结核菌的生长，故很难找到。干酪坏死物质在一定条件下亦可液化，其机理尚不完全清楚，可能与中性白细胞分解产生的蛋白分解酶有关，亦可能与机体变态反应有关。病灶发生的结核性骨髓炎，可引起骨质疏松、钙丢失和骨小梁坏死，出现空洞死骨等。干酪坏死物的液化及软组织炎症渗出物和死骨渣等，在骨旁及周围软组织内形成结核性脓肿，即所谓的冷脓肿或寒性脓肿。脓肿的形成是由于干酪坏死物得以排出，但同时也造成结核杆菌在体内蔓延扩散。

病灶旁形成的结核性脓肿，随着病变的进展，脓液逐渐增多，在重力作用下，沿肌间隙或神经干周围疏松结缔组织内蔓延、下沉流窜，形成一些远离骨病灶部位的脓肿，即流注脓肿。脓肿如穿破皮肤则形成瘘管，或穿破内脏器官和组织则形成内瘘，经久不愈。

（二）颈椎结核

以C_6最为多见，上颈椎发病较少，仅占0.5%。颈椎结核常可形成寒性脓肿。颈椎椎体病变的结核性肉芽组织、炎性渗出物、坏死组织等形成脓汁，穿破椎体皮质汇集到椎体一侧的骨膜下，形成局限性椎旁脓肿。病变继续发展，脓汁增加，脓汁可突破椎体前方骨膜和前纵韧带，汇集到椎体骨膜的前方和颈长肌的后方。C_4以上病变，脓肿多位于咽腔后方，因而也称咽后脓肿。C_5以下病变，脓肿多位于食管后方。巨大的咽后脓肿，可将咽后壁推向前方，与舌根靠拢，因而患者睡眠时鼾声较大，甚至引起呼吸和吞咽困难。下颈椎病变的脓汁可沿颈长肌下垂到上纵隔的两侧，使上纵隔的阴影扩大，有如肿瘤的外观。咽后、食管后脓肿都可穿破咽腔或食管，形成内瘘，使脓汁、死骨片由口腔吞下或吐出。椎体侧方病变的脓汁也可在颈部两侧形成脓肿，或沿椎前筋膜及斜角肌向锁骨上窝流注。该处脓肿可向体外穿破形成窦道，窦道形成后常经久不愈，当存在混合感染后十分难处理。病变椎体严重破坏，受压后可塌陷。病变侵犯椎间盘、软骨板造成椎间隙狭窄。椎体的二次骨化中心被破坏，椎体的纵向生长受到阻碍。因此，颈椎的生理曲度可消失，甚至出现后凸畸形。但颈椎不像胸椎或胸腰段椎体那样，后凸畸形较少，除非两个以上椎体被侵犯。主要因为颈椎原有生理性前凸，另外头部的重量主要通过关节突传导而非通过椎体。颈椎结核产生的脓汁、肉芽、干酪样物质、死骨和坏死椎间盘等可凸入椎管内，压迫神经根和脊髓。病变椎体的脱位或半脱位亦可使脊髓受压。据统计，颈椎结核截瘫发生率约为22%。

（三）胸椎结核

由于胸椎前方有坚强的前纵韧带，椎体后方有后纵韧带，脓液难以向前或向后扩展，而多凸向两侧，在椎体两侧汇集形成广泛的椎旁脓肿。胸椎上段脓肿可向上达颈根部，向下脓肿可下降至腰大肌。随着病情进展，脓肿可破溃进入胸腔或肺脏。椎旁脓肿因部位不同形态亦各不相同。有的呈球形，多见于儿童或脓液渗出较快的早期病例。这种脓肿的张力较大，称张力性脓肿。有的呈长而宽的圆筒形，多见于病期较长者。有的脓肿介于上述两者之间，呈梭形，其左侧因受胸主动脉波动的冲击，使上下扩展较远，这种脓肿的边缘须与心脏及主动脉阴影做鉴别。

椎旁脓肿如果向胸膜腔内或肺内穿破，则可在靠近脓肿的肺叶内出现球形阴影，该球形阴影与椎旁脓肿阴影相连。脓液大量流入胸腔或肺内，椎旁阴影缩小，而肺内阴影增大，此时患者可出现体温升高或其他中毒症状。如果脓肿与支气管相通，则患者可咯出大量脓液、干酪样物质或死骨碎片。椎旁的脓液也可沿肋间神经和血管的后支，向背部流注或沿肋骨向远端流注。

（四）胸腰椎结核

胸腰椎结核的典型形态是葫芦形或哑铃形，即上方一个较小的胸椎椎旁脓肿与下方的腰大肌脓肿相连。因重力关系腰大肌脓肿多为单侧性，当椎体破坏严重时亦可有双侧腰大肌脓肿的存在。胸腰椎结核脓肿有时还可沿肋间血管神经束下行，在背部形成脓肿，如可沿最下胸神经或最上腰神经下行，在腰上三角或腰三角（亦称腰下三角），形成腰上三角脓肿或腰三角脓肿。胸腰椎结核脓肿破溃形成瘘管，因其路径曲折，穿越胸腰椎两部分，常给治疗带来困难。胸腰椎结核瘘管以腰上三角多见。

（五）腰椎结核

腰椎结核病变由椎体穿破骨皮质和骨膜，向周围软组织侵袭，形成脓肿。腰椎结核一般不形成局限在椎体周围的椎旁脓肿，而是向椎体两侧发展，侵入附着在椎体两侧的腰大肌，在腰大肌及其肌鞘内蓄积，形成临床常见的腰大肌脓肿。浅层的腰大肌脓肿仅局限在腰大肌鞘膜下，未过多侵入肌纤维，临床上多不影响髋关节的伸直活动。深层腰大肌脓肿多在肌纤维深层，腐蚀破坏肌纤维，使其变性，整个腰大肌为脓肿充满。深层腰大肌脓肿常影响髋关节伸直。

通常腰大肌脓肿在椎体破坏多的一侧，当椎体两侧均有严重破坏时，则两侧均可有腰大肌脓肿发生。随着病情的发展脓液逐渐增多，脓肿内压增高，在重力以及肌肉收缩影响下，脓液可沿肌纤维及血管神经间隙下行，形成腰大肌流注脓肿。脓液沿腰大肌下行，在髂窝腰大肌扩张部形成髂窝脓肿；在向下之腹股沟处形成腹股沟部脓肿（即下腹壁脓肿）。

腰大肌在腹股沟韧带下方是个窄颈，当腹股沟部脓肿内脓液继续增加，内压增高，脓肿可向下腹壁突出，一旦破溃即形成腹股沟部瘘管。而当腹股沟脓肿的脓液突破腹股沟下方窄颈，可在股动静脉外侧进入股三角顶部。此后脓液可有数个蔓延途径。

1. 沿着髂腰肌自其附着处小粗隆（小粗隆长期浸泡在脓液中，可继发小粗隆结核）。脓液绕过股骨上端后方，至大腿外侧形成大腿外侧脓肿，脓液继续向下沿阔筋膜流至膝关节附近形成脓肿。

2. 脓液经股鞘沿股深动脉行走，在内收肌下方，向浅层蔓延，在大腿内侧形成大腿内侧脓肿。

3. 脓液沿髂腰肌下行至小转子后，经梨状肌上下孔沿坐骨神经蔓延至臀部，形成臀部脓肿。

4. 脓肿穿破髂腰肌滑囊，若此滑囊与髋关节相通，脓液即可进入髋关节，久之亦可引起继发性髋关节结核。反之，髋关节结核脓肿亦可经此途径逆行向上引起腰大肌脓肿。

有时深层腰大肌脓肿的脓液还可沿最上腰神经，穿过腰背筋膜在腰三角处形成腰三角脓肿（或称腰下三角脓肿）。极少数情况下，可有腰肌脓肿的脓液向上越过膈肌角，与胸椎椎旁形成脓肿。

腰大肌流注脓肿随着病情发展，16.6%可穿破皮肤形成瘘管和窦道，导致混合感染，给治疗带来困难。少数情况下脓肿可穿入结肠、乙状结肠、直肠，形成内瘘。文献报道，还有腰椎结核脓肿侵蚀穿破腹主动脉引起大出血者，实属罕见。

（六）腰骶椎脊柱结核

腰骶椎结核因重力作用，脓液大多在骶前汇集形成骶前脓肿，当脓肿及张力较大时，骶前脓肿向上可侵入两侧腰大肌内，形成腰大肌脓肿并向下流注，形成腹股沟部和大腿内侧脓肿。有时骶前脓肿也可向后沿梨状肌出坐骨大孔至臀部和股骨大粗隆处形成脓肿，甚至可出盆腔经直肠后间隙达会阴部，形成会阴部脓肿，脓肿破溃后形成瘘管。但腰骶椎结核病变处于急性期，病灶以渗出性为主，脓肿迅速增大并呈高压状态，与前方的腹腔空腔脏器，如结肠、直肠、膀胱等粘连并腐蚀之，脓肿即可穿入这些空腔脏器形成内瘘，这种病例虽不多，但给临床治疗带来困难。

（七）骶椎结核

脓液汇集在骶骨前方的凹面，形成骶前脓肿。脓肿内压力增加时，脓液也沿梨状肌经坐骨大孔流注到大粗隆附近，或经骶管流注到骶骨后方。

四、临床表现

（一）全身症状

病起隐匿，发病日期不明确。患者倦怠无力、食欲减退、午后低热、盗汗和消瘦等全身中毒症状。偶见少数病情恶化、急性发作、体温39℃左右，多误诊重感冒或其他急性感染。相反，有病例无上述低热等全身症状，仅感患部钝痛或放射痛也易误诊为其他疾病。

（二）局部症状

1. 疼痛　患处钝痛与低热等全身症状多同时出现，在活动、坐车震动、咳嗽、打喷嚏时加重，卧床休息后减轻；夜间痛加重，疼痛可沿脊神经放射，上颈椎放射到后枕部，下颈椎放射到肩或臂，胸椎沿肋间神经放射至上、下腹部，常误诊为胆囊炎、胰腺炎、阑尾炎等。下段$L_{11～12}$可沿臀下神经放射到下腰或臀部，因此，X线摄片检查时多仅摄腰椎片，从而下段胸椎病变经常被漏诊。腰椎病变沿腰神经丛多放射到大腿的前方，偶牵涉腿后侧，易误诊为间盘脱出症。

2. 姿势异常　是由于疼痛致使椎旁肌肉痉挛而引起。颈椎结核患者常有斜颈、头前倾、颈短缩和双手托着下颌。挺胸凸腹的姿势常见于胸腰椎或腰骶椎结构。

正常人可弯腰拾物，因病不能弯腰而是屈髋屈膝，一手扶膝另一手去拾地上的东西，称之拾物试验阳性。幼儿不能伸腰，可让其俯卧，检查者用手提起其双足，正常者脊柱呈弧形自然后伸，而患儿病椎间固定或脊旁肌痉挛，腰部不能后伸。

3. 脊柱畸形　颈椎和腰椎注意有无生理前突消失，胸椎有无生理后突增加。自上而下扪每个棘突有无异常突出，特别是局限性成角后突，此多见于脊柱结核，与青年椎体骺软骨病、强直性脊柱炎、姿势不良等形成的弧形后突与圆背有别。

4. 寒性脓肿　就诊时70%～80%脊椎结核并发有寒性脓肿，位于深处的脊椎椎旁脓肿借X线摄片、CT或MRI可显示出。脓肿可沿肌肉筋膜间隙或神经血管束流注至体表。寰枢椎病变可有咽后壁脓肿引起吞咽困难或呼吸障碍；中、下颈椎脓肿出现颈前或颈后三角；胸椎结核椎体侧方呈现张力性梭形或柱状脓肿，可沿肋间神经血管束流注至胸背部，偶可穿入肺脏、胸腔，罕见的穿破食道和胸主动脉；胸腰椎、腰椎的脓肿可沿一侧或两侧髂腰肌筋膜或其实质间向下流注于腹膜后，偶穿入结肠等固定的脏器，向下至髂窝、腹股沟、臀部或腿部；骶椎脓液常汇集在骶骨前方或沿梨状肌经坐骨大孔到股骨大转子附近，掌握寒性脓肿流注的途径和其出现部位对诊断有所帮助。

5. 窦道　寒性脓肿可扩展至体表，经治疗可自行吸收，或自行破溃形成窦道。窦道继发感染时，病情将加重，治疗困难，预后不佳，应尽量避免。

6. 脊髓压迫征　脊椎结核特别是颈胸椎结核圆锥以上患者应注意有无脊髓压迫征，四肢神经功能障碍，以便早期发现脊髓压迫并发症。

五、检查

（一）X线摄片

在病早期多为阴性，起病后6个月左右，当椎体骨质50%受累时，常规X线摄片才能显示出。

X线摄片早期征象表现在大多数病例先有椎旁阴影扩大，随着椎体前下缘受累和有椎间变窄、椎体骨质稀疏、椎旁阴影扩大和死骨等。椎体骨质破坏区直径<15mm者，侧位摄片多不能显示出，而体层摄片破坏区直径在8mm左右就能查出。在椎体松质骨或脓肿中时可见大小死骨。

在中心型椎体结核，椎间隙多无明显改变，很难与椎体肿瘤鉴别；而某些生长缓慢的肿瘤，如甲状腺转移癌、脊索瘤和恶性淋巴瘤等，却可显示出不同程度的椎间狭窄，与骨骺型椎体结核鉴别十分困难。

通常椎体结核病例，除陈旧或者将治愈的患者外，椎旁阴影扩大多为双侧。但脊椎肿瘤，如椎体骨巨细胞瘤、脊索瘤、恶性淋巴瘤和肾癌脊椎转移等，在正位X线摄片上时可见单侧或双侧扩大椎旁阴影，特别限于一侧者，应注意鉴别。

（二）CT检查

能早期发现细微的骨骼改变以及脓肿的范围，对寰枢椎、颈胸椎和外形不规则的骶椎等常规X线摄片不易获得满意影像的部位更有价值。有学者将脊椎结核CT的影像分为四型。

1. 碎片型 椎体破坏后留下小碎片，其椎旁有低密度的软组织阴影，其中常有散在的小碎片。

2. 溶骨型 椎体前缘或中心有溶骨性破坏区。

3. 骨膜下型 椎体前缘有参差不齐的骨性破坏，椎旁软组织中常可见环形或半环形钙化影像。

4. 局限性骨破坏型 破坏区周围时有硬化带。

脊椎结核CT检查以碎片型最为常见，而脊椎肿瘤也常有与之相似之处，故应结合临床资料综合分析，如椎旁扩大阴影中，有钙化灶或小骨碎片时，有助于脊椎结核的诊断。尽管如此分型，CT有时还是无法鉴别脊椎结核如脊椎肿瘤。

（三）MRI检查

MRI具有软组织高分辨率的特点，用于颅脑和脊髓检查，优于CT，在脊椎矢面、轴面和冠面等均可扫描成像。脊椎结核MRI表现病变的椎体、间盘和附件与正常的脊椎对应处的正常信号相比，高于者为高信号，低于者为低信号。

1. 椎体病变 T_1加权像显示病变处为低信号，或其中伴有短T_1信号。椎体病变T_2加权像显示信号增强。图像显示有病变椎体除信号改变外，可见椎体破坏的轮廓、椎体塌陷后顺列改变和扩大的椎旁影像等。

2. 椎旁脓肿 脊椎结核椎旁脓肿在T_1加权像显示低信号，而T_1加权像呈现较高信号。冠面能描绘出椎旁脓肿或双侧腰大肌脓肿的轮廓与范围。

3. 椎间盘改变 脊椎结核X线摄片间盘变窄是早期征象之一。MRI的T_1加权像呈现低信号变窄的间盘。正常的髓核内在T_2加权像有横行的细缝隙，当有炎症时，这细缝隙消失，能早期发现间盘炎症改变。

MRI在早期脊椎结核的诊断较其他任何影像学检查，包括ECT在内更为敏感。临床症状出现3~6个月，疑有脊椎结核患者，X线摄片无异常，MRI可显示受累椎体及椎旁软组织（脓肿），T_1加权像为低信号，T_2加权像为高信号。早期脊椎结核MRI影像可分为三型：①椎体炎症；②椎体炎症合并脓肿；③椎体炎症脓肿合并椎间盘炎。值得提出受累椎体处于炎症期，而无软组织和椎间盘信号改变者，不能与椎体肿瘤相鉴别，必要时应行活检证实。

六、鉴别诊断

（一）椎间盘退化症

年龄40岁左右特别是体力劳动者，常见于颈椎和腰椎，表现患处慢性疼痛或并有所属神经根放射性疼痛。X线摄片椎间狭窄，其相邻椎体边缘致密，或有唇样增生改变，椎旁无扩大阴影，患者体温和血沉正常。

（二）先天性椎体畸形

多见于16～18岁，腰背疼痛，外观或有脊柱侧凸等畸形。X线摄片可见半椎体、椎体楔形改变或相邻两椎体融合或同时可见肋骨等畸形，两侧椎弓根横突、肋骨的数目不等，这类先天畸形应与治愈型椎体结核鉴别。

（三）腰椎间盘脱出

多见于20～40岁男性，腰痛及坐骨神经痛，咳嗽时疼痛加重。检查可见腰侧弯，生理前凸减少或消失，患侧直腿抬高试验阳性，但是患者血沉和体温均正常。$L_{4～5}$或$L_{5～}S_1$结核后侧病变常与混淆。

（四）强直性脊柱炎

全身和局部症状没有化脓性脊椎炎那么剧烈，疼痛范围广，从腰骶椎开始，类风湿因子阳性、血清黏蛋白和抗"O"增高。

（五）脊椎化脓性炎症

发病前，患者多有皮肤疖肿或其他化脓灶病多骤起、体温高，中毒症状明显，受累部疼痛明显，活动受限，局部软组织肿胀和压痛。X线摄片，椎体可见骨质破坏，椎间变窄，常有死骨形成，多无脓肿形成，应行细菌和组织学检查确诊。

（六）自发性寰枢椎脱位

常继发于咽部炎症之后。10岁以下儿童，患儿常用手托住下颌，有斜颈，颈部活动受限，X线摄片寰椎向前脱位，齿状突向侧位或后方移位，而无骨质破坏，无寒性脓肿阴影。CT检查有助于诊断。

（七）扁平椎体

多见于儿童，表现背痛、后凸畸形、脊柱运动受限，无全身症状，本病常见的有两种病因：椎体嗜伊红肉芽肿和骨软骨病。X线摄片患椎楔形改变，可残留一薄片，而相邻椎间隙正常，椎旁可见稍扩大的阴影，病变治愈后，椎体高度多能不同程度恢复。

（八）脊椎肿瘤

可分为原发和转移两大类。

1. 原发　常见30岁以下患者，常见良性的骨巨细胞瘤、骨软骨瘤、血管瘤、恶性的有淋巴瘤、脊索瘤、尤文肉瘤等。

2. 转移癌　多见于50岁左右患者，常见的有肺癌、乳癌、肾癌、肝癌、甲状腺癌、前列腺癌等，转移到椎体或附件，神经母细胞瘤则多见于5岁以下婴幼儿。

第十章　　脊柱肿瘤

一、概述

脊柱肿瘤并不罕见，是指发生于组成脊柱的骨骼或附属组织，包括血管、神经、骨髓等的原发性与继发性肿瘤及一些瘤样病变，如骨囊肿、骨纤维异常增殖症、组织细胞增生症等，它们不属于真性肿瘤，但其病变性质、临床表现及治疗方法和骨肿瘤相似，故一并在次叙述。

几乎各种类型的骨肿瘤，皆可发生于脊柱。按肿瘤的生物特性，可分为良、恶性两类。后者可分为原发性和继发性，所谓继发性是指由体内其他组织或器官的恶性肿瘤经血液循环、淋巴系统转移至脊柱或直接侵及脊柱的肿瘤，临床上将此称为脊柱骨转移瘤（癌），较为多见。

二、流行病学

据统计，脊柱肿瘤占全身骨肿瘤的6.6%，其中一半为恶性，恶性脊柱肿瘤有50%为转移瘤。瘤样病变较少，约占脊柱肿瘤的4.8%。骨肿瘤可发生于脊柱的任何部位，以颈椎居多，依次为胸、腰、骶椎；而脊索瘤好发于脊柱的两端。

三、病因

脊柱肿瘤与骨肿瘤一样其发病原因迄今不明，致病因素较复杂，目前有以下几种学说。

（一）病毒学说

曾有人用病毒在家鼠身上诱发骨肉瘤，采用肿瘤移植、滤液接种、电子显微镜检查及组织培养等研究，确定某些肿瘤是由病毒导致。

（二）慢性刺激学说

物理因素中，凡发生电离辐射，如X线、镭、放射性同位素等，经体内或体外放射，均可导致肿瘤；长期接触X线（如在X线透视下进行骨折复位）可发生手指皮肤的恶性病变，可诱发骨肉瘤；化学物质慢性刺激可发生癌变，早已引起人们的注意，动物实验证明某些化学物质（如甲基胆蒽）可诱发骨肉瘤。

（三）胚胎组织异位或残存学说

强调因胚胎组织异位或残存，经某种刺激后向肿瘤转化；胚胎脊索组织残存可发生脊索瘤，胚胎软骨组织残存，可产生软骨肿瘤。

（四）基因（遗传）学说

正常细胞基因发生改变产生肿瘤，瘤细胞继续增殖，且将其生物特性遗传。临床所见遗传性多发性外生骨疣就具有遗传性等。

（五）恶变学说

良性骨肿瘤及瘤样病损，如良性成骨细胞瘤、软骨瘤、骨软骨瘤等肿瘤可恶变为肉瘤，纤维异常增殖症及瘤样病损等亦可恶变为肉瘤。

四、检查

（一）实验室检查

1. 一般实验室检查　血红细胞沉降率、肝肾功能、血清钙、血磷、尿钙及尿磷等。溶骨性骨转移先在尿内有尿钙显著增多，若病情进展，血钙将进一步增高。

2. 生化标志物　酸性磷酸酶（acid phosphatase，ACP）、碱性磷酸酶（alkaline phosphatase，AKP）、血尿Bence-Jones蛋白等。当骨骼系统有正常或异常成骨时，如骨折愈合、骨肉瘤、成骨性转移性肿瘤、畸形性骨炎等，AKP将会增高。血清中ACP增高，多见于前列腺癌转移。血尿Bence-Jones蛋白增高常见于骨髓瘤。

3. 肿瘤标志物　多发性骨髓瘤患者可出现尿和血清中蛋白。转移性肿瘤根据原发肿瘤的不同可有一些不同的肿瘤相关标志物，如结直肠癌血清癌胚抗原（carcinoembryonic antigen，CEA）、CA19-9、CA120多为阳性，前列腺癌血清前列腺特异性抗原（prostate-specific'antigen，PSA）多为阳性。

（二）影像学检查

1. X线检查　检查简便、经济，是目前脊柱肿瘤诊断的常规检查手段，其结果可有成骨性、溶骨性和混合性等表现。椎弓根破坏常提示恶性肿瘤侵犯，但脊柱肿瘤来源复杂、种类繁多，大多数肿瘤的X线表现并无特征性，许多肿瘤及非肿瘤疾患可出现相似的X线影像，如骨的溶骨破坏、囊状改变、致密硬化、骨膜反应等征象；同一骨肿瘤在不同的发展阶段X线征象也可不同。

2. CT扫描　CT扫描图像具有较高的密度分辨率，可直接显示X线平片无法显示的器官和病变，是诊断骨肿瘤的重要手段。CT在脊柱肿瘤中的应用主要有以下几种。

（1）较X线平片更清楚、更早期地显示肿瘤对皮质骨、松质骨等、部位的侵蚀破坏以及肿瘤突破皮质形成瘤性软组织肿块等表现。

（2）能通过CT值的测量和分析，初步判断肿瘤的性质。

（3）能显示横断面结构，较X线平片更充分地显示病变的解剖位置、范围及与临近结构，如与肌肉、脏器、血管、神经之间的关系。

（4）有助于手术入路的选择。

（5）CTM（CT脊髓造影）可进一步了解脊髓受压程度。

3. MRI检查　对于脊柱肿瘤是一种极为重要的检查手段，现已将其作为常规检查项目。其主要的优点如下。

（1）是一种无创性的检查方法。

（2）分辨率高：T_1加权像提供了清晰的解剖图像，T_2加权像可达到脊髓造影的效果，能清晰地显示髓内病变，如水肿、出血、胶质增生、肿瘤、炎症等，同时也能清晰地显示肿物与其周围组织的关系，从而很容易地了解肿瘤的界面、侵犯范围，对手术治疗方式的选择、手术范围的确定及放、化疗后的疗效观察有帮助。

（3）有助于早期发现骨髓病变：肿瘤侵犯替代骨髓后可使正常骨髓信号消失而产生不正常的信号，故MRI很容易发现占据正常骨髓的病变。

（4）是诊断脊柱转移性肿瘤的重要手段。

（5）可显示肿块与重要血管的关系，增强后病灶内信号强度的动态变化有助于肿瘤的良、恶性鉴别。

（6）对于界定肿瘤的反应区具有重要的意义，为手术中行整体或广泛切除的范围提供依据。

4. 放射性核素骨显像（radionuclide bone imaging）　可为骨与软组织肿瘤的诊断提供高灵敏度和准确的资料，同时具有安全、简便、灵敏等优点，便于临床应用，目前在临床已成为诊断脊柱肿瘤（尤其是骨转移瘤）和随访治疗效果的一种有力手段。常用为单光子发射型计算机断层成像（single photonemission computed tomography，SPECT）。

5. 正电子发射断层成像（positron emission tomography，PET）　是一种核素骨显像技术。与CT、MRI不同，PET显像是在分子水平上反映人体生理或病理变化，是一种代谢功能显像，能在形态学变化之前发现代谢或功能异常。有助于发现一般手段难以发现的微小原发灶和软组织转移灶。

6. 数字减影血管造影（digital substraction angiography，DSA）　可清晰地显示肿瘤的主要供血动脉来源及其分支、侧支循环状况和血管分布。同时通过DSA血管介入治疗，可栓塞肿瘤供血血管及注入化疗药物。

（三）病理检查

脊柱肿瘤的病理学检查在其诊断和治疗中有重要的意义，脊柱肿瘤的诊断常常是根据病理检查结果来确定。和四肢骨肿瘤相似，脊柱肿瘤的最终诊断应遵循临床、影像和病理三者相结合的原则。术前行病理活检，既有助于明确病变的类型，原发肿瘤或转移肿瘤，同时也能为制定化疗、放疗、手术方案及评估预后提供依据。

五、临床表现

由于脊柱肿瘤早期缺乏特征性的临床表现，早期难以发现，易出现误诊、漏诊。大部分患者得到确诊时往往已处于中晚期，给治疗带来一定的困难并影响治疗效果。脊柱肿瘤患者早期得到及时的诊断及治疗，对其疗效及预后具有非常重要的影响。

无论是原发性还是转移性脊柱肿瘤，其典型的临床表现为局部疼痛、神经功能障碍、局部包块或脊柱畸形等。无症状的脊柱肿瘤通常在体检中才会被发现，这种情况并不少见。

（一）疼痛

疼痛是脊柱肿瘤患者最常见、最主要的症状。80%～95%的原发性脊柱肿瘤在确诊时疼痛是首发症状，有时是唯一症状。脊柱肿瘤所致疼痛的可能机理包括：骨的浸润和破坏（尤其是骨膜的膨胀）、骨病变组织的压迫、病理性骨折、脊柱椎节不稳，脊髓、神经根或神经丛的压迫和侵蚀等。

根据肿瘤的性质和发生部位的不同，疼痛发生的时间、性质等亦有所区别。从疼痛发生的时间上看，疼痛可出现在脊柱肿瘤得到确诊前的数月或数年，其中脊柱良性肿瘤疼痛病程一般较长，可为数月甚至数年，而恶性脊柱肿瘤，如成骨肉瘤、尤文氏肉瘤或骨转移瘤等，其疼痛病史的时间相对较短，但如良性肿瘤在早期就对脊髓或神经根形成压迫，则疼痛发生的时间相对较短。Weinstein等的临床研究显示，原发性脊柱良性肿瘤患者从症状初发到确诊，疼痛持续平均时间是19.3个月，恶性肿瘤患者的平均时间为10.4个月，脊柱转移瘤患者的平均时间为1～2个月，但最长可达2年。

夜间疼痛几乎是所有骨肿瘤的特征性表现，同样也是脊柱肿瘤患者的常见表现。其主要原因如下。

（1）夜间患者通常采取卧位，静脉压力相对较高，而对肿瘤周围的末梢神经形成刺激。

（2）夜晚患者的精神注意力相对较为集中，对疼痛变得较为敏感。

（3）肿瘤释放的一些炎性介质对神经形成刺激等。患者出现咳嗽、打喷嚏、用力或其他增加腹内压的动作可诱发疼痛加重。

（二）肿块

因脊柱骨肿瘤多发生在椎体，而椎体的位置较深，难以在体表发现，故以肿块为首发表现的患者并不常见，主要见于颈椎或脊柱后部附件结构的肿瘤。脊柱恶性肿瘤的肿块增长较快，对周围组织常形成压迫等，故常有局部疼痛、不适等表现。转移性脊柱肿瘤由于有原发病灶的存在，以及转移肿瘤一般恶性程度较高，生长比较迅速，易于诱发脊柱疼痛和神经症状等，常在形成较大肿块前即已被发现。

（三）畸形

脊柱肿瘤导致的脊柱畸形并不少见，其主要机理包括：肿瘤对椎体和（或）附件的破坏；脊柱周围组织的痉挛性反应，以及肿瘤体积较大对周围结构形成挤压等。如骨样骨瘤常可出现凹向病灶侧的侧凸畸形，其侧弯顶点多为病灶所在部位。

（四）神经功能障碍

脊髓神经受压可由肿瘤本身直接侵袭引起，也可由肿瘤破坏骨性结构导致的畸形继发引起。由于脊柱肿瘤主要位于椎体，往往从前方压迫锥体束或前角细胞，故常首先表现为运动功能损害，其临床症状则视脊髓神经受压程度和部位的不同而有所差异，如脊髓前角综合征、脊髓后角综合征及脊髓半切综合征等。

（五）全身症状

早期脊柱肿瘤患者的全身症状并不明显，出现全身症状通常是原发性恶性肿瘤和转移性肿瘤患者的晚期表现，贫血、消瘦、低热、乏力等为典型的恶病质临床表现。

六、诊断步骤

（一）病史

脊柱肿瘤症状的特点如前所述，是以脊髓神经受累及疼痛为主诉者居多。

（二）体格检查

神经系统及肌力检查对脊柱肿瘤较为重要，不仅有助于病损定位、了解受累程度，而且可作为治疗后对比依据来判断疗效。

（三）放射学检查

一般以病变部位为中心的正侧位X线片及左、右斜位X线片，CT、MRI检查辅助诊断。X线检查发现椎体萎缩、骨破坏影像提示恶性肿瘤；膨胀性椎体肥大，骨小梁增粗，呈栅栏状者为骨血管瘤；蜂窝状之囊性变者疑为骨巨细胞瘤。

脊髓出现压迫症状时，需行脊髓造影或MRI检查，以确定脊髓受压的平面及程度。同位素扫描对恶性肿瘤，尤其对转移瘤的早期诊断帮助较大。

（四）实验室检查

血沉在良性脊柱肿瘤是正常的，在恶性肿瘤几乎都是增快的，在脊髓瘤亦可高达100mm／h以上。碱性磷酸酶在脊柱成骨性肿瘤是升高的。酸性磷酸酶在前列腺癌脊柱转移时升高。尿中若有Bence-Jones蛋白体，则确定为骨髓瘤。

（五）活体组织检查

CT引导下穿刺活检，病理检查结果准确率最高。

七、鉴别诊断

良、恶性肿瘤的鉴别主要从以下几个方面进行。

（一）临床鉴别

需先从病史和体检进行鉴别肿瘤与非肿瘤（炎症性疾患）；然后再鉴别肿瘤是良性还是恶性。

（二）放射学鉴别

1. 单、多发病灶　前者多见于原发性脊柱肿瘤，后者多见于骨髓瘤（恶性）及转移癌。

2. 病灶形态　溶骨改变较局限、边缘清楚、无软组织阴影者多为良性肿瘤；溶骨改变较广泛、溶骨不规则，常有软组织阴影者多为恶性肿瘤。亦有认为椎体为弥漫性、溶骨性改变为主，合并成骨改变，无椎间隙变窄，是恶性肿瘤的特征。椎管和椎间孔扩大、椎弓根间距增宽、椎体后缘凹陷压迹改变者为神经纤维瘤的特征。

3. 部位　根据肿瘤好发部位推断肿瘤类别。如脊索瘤以骶椎多见，骨血管瘤以胸椎多见，腰、颈椎次之等。

（三）病理鉴别

从大体标本肉眼观察进行初步鉴别，最后将索取材料制成切片，常规用苏木精-伊红染色法（hematoxylin-eosin staining），如PAS，Alician蓝，Sudan Ⅲ 网状纤维染色等。有条件时，可用电镜观察。

（四）脊柱转移性肿瘤的鉴别

脊柱转移性肿瘤的诊断应遵循临床、影像和病理三结合的原则。

脊柱转移性肿瘤常常需要和以下疾病相鉴别。

1. 骨质疏松　椎体骨质疏松以50岁以上老年女性为多见，可以在此基础上发生压缩性骨折。骨质疏松所引起的椎体骨折，X线片上可表现为双凹或楔形改变，后缘相对较直。椎间隙一般不狭窄，但合并椎间盘突出，可引起间隙的狭窄。MRI上椎体转移灶可依据以下特点与骨质疏松性骨折相鉴别。

（1）椎体转移灶椎体后缘骨皮质后凸。

（2）转移灶可伴有硬膜外肿块。

（3）转移灶T_1加权像椎体或椎弓根弥漫性低信号改变。

（4）转移灶T_2加权像或增强后高信号或不均匀信号改变。

如既往有原发肿瘤病史，则更便于转移性病灶的诊断。

2. 椎体结核　全身症状常不明显，可有发热、全身不适、倦怠、乏力等症状。局部可有明显的疼痛，炎症涉及神经根时可出现放射痛。颈椎结核可出现咽后壁脓肿，腰椎结核可出现腰大肌、髂窝、腹股沟及大腿两侧冷脓肿，血沉可明显升高，抗结核治疗有效。脊柱结核出现病理性骨折时影像学上可示椎体后凸、成角畸形明显、椎间隙狭窄甚至消失，椎旁脓肿阴影等表现，与转移性肿瘤明显不同。同时，椎体结核一般不累及附件，出现椎弓根信号的异常，常提示为恶性病变。椎体结核在活动期，椎体呈长T_1、长T_2不均匀信号，陈旧性结核多为等信号。

3. 良性疾病鉴别　在诊断中还应注意与椎间盘突出、良性肿瘤、原发恶性肿瘤、血管及脊髓疾病相鉴别。

第十一章 腰椎间盘突出症

第一节 腰椎间盘突出症概述

脊柱对躯体起着支撑、负重和运动的作用。椎间盘结构中纤维环的破坏，除了严重的扭转损伤可直接引起外，还可能是椎间盘退变的基础外伤。随着年龄的增长，纤维环容易在负重时断裂。最易引起纤维环损坏的是剧烈的负重运动，如举重、弯腰提起重物或者长时间重复的屈曲旋转。

一、概念与分类

椎间盘突出症是因椎间盘变性、纤维环破裂、髓核突出、刺激或压迫神经根和马尾神经所表现的一种综合征，造成以腰腿痛为主要表现的疾病。腰椎间盘突出症是临床上较为常见的腰部疾患之一，主要病因是在椎间盘退变的基础上长期姿势不正、腰部负重、外伤等导致。腰椎间盘突出症的病变程度在临床上按CT的表现分类，还有按其突出的部位分类。

（一）按突出程度分类

1. 椎间盘膨出　移位的髓核仍在纤维环内，但因纤维环抗张力减弱而整个向外膨大。

2. 椎间盘突出　移位的髓核已通过纤维环裂隙到了纤维环外面，对相邻组织不但有机械性压迫，还有化学刺激和作为异物的免疫反应。

3. 椎间盘脱出　疝脱的髓核离开突出的纤维环裂口，在椎管内下沉或贴于神经或其他组织。

（二）按突出部位分类

1. 中央型突出　突出发生在椎体后中线，压迫硬膜囊。

2. 偏侧型突出　此型最多见。后纵韧带仍完整，疝突出物移向后外侧。

3. 外侧型突出　突出发生在小关节外侧。

二、临床症状与体征

（一）临床症状

各种各样的症状均由于疝突出物对具体神经纤维的压迫所致，而由于压迫水平的不同，与神经根粘连与否而表现各异。如果压迫的是感觉纤维，主要表现为蚁行感、麻木、疼痛；若受压的为运动纤维就会出现动作的障碍，腰和（或）下肢活动不灵活、紧张、无力；若受压的是交感神经纤维，则可能有温度感的变化，如发烫或发凉。

1. 腰部疼痛　多数患者有数周或数月的腰痛史，或有反复腰痛发作史。腰痛程度轻重不一，严重者可影响翻身和坐位。一般休息后症状减轻，咳嗽、打喷嚏、用力排便、变换体位、弯腰、久坐、久站和久行时均可使疼痛加剧。腰痛缓解后1～2周出现下肢痛。但临床上也常看到自起病开始即为腰痛并腿痛，或先出现腿痛后出现腰痛，或就诊期间只有腿痛而无腰痛。

2. 下肢放射性或牵涉性痛　一侧下肢坐骨神经区域放射痛是本病的主要症状，常在腰痛减轻或消失后出现。疼痛从腿部开始，逐渐放射至大腿后侧、小腿外侧，有的可发展到足背外侧、足跟或足掌，影响站立与行走。牵涉性痛在受损神经支配区，如肌肉、关节同时出现疼痛。这两种情况在腰椎间盘突出患者均可存在，后者可能更多些，常因负重或弯腰而加重。

3. 腰部活动障碍　腰部活动在各方面均受到影响，尤以后伸障碍明显。少数患者在前屈时明显受限。

4. 脊柱侧弯　多数患者有不同程度的腰脊柱侧弯。侧凸的方向可以判断突出物的位置与神经根的关系。

5. 麻木感　病程较长者，常有主观麻木感，多局限于小腿后外侧、足背、足跟或足掌。

6. 异常温度感　不少患者患肢感觉发凉，患者主诉腰或下肢某个部位"发烫"或"像冷风经过小洞吹到腿上"一样。客观检查患肢温度较健侧降低。

（二）临床体征

1. 姿势异常　患者为避免神经根受压，自然地将腰固定在某个较舒适的姿势。根据病变的严重程度及个体自动调节能力，腰部可发生过度前凸、变平或侧弯。检查时多数患者腰部生理性弯曲消失，甚至变为后凸；脊柱侧弯多突向患侧，少数突向健侧，后者多为外侧型；骨盆两侧不等高，站立位时常将患腿放到前面，半屈膝以缓解疼痛。

2. 一侧或两侧腰肌紧张　首先是骶棘肌，重者也牵连其他腰腹肌。

3. 压痛及反射痛　在腰椎棘突间及椎旁1～2cm处，相当于突出物的平面，用力下压时，压力至黄韧带、神经根和突出物，可引起下肢反射性疼痛。压迫或叩击时疼痛向臀部或大、小腿放射。

4. 脊柱运动受限　脊柱屈曲、伸展、侧弯及旋转等均不同程度地受限，以后伸受限最大，检查时患者出现因疼痛加重限制了伸展运动，也可以出现由于腰肌紧张弯腰时出现腰椎僵直，动作由骶髂关节和髋关节代偿。

5. 神经根受压或牵扯

（1）直腿抬高试验、足过度背屈试验、起坐伸膝试验、屈颈试验及颈静脉压迫试验均显示阳性。

（2）神经肌肉系统检查：突出的椎间盘压在神经根上，使其支配区域感觉障碍，肌力减弱，腱反射减弱或消失等。

6. 肌紧张试验和肌耐力试验　腰腿痛和脊柱结构的改变有关，也和在其基础上功能的减退有关；反复发作和腰椎稳定性差有关。影响腰椎稳定的机制中，也包括不平衡的肌紧张和骶棘肌耐力不足。

（1）髋屈肌紧张试验：先令患者双屈髋，使骨盆后倾腰椎变平，然后右腿伸直由治疗师支持，同时左膝被紧握推到患者胸前以维持骨盆位置。如果右膝关节位于髋关节水平上水平面即为阳性，如果股直肌短缩，屈膝就会减少到90°，髂胫束紧则小腿会处于轻度外展位。

（2）腘绳肌试验：一侧腿被动直腿抬高，对侧腿、髋、膝屈曲（无外展外旋），足置床上，当同侧膝关节开始屈曲或骨盆开始后倾即达终端，直腿抬高加10°～15°，否则为腘绳肌紧张。

（3）骶棘肌耐力试验：受检者伏卧台上，上体及下体均向后抬起，只有腹壁在床上，测定维持的时间。

三、临床诊断

椎间盘突出症的诊断，除病史与查体体征改变外，一项重要的诊断依据就是影像学检查。在腰椎间盘突出症的诊断中，常用的影像学检查有X线检查、CT检查、MRI检查与脊髓碘油造影等。

（一）X线检查

主要提示腰椎生理性改变，显示生理性前凸变小，病变椎间隙变窄或前窄后宽（侧位）。腰椎出现侧弯时，两侧椎间隙不等宽，病变侧变窄（正位）。

（二）CT检查

提示软组织向后突入椎管，偏一侧多见，挤压神经根，偶有钙化影出现。

（三）MRI检查

对软组织病变的灵度较高，如果患者由椎间盘突出压迫神经根，则在MRI上可以较明显地显露出来，并且根据其信号的强度，可以较好地对椎间盘突出的部位与类型作出诊断。

四、临床治疗

腰椎间盘突出症在临床治疗上可分为手术治疗与非手术治疗两种。

（一）手术治疗

手术治疗是腰椎间盘突出症较为常见的治疗方法，也是行之有效的措施，手术可彻底消除压迫脊神经等周围组织的突出物，以解决腰腿部的临床症状。

（二）非手术治疗

1. 卧硬板床休息　这是一种简单有效的措施，卧床可减轻脊柱压力，使神经根的水肿慢慢消退。

2. 牵引疗法　这是常用疗法之一，牵引疗法历史悠久。

3. 腰围和支持带腰围　主要目的是制动，使受损椎间盘获得局部充分休息。

4. 自我调理　注意保暖，防止着凉。日常生活和工作中注意保持正确的姿势。

第二节　腰椎间盘突出症的康复评定

一、腰椎活动度评定及腰腹肌肌力评定

Shoher于1937年提出的脊柱活动度皮尺测定法，经反复改良后成MMS法，据临床检测具有良好的可重复性，并与X线检查测定有良好相关性。于直立位在腰骶关节（两髂后上棘连线）下5cm及上15cm处各做一标记，向前弯腰时此2点距离延长，后伸时2点互相接近，以其距离的变动动作作为腰椎活动度指标。

二、日常生活活动能力及生活质量评价

日本骨科学会提出的日本骨科学会腰痛评价表（JOA score）包括症状、体征及日常生活能力（activity of daily living，ADL），指标简单合理（表11-1）。在评估时应排除有尿路疾病患者，分别为优、良、中、差4个等级。其中差为 < 10分，中为10 ~ 15分，良为16 ~ 24分，优为25 ~ 29分；满分为29分。

治疗改善率 = [（治疗后评分−治疗前评分）÷（满分29−治疗前评分）] × 100%；

≥75%为优，50% ~ 74%为良好，0 ~ 24%为差。

表11-1 日本骨科学会腰痛评价表

评价项目	得分
自觉症状（9分）	
（1）腰痛	
无	3
偶有轻度腰痛	2
常有轻度腰痛，或偶有严重腰痛	1
常有剧烈腰痛	0
（2）下肢痛和（或）麻木	
无	3
偶有轻度下肢痛和（或）麻木	2
常有轻度下肢痛和（或）麻木，或一侧有严重下肢痛和（或）麻木	1
常有剧烈下肢痛和（或）麻木	0
（3）步行能力	
正常	3
行500m以上发生疼痛、麻木和（或）肌无力	2
步行500m以内100m以上发生疼痛、麻木和（或）肌无力	1
步行100m以内发生疼痛、麻木和（或）肌无力	0
客观症状（6分）	
（1）支腿抬高试验（含腘绳肌紧张）	
正常	2
30°～70°	1
0～30°	0
（2）感觉	
正常	2
轻度感觉障（无主观感觉）	1
明显感觉障碍	0
（3）肌力（两侧肌力均减弱时以严重一侧为准）	
正常	2
轻度肌力减弱（4级）	1
重度肌力减弱（0～3级）	0

评价项目	得分
日常生活活动能力（14分）	
（1）睡觉翻身	
容易	2
困难	1
非常困难	0
（2）站起	
容易	2
困难	1
非常困难	0
（3）洗脸	
容易	2
困难	1
非常困难	0
（4）弯腰	
容易	2
困难	1
非常困难	0
（5）长时间（1h）坐位	
容易	2
困难	1
非常困难	0
（6）持重物或上举	
容易	2
困难	1
非常困难	0
（7）行走	
容易	2
困难	1
非常困难	0
膀胱功能（0）	
正常	0
轻度排尿困难（尿频、排尿延迟）	−3
重度排尿困难（尿频、排尿延迟）	−6

三、疼痛严重程度评价

可以利用视觉类比疼痛评分法（visual analogue pain scale，VAPS）来评价各种疼痛，有较好的可靠性。该方法是在10cm的标尺图上，以一端（0）为无痛，另一端（10）为剧痛难忍，令患者在图上标出自身感受疼痛的位置，其刻度即为疼痛的程度，可得到比较精细的半量化数据。

第三节　腰椎间盘突出症的康复护理

腰椎间盘突出症分手术治疗与保守治疗，不管是手术治疗、保守治疗，还是在预防治疗后的复发等方面，康复护理都起着非常重要的作用。

一、手术前、后护理

（一）手术前护理

1. 卧硬板床　协助患者做好生活护理，解决因卧床而带来的自理能力下降问题。

2. 床上大、小便训练　术前1周指导患者床上大、小便训练，养成床上大、小便的习惯，避免术后因不习惯床上大、小便导致的尿潴留与便秘。

3. 呼吸功能训练　术前3天开始指导患者进行呼吸功能训练，如腹式呼吸、缩唇呼吸、有效咳嗽等方法，避免术后卧床导致的呼吸系统并发症。

4. 健康宣教　向患者讲述术后护理配合要点，讲解绝对卧床休息的重要性和必要性。

（二）手术后护理

1. 卧位护理　术后去枕取平卧位6～10小时，严格卧硬板床休息，减轻身体对椎间盘的压力，防止手术部位的出血，利于手术后恢复。术后禁止在床上大幅度扭动，协助患者轴线翻身。

2. 严密观察患者双下肢感觉、运动、深浅反射情况　麻醉消失后，用钝形针尖轻触患者双下肢或趾间皮肤，观察是否有知觉和痛觉，如果术后出现下肢疼痛加剧、感觉异常、运动障碍等神经压迫症状，应立即报告医生处理。

3. 保持引流管通，注意预防逆行感染　一般术后24～72小时拔除引流管，向患者做好放置引流管相关护理注意事项宣教。严密观察引流液性质（如颜色、透明度、浑浊度）及量并做详细记录，如引流液呈红色，则说明血液较多可能有活动性出血，如渗液量多且清淡可能有硬脊膜破裂或脑脊液外流，均应及时报告医生。

4. 督促、指导呼吸功能训练　督促、指导患者进行深呼吸、腹式呼吸等呼吸功能训练，防止肺部感染。患者出现咳嗽时鼓励咳嗽，指导减轻伤口疼痛的咳嗽技巧。

5. 根据患者手术及术后恢复情况，指导床上肢体功能训练。

二、康复护理

适用于保守治疗、术后恢复期的患者。

（一）体位指导

1. 卧硬板床　卧硬板床以保持脊柱生理弯曲，告知患者卧硬板床的意义并取得配合。

2. 正确的姿势及体位改变方法

（1）坐位：正直、不歪斜，保持脊柱生理弯曲。

（2）卧位：左、右卧位时避免过于弯曲腰部，保持脊柱生理弯曲。

（3）改变体位：改变体位时动作应缓慢，避免过快改变体位。低头拾物时，脚前后放置，避免弯腰动作。

（4）指导日常工作注意事项：劳逸结合，保持脊柱生理弯曲，姿势正确，不宜久坐和久站。

（二）腰部体操训练

1. 骨盆卷动　仰卧位，屈膝屈髋，两手放于身体两侧或胸前，微缩下颚。呼吸时收缩下腹，背部压紧地面，做骨盆后倾动作，维持6秒，放松；呼气收腹，增大腰曲，下胸及骶保持贴紧地面，腰部拱起，做骨盆前倾动作，维持6秒。与前一动作交替，10个为1组，重复2～3组。

2. 俯卧抬腿运动　俯卧，两腿伸直，双手置于额头下，交互将左、右腿抬起保持3～5秒，重复5～10次。

3. 垫高骨盆抬起上身运动　俯卧，垫高骨盆（腹部下面垫一厚垫），头和胸部用力向上抬至水平位，维持3～5秒，重复10次。

4. 腹肌等长收缩训练　仰卧，弯曲双腿，收缩腹肌和臀肌，使腰背部平贴床面，维持3～5秒，重复10次。

5. 腘绳肌拉伸运动　仰卧，一侧腿屈曲或放于球上，另一侧腿伸直至大腿后群肌肉有拉伸感，双手环抱大腿，靠近前胸，维持15秒，增加伸张度。

6. 髂腰肌拉伸运动　跪位，一只脚放于训练球旁侧，缓慢向前滚动训练球直至对侧髋前侧有牵拉感，保持20～30秒，重复3～4次，左右交替进行。注意保持躯干挺直。

7. 桥式运动　仰卧，两腿屈曲，抬起臀部同时挺胸挺腰，吸气，维持3～5秒，放下，呼气；重复10次。

8. 飞燕式运动　俯卧，两手和上臂后伸，上身和下肢抬起并同时后伸，膝关节保持伸直，维持5秒，重复10次。

（三）躯干屈曲体操（Williams体操）

1. 抱膝触胸运动　仰卧，用力缩紧腹肌，并使腰背紧贴床面，然后双手抱持双膝，使之接近胸部，维持3~5秒，再慢慢回到起始位置，放松后重复10次。

2. 摸脚尖　坐位，双腿伸直，双手平举，用力收缩腹肌，使上身前倾，双手触及脚尖，并维持3~5秒，再慢慢回到起始位置，重复10次。

3. 仰卧位抬头运动　仰卧，双腿弯曲，用力缩紧腹肌，肩胛离床面30°，收下巴，舌顶上腭持续3~5秒，再渐渐躺下，重复10次。

4. 仰卧起坐运动　仰卧，双腿弯曲，双手上举，收下巴，用力缩紧腹肌，使上半身离开床面直到坐起手触足尖，维持3~5秒，放下，重复10次。

5. 弓腰运动　跪卧，收缩腹肌，使腰部向上弓起，并维持3~5秒，再回到起始部位，重复10次。

（四）体操训练注意事项

1. 根据个体差异决定训练次数与训练量　每天训练次数根据个人情况而不同，以训练后不引起疼痛及原有疼痛不加重为宜，训练引起的肌肉疲劳，以短时间休息后能恢复为宜。开始时重复次数宜少，以后酌情渐增，每次训练3~5组，每组动作做10次左右。

2. 训练动作要求及注意事项

（1）腰椎运动的方向根据个人情况而不同，应能缓解症状，至少运动后症状不加重，一般而言，腰椎间盘向后突出者应做腰椎后伸动作，腰椎间盘向前突出者（常见于外伤、孕妇、电工）应做腰椎前屈动作。

（2）有腰椎陈旧性压缩性骨折，尤其伴有骨质疏松的患者，不宜做向前弯腰动作。

（3）对因外伤而引起腰椎不稳者，进行医疗体操训练时，髋关节屈曲不宜＞90°。

3. 医疗专业人员指导　所有病患者在初步进行腰部医疗体操训练时，应有专业人员(如康复治疗师、康复护理师等)的指导，根据专业人员的指导完成训练。之后根据病情及个人掌握方法的情况由专业人员决定，是否可以自行做腰部医疗体操。

三、疾病复发预防护理

（一）腰椎间盘突出症复发率高的原因

腰椎间盘突出症患者经过治疗和休息后，可使病情缓解或痊愈，但本病的复发率相当高，主要原因有以下几点。

1. 腰椎间盘突出症患者经过治疗后，虽然症状基本消失，但许多患者髓核并未完全还纳回去，只是解除了神经根的粘连与压迫，使神经根压迫程度有所缓解。

2. 腰椎间盘突出症患者病情虽已稳定或痊愈，但在短时间内，一旦劳累或扭伤腰部可使髓核再次突出，因破裂的椎间盘纤维不可能自行修复，导致疾病复发。

3. 在寒冷、潮湿季节未注意保暖，风寒湿邪侵入人体病患部位，加之劳累，诱发本病复发。

4. 患者手术时病变节段髓核虽然已摘除，但手术后该节段上、下的脊椎稳定性欠佳，在手术节段上、下2个节段的椎间盘容易脱出，而导致腰椎间盘突出症的复发。

5. 康复训练不够，维持自身合理姿势的能力不足，矫正康复训练是防止复发的最根本方法。康复训练原则是矫正姿势是第1位，要保持挺拔伸展的腰部姿势，避免后侧椎间盘的过大受力而进一步老化；运动量是第2位，是在保持合理姿势的前提下只为巩固正确姿势，不追求运动量。

（二）预防腰椎间盘突出症复发的康复护理

1. 针对发病原因进行宣教，注意保暖，防止劳累及受寒着凉等因素导致复发。

2. 加强正确咳嗽方法、饮食健康与注意事项宣教，避免剧烈咳嗽和便秘时用力排便所致的腹压增高而导致疾病复发。

3. 当腰部处于屈曲位时，如突然加以旋转易诱发髓核突出而导致本病的复发。因此指导日常生活和工作活动的正确姿势，是预防因腰部姿势不当引起疾病复发的基本措施。如需长期坐姿工作者，每1小时左右要活动腰部，有条件者站起来伸伸腰放松，以减轻腰部不适感；如喜欢侧着弯腰睡的患者，尽可能减少弯腰，可选择仰卧或俯卧。

4. 避免突然负重，日常生活和工作中在未有充分准备的情况下，突然使腰部负荷增加，易引起髓核突出。告知患者搬重物时应注意忌用爆发力。

5. 指导患者建立良好的生活习惯，出院后每天坚持做腰部治疗体操，维持正常的体育锻炼，但勿做剧烈运动。

第十二章　椎间隙感染

一、病因

本病易发于18～40岁的青壮年，胸椎和腰椎是最易发生化脓性感染的部位。腰椎多于颈、胸椎，除因腰椎体积大且血流量多外，也和盆腔内血管与腰椎静脉系统交通有关。

椎体终板是脊柱感染病灶的易发部位。穿刺带入椎间隙的细菌、硬膜外脓肿和椎旁脓肿都可以引起椎体终板感染。据报道脊柱的其他组成部分包括关节突、关节面也可以是原发感染的部位，但这些一般都是个案报道。

很多种微生物都可引起脊椎感染。脊柱化脓性感染以金黄色葡萄球菌最为常见，其次为表皮葡萄球菌，此两种菌在感染中约占60%。其中金黄色葡萄球菌的检出率为40%～90%。目前总的趋势是金黄色葡萄球菌的感染率在下降，而耐药菌株增多。近期报道表明，有半数以上的细菌对青霉素有抗药性，1/3以上的细菌对甲氧西林有抗药性。静脉吸毒者较常发生铜绿假单胞菌感染。结核分枝杆菌是最常见的非化脓性感染源。

脊柱手术是医源性感染最常见的因素，而泌尿生殖道感染是血源性感染的最常见原因。呼吸道和皮肤感染发生的血源性感染率较低。也有人报道流产后和分娩后出现血源性脊柱感染。Eismont等人报道，患有糖尿病、酗酒、类风湿性关节炎、慢性肾病等慢性疾病时，自然免疫力降低更容易发生脊柱感染及其并发症。

二、生理病理

椎间盘是脊柱感染的最常见的部位。最近证明，干骺端和软骨终板是血源性感染的起始部位。目前认为椎间隙仅为接种性感染的开始部位。

椎体终板是动脉循环的终点也是静脉微循环的起源。小静脉或静脉血管起始于水平方向，走行与终板平行，再通过小的垂直静脉穿过终板与水平血管在靠近终板处松质骨内连通。此外，垂直静脉1～2个主要分支引流到椎体静脉血管系统，然后集中形成前内静脉丛。然后这些静脉丛引流到外部静脉丛。这些血管在外部与椎前内静脉、椎后内静脉以及后细根静脉连在一起，椎内静脉向背侧回流，在椎板附着处，至硬脊膜囊。前内静脉位于椎管两侧底部的外侧部分。在行椎间盘手术过程中这些静脉被损坏。内静脉接近椎体的中点时向中央引流，通过滋养孔引流至骨内系统。前内静脉也沿神经根的伴行静脉回流，在椎管外与腰升静脉连接。这种相互连接的静脉系统，从骶骨到颅骨都是一样的。

脊柱感染可发生于椎间盘的直接感染，也可因手术操作直接感染或经皮手术感染或邻近结构局部播散感染。有报道结肠感染经膈下脓肿引起邻近播散感染，未直接损伤脊柱的枪伤所致的腹腔脓肿也可引起邻近播散感染。最常见的脊柱感染是化脓菌的动脉散播所致，动脉播散的感染来源于椎体终板，也可能位于静脉内或椎体本身，在感染进程中播散至椎间盘。

化脓性椎体感染的自然病史包括感染源或创伤，感染后疼痛加重，伴有或不伴有明显的全身败血症表现。全身性败血症通常表明感染源不在脊柱。血源性感染可能起源于椎体终板的毛细血管攀或毛细血管之后的静脉管道内。这些淤滞在血管内的细菌引起化脓性炎症、组织坏死、骨塌陷，感染散播至邻近的椎间隙最终发生椎体终板破坏，这是X线片上最早的发现。感染进一步向前方发展可引起脊椎旁脓肿或向脊柱后发展而致硬膜外脓肿。大的椎旁脓肿可延至腰大肌进入腹股沟。硬膜外脓肿可贯穿硬膜外间隙并进入脑脊膜间隙和脊髓。椎体感染后骨质变软，在体重和应力下可发生骨质塌陷。脊柱感染的发展可以是化脓性或非化脓性的感染。感染的病程因致病菌和患者的免疫状况而有所不同。感染本身可以引起营养不良和损坏免疫系统。免疫反应良好的个体，确能不经治疗而痊愈。这一情况已为动物实验所证实。将表皮葡萄球菌注射到羊的椎间隙内，6周后只在注射细菌的椎间盘发生了椎间盘炎，但没能从这些椎间盘培养出细菌。这一发现表明在健康的个体，椎间隙感染后只有在适当时期才能检出细菌。

脊柱感染的早期或晚期均可发生发瘫痪。原因如下。

1. 感染脓肿的直接蔓延，刺激、压迫、损害神经组织；
2. 病理性骨折，严重的脊柱后突、椎体塌陷，对神经组织的继发性压迫。

三、临床表现

由于感染途径、年龄、全身情况、菌种毒力及其他因素不同，临床表现轻重差别较大。

血源性感染者，多起于菌血症或败血症，常伴有高热寒战甚至昏迷等严重中毒症状。早期局部体征与症状多不明显，主要是因为炎性病变尚未完全局限，加之全身反应剧烈而易掩盖局部症状。手术操作直接感染者，起病多在术后第2~3天，迟发者少，患者体温突然升高，多超过38.5℃以上，一般持续1~2周。体温升高同时，手术局部椎节段疼痛加剧，呈跳痛状，夜晚较剧，甚至必须应用强止痛药才能入眠。局部蔓延而来者，由于原发灶情况全身反应不同而轻重不一。主要表现如下：

（一）腰背痛

尤以活动时为甚，卧床休息可稍缓解，慢性者常出现腰背部酸困劳累感。如伴有椎管内感染时或反应性病变时，可出现双下肢放射痛或其他根性症状。

（二）叩痛

多于早期出现，无论是直接叩击病变椎骨棘突处，或是纵向传导叩击均有较明显的疼痛，主要由于炎性椎间隙受振动所致。

（三）活动受限

多于早期出现，严重者甚至在床上翻身活动也感疼痛，因而惧怕翻身，常伴有双侧椎旁肌痉挛，使脊柱处于保护性僵硬状态。

（四）其他

视感染途径、病程早晚、病变范围及机体反应等不同，可出现腹痛腹胀等各种症状。

四、临床分型

根据起病缓急临床上一般分为三型。

（一）急性型

以青少年多见，起病急，多以败血症开始，因此常有恶寒高热、神志不清、昏迷、颈项强直等。白细胞计数可达数万以上，其中中性粒细胞多超过85%，并可出现幼稚细胞，血培养多为阳性。腰部症状多较严重，但易被全身症状所掩盖，个别患者可出现截瘫。

（二）慢性型

发病较缓，全身症状轻微，起病时可有类似感冒症状。局部症状可与脊柱结核相似或更轻微，甚至出现畸形或于体检拍片时才被发现。体温及白细胞计数可能正常或稍高于正常。此型易被误诊为风湿性肌炎或腰背部纤维组织炎等疾患而延误治疗。

（三）亚急性

临床表现介于前两者之间，以抵抗力较强的青壮年为多见。起病多有低热及轻度全身中毒症状，脊柱局部症状较前两型明显，叩痛压痛均较剧烈，椎旁肌呈痉挛状。白细胞计数多在（10~20）×10^9/L，中性粒细胞在80%左右。红细胞沉降率明显增快，C-反应蛋白升高。

五、检查

（一）实验室检查

主要观察白细胞及血沉、C-反应蛋白的改变。一般白细胞升高明显着仅占42.6%，红细胞沉降率多增快，占78.1%~82%，国外学者报道，正常人或术后1周血沉一般不超过25mm/h。近年来认为C-反应蛋白增高可以更敏感地提示感染存在，占64%~100%。此外还可以参考血培养、椎旁穿刺抽出物检查等。

（二）影像学检查

1. X线平片　早期多无阳性发现，一般在6～8周以后方可显示椎间隙狭窄及椎节表面纹理模糊，渐而呈硬化性改变。

2. CT检查　可较早发现椎间隙狭窄及终板破坏但对于软组织的变化观察有限。

3. MRI检查　可更早敏感的发现骨性及软组织中炎性反应的异常表现，国外报道可达93%～97%。MRI检查可早期发现椎间隙T_1低信号T_2高信号的变化，但需与术后血肿及反应性水肿相鉴别。

4. 核素扫描检查（镓、锝）　也可较早及敏感地发现椎体及椎间隙的异常变化，国外报道可达85%～89%，甚至在某些方向比CT检查及MRI检查更有确诊意义。

六、诊断

儿童患椎间盘炎的特征是发热和血沉快，发病后4～6周拍X线片可见椎间隙变窄。常见症状是行走困难，全身不适，易哭闹，突然站立不稳或行走不适。虽然本病常与创伤有关连，但大多数报道表明其发病原因是细菌感染，培养多是金黄色萄葡球菌。发病平均年龄为6～7岁，症状常于住院前4周已出现，物理检查阳性体征并不多。往往小孩拒绝行走或行走时哭闹。脊柱屈曲受限，由于疼痛患儿身体保持竖直位。直接与脊柱有关的体检发现极少见。神经检查也不常有阳性发现，一旦发现则预示不佳，较大儿就诊时可诉腹痛。其他较少见的症状为腘绳肌紧缩感和脊椎压痛。

儿童椎间隙感染（脊椎骨髓炎）初期时诊断是很困难的，X线平片通常是阴性。患者可有轻度发热，但不呈现有全身病状。多数患者实验室检查仅有血沉增高。行MR工扫描或骨扫描结合镓伺位素扫描是确定感染的最佳方法，这些检查对可能存在的感染可最早做出提示，但是并不能作出完整准确的诊断，炎症和肿瘤有可能显示假阳性结果。如果在初期发热阶段进行血培养可有助于诊断。

由于成年人的椎间盘是无血运的，如不首先感染骨骼则不可能发生血源性原发椎间隙感染。因此，真正的成人椎间隙感染多由穿透创伤引起，手术操作是引起本病的最常见的原因。椎间盘术后椎间隙感染发生率为1%～2.8%。椎间盘造影术后报道的椎间隙感染发生率用单针穿刺时为1%，用双针为0.5%。术后椎间隙感染很少出现直接的伤口感染和伤口流液，常见致病菌为金黄色萄葡球菌，也有其他细菌和真菌的报道。

术后椎间隙感染的诊断是十分困难的，几乎总被延误。疼痛是最常见的主诉，然而，椎间盘术后持续性腰痛并不少见。最常用的诊断方法包括血沉、同位素骨扫描和镓扫描均于脊柱手术后短时间内呈阳性结果。MRI可能是迅速确定此并发症的最佳方法。

在术后4周以内血沉应恢复到接近正常。术后4～6周发生持续性背痛，肌肉痉挛，行走困难，血沉升高则高度预示椎间隙感染的可能。在给抗生素治疗前最好做经皮穿刺或切开椎间盘活检，约有50%以上病例可以确认致病菌。

七、鉴别诊断

（一）风湿症

较多见，且易伴有腰背部症状及发热。本病有以下特点：游走性关节痛，侵犯多个关节，且较表浅，对阿司匹林药物反应敏感，全身中毒症状较轻，血培养阴性，抗"O"试验多阳性。

（二）类风湿性关节炎

主要累及四肢手足的小关节，双侧对称性发病，后期手足变形，伴发腰痛但症状轻微。类风湿因子多为阳性。全身无明显炎性反应。

（三）脊柱结核

发病缓慢，病程较长。多有结核临床表现，慢性消耗体质。以胸腰段多见，拾物试验多阳性。X线片以破坏为主，尤以椎间隙多明显受累，甚至消失。椎旁脓肿发生率高于化脓性者，尤其是腰大肌或椎旁阴影明显增宽。

（四）其他

包括原发、转移的恶性肿瘤，伴有病理性骨折的代谢性疾病等。此外本病尚应与伤寒性脊柱炎（根据肥达氏反应等）、强直性脊柱炎鉴别。

第十三章　化脓性脊柱炎

一、概述

化脓性脊柱炎较少见，占所有骨髓炎的4%。多发生于青壮年，男多于女，儿童与老人也可发病但甚少。发病部位以腰椎为最多，其次为胸椎、颈椎。病变主要侵犯椎体，也可侵犯椎间盘并向上下椎体扩散，少数同时侵犯附件或单发于附件。常见于成年人，男性多于女性。

二、病因

脊柱化脓性骨髓炎多为非特异性感染。一般由细菌经血循环传播引起，最常见的致病菌为金黄色葡萄球菌，其次为链球菌、白色葡萄球菌、铜绿假单胞菌等也可致病。其原发感染病灶可为疖痈、脓肿和泌尿生殖系下段的感染，少数为创伤、椎间盘手术或腰椎穿刺等手术后感染所致，亦可由脊椎附近的软组织感染如肾周围脓肿蔓延而来。

三、生理病理

脊柱化脓性骨髓炎一般始于椎体软骨下骨，也可起自椎体中心、骨膜下及附件。椎骨虽有骨破坏，但骨质增生硬化更明显，周围韧带钙化明显，一般不产生死骨。椎间盘随后也被累及，被破坏，椎间隙变窄，严重者相邻椎体发生融合。

四、临床表现

起病急骤，尤其是儿童，出现持续寒战高热等脓毒败血症症状，往往在身体某些部位有感染病灶或手术后患者突感病变局部疼痛剧烈，脊柱活动困难，惧怕移动身体，不愿坐立和行走，被迫卧床。局部腰背肌痉挛、强直、肿胀、压痛明显，少数患者可在病变处出现畸形。可伴有贫血、食欲缺乏及体重减轻。

如病变累及神经根或交感神经，则可出现反射痛，出现直腿抬高试验阳性。病变严重者可压迫脊髓或马尾神经而引起瘫痪，尤其是颈椎化脓性骨髓炎患者，早期就可出现严重的脊髓损伤症状。瘫痪可在急性症状缓解后出现，甚至在患者已可起床活动后出现。

部分病例可形成脓肿，但较结核少见，其部位及蔓延途径随病变部位而不同。颈腰部的脓肿显示于外表或自行破溃形成窦道，而位于胸椎者则不明显。病变在腰部的患者可有大腿前侧疼痛或有股后肌紧张。

对于部分患者，特别是老年患者，症状常不典型，发病可呈亚急性或慢性，全身或局部症状都较轻微，体温微升或可无发热，直腿抬高试验也常呈阴性。但白细胞总数明显增高，细菌血培养常为阳性。

分为三种类型，如下。

（一）急性期

多见于儿童，起病急，有全身中毒症状和局部症状。主要表现为寒战高热、谵妄、昏迷、恶心、呕吐、颈项强直，有酸中毒、失水、电解质平衡失调等情况出现。有全身炎症表现灶，血培养阳性，白细胞数增高，继之贫血，血沉快。有腰痛、肾区叩击痛、骶棘肌痉挛，神经根受压时有放射性疼痛至两侧腹股沟和下肢等现象。X线片在急性期1个月内无明显变化，同位素扫描可见局部浓聚现象，有助于早期诊断。

（二）亚急性期

多见于成人，细菌有一定活力，毒性不高；患者有抵抗力，全身毒性症状轻微，有低热。全身和局部体征不明显，但有腰痛、骶棘肌痉挛和脊椎僵硬，活动不便，不能起床。白细胞和中性粒细胞轻度增高，血沉快，X线片示椎体骨质增生，但轮廓无改变。

（三）慢性期

病程长，可能由急性转化而来，也可由于全身抵抗力强、细菌毒力低所致，全身和局部症状轻微，有时因软组织脓肿穿破至皮肤外形成瘘管、慢性窦道，久治不愈。可能有小死骨，为脊椎慢性骨髓炎。早期脓肿在胸椎可引起瘫痪，在腰椎有神经压迫症状。

五、诊断与检查

（一）实验室检查

1. 血沉（ESR）　是辨别或评价和临床监测椎间隙感染的最好的实验室检查。遗憾的是ESR不能确定诊断，只能提示炎性进程，如同大多数X线发现一样。在儿童脊椎骨髓炎患者中有71%～97%血沉升高，37%的成人骨髓炎患者，血沉超过100mm／h，67%超过50mm／h。然而，手术后ESR通常是升高的（约为25mm／h），一般术后4周常常降至近乎正常。因此，如术后ESR持续升高4周不降，并伴有临床表现，则表明有持续性感染。

2. C反应蛋白　升高是感染的重要早期指征，C反应蛋白的敏感性较强，可明显升高。如果感染消除，检测值迅速恢复正常，这是这一检查的真正价值。

3. 白细胞　升高主要是中性粒细胞升高。在婴儿和体弱患者白细胞计数可能下降。脓液、病灶深处肉芽组织、窦道分泌物的细菌培养以及急性期的血培养结果可呈阳性。血培养阳性是有意义的，阳性结果常见于伴有发热的败血症活动期，得到阳性结果后常足以对骨髓炎作出诊断并进行治疗，但是这种情况较少。

（二）放射学诊断

放射学诊断对脊椎感染常用的方法是X线检查。根据Waldvogel和Vasey报道，在感染后的2周至3个月放射检查可以有所发现，X线显示受累的椎间隙变窄，椎体终板发生不规则的破坏或丧失正常的轮廓，终板软骨下骨的部分有缺损或椎体外形改变，椎体骨质硬化性增生肥大。有的在脊柱受累的部位可见椎旁软组织块。晚后期可发现椎体塌陷，节段性后突畸形以及最终僵直。上述系列改变早期可在感染后2~8周出现，晚期则在2年以后出现。

起病于椎体边缘者，早期椎体上下缘出现骨质密度减低区，渐发展为边界模糊的骨质破坏区，椎体同时受累，骨质硬化变白，常有明显骨桥形成，骨桥较宽而致密，呈拱形跨越两椎体之间，颇具特征。如椎间盘破坏严重，椎间隙完全消失，邻近的受累椎体在愈合过程中可融合为一体，但椎体高度仍可保持正常。儿童经过治疗，椎间隙可部分恢复，相邻椎体因在生长期有炎症，血运旺盛，可较正常增大。起病于椎体中央者，一般只累及一个椎体，最初只有骨质疏松，但逐渐向周围发展，当发展到一定程度时，可出现病理性压缩骨折，椎体被压缩成扁平或楔形。未侵及椎间盘时，椎间隙不狭窄。有时骨质逐渐变白，可见椎体关节缘有骨刺形成。但发于椎弓及其附件者少见，早期X线表现为椎弓附件骨质疏松和破坏，晚期表现为边缘锐利的骨质增生和不规则的囊性透亮区，关节突关节亦可发生骨性融合。由于椎间盘手术引起的椎间隙感染，在X线上主要表现为早期相邻椎体关节面疏松、模糊、间隙略窄，继而骨质破坏、边缘粗糙、硬化、增生骨形成，最后间隙消失，发生骨融合。脊柱化脓性骨髓炎形成脓肿后，脓肿穿破骨膜，通过韧带间隙进入临近软组织，形成椎旁软组织脓肿。在颈椎可见咽后壁软组织向前呈弧形突出；在胸椎表现为一侧或两侧腰大肌阴影模糊或膨隆。这种脓肿不如脊椎结核的脓肿明显，通常不发生钙化。

（三）计算机断层扫描（CT）

计算机断层扫描（CT）增加了X线平片观察范围。CT可以比较容易观察到软组织肿胀、椎旁脓肿和椎管大小的变化。CT所见与X线片观察所见相似可以发现椎体软骨下骨溶解性缺损，终板横断破坏导致横断面出现不规则变化或多个孔洞，不规则的融骨区附近出现硬化，椎间盘密度降低、呈扁平状，椎间盘周缘骨质破坏和硬膜及椎旁软区组织的密度情况。椎管造影后CT能够更加清楚的显示脓肿和骨质碎片对神经组织的压迫情况，并有助于确认感染是否累及神经结构本身。

（四）磁共振成像（MRl）

高分辨率的MRI是诊断脊柱感染准确、快速的方法。MRI可辩认正常的与感染的组织，对确认感染的全貌可能是最好的。但是，MRI不能鉴别化脓性和非化脓性感染，也不能免去诊断性活检的需要。Modic，Masaryk和Plaushtek等人报道了37例椎间隙感染的患者中，MRI的敏感性为96％，特异性为92％，准确性为94％。为检出感染必需做T_1与T_2两个矢状面加权扫描。这些研究者描述了脊椎骨髓炎的MRI所见，并注意到T_1加权像椎体和椎间隙的信号强度降低。但椎间盘与邻近受累椎体的边界不能辨别。在T_2加权像中椎间盘呈高信号，但椎体信号明显减低。硬膜囊周围及椎旁的软组织脓肿呈吸收增强区，因而能够清楚辨认。常常可辨椎旁组织感染延及硬膜组织的影像，所以不需要再做脊髓造影。

（五）放射性核素扫描

放射性核素检查鉴认脊柱感染也比较有效。这些技术包括：锝（^{99m}Tc）骨扫描、镓（^{67}Ga）扫描、和铟（^{111}In）标记的白细胞扫描。锝骨扫描有三个基本相，即血管像、血池像和延迟静止成像。感染时，血池像可见扩散活性。延迟像可见扩散活性变成局灶性。这种显著反应可能持续数月。感染患者的骨同位素扫描总是阳性的，故对感染无特异性诊断价值。镓扫描是骨扫描检出骨髓炎的一种良好辅助手段。Modic等人报道，对于感染者以锝和镓扫描并用时，其敏感性为90％，特异性为100％，准确性为94％。单独用镓扫描不如并用骨扫描和镓扫描确认感染更为准确。放射核素也不能确认感染菌种的类型。因为镓同位素在急性感染中衰减很快，用于记录临床进展是有用的。

铟白细胞扫描在诊断脓肿方面是很有用的，但是不能鉴别急性与慢性感染。曾有报道在慢性感染中铟扫描呈假阴性。因为放射性核素可积聚于任何炎性或非感染性损害。放射性核素扫描时肿瘤、非感染性炎症常常发生假阳性结果。铟白细胞扫描的最大的优点是能与各种非感染病变鉴别。例如对在MRI和CT扫描图像上看似包块或脓肿腔的血肿和血清囊肿进行鉴别诊断。这种鉴别对术后判断有无潜在感染具有重要意义。

（六）诊断性活检

对于诊断不清的病变，进行穿刺活检是确认感染和鉴别病原的最佳方法。通过活检可以确定感染和致病因子，以便给予恰当的抗生素治疗。然而，穿刺活检技术不是百分之百的可靠。如果在活检之前即已进行了抗生素治疗或疾病发作已消退了一个较长时期后才做活检，可得阴性结果。即便行切开手术进行活检也可能得不到阳性结果。尽管不能分离出致病菌，但是病理检查可以证实炎症过程。发病时间长短，宿主的抵抗力，细菌的毒力，以前曾用抗生素治疗，行培养取材的解剖部位等等，都是能否成功分离出致病菌的影响因素。

穿刺活检是诊断脊柱骨髓炎的最常用方法，它常在行局麻后，在X线或CT的引导下进行操作。在儿童中穿刺活检时采用全身麻醉。据报道经皮穿刺活检的成功率在71％～96％；不正确的活检结果占0～20％；假阴性结果为4％～20％。如果活检前患者应用抗生素治疗，有高达25％的感染为阴性结果。

六、鉴别诊断

脊柱骨髓炎应与下列疾病进行鉴别：原发性或转移性恶性肿瘤、骨代谢性疾病伴有病理性骨折以及邻近和有关的组织如腰大肌、髋关节、腹腔和泌尿生殖系统等的感染。Kalen等人曾报道夏科脊柱关节病与脊柱骨髓炎相似。类风湿性关节炎、强直性脊柱炎也可有类似脊椎骨髓炎的表现。获得性免疫缺陷（AIDS病）可能是导致这些感染另一个潜在的因素。

本病需与脊柱结核鉴别，结核一般起病缓慢，为慢性进行性，有严重的骨质破坏，常出现驼峰畸形。X线表现为骨质破坏、椎体变形、边缘模糊、不规则、相邻椎间隙变窄。常见椎旁脓肿，周围可见钙化斑，破坏的椎骨中可有死骨，骨硬化少见。不形成化脓性脊柱炎式骨桥。

（一）脊椎结核

为慢性进行性破坏性病变，病程长，一般有肺结核史。椎体呈破坏性改变，椎间隙狭窄，椎体可塌陷，并有软组织阴影，也可见死骨，骨质增生不多。

（二）伤寒性脊椎炎

一般有伤寒史，血清肥达反应阳性，病程由急性到慢性，可能有胃肠道并发症。

（三）强直性脊椎炎

全身和局部症状没有化脓性脊椎炎那么剧烈，疼痛范围广，从腰骶椎开始，类风湿因子阳性，血清黏蛋白和抗"O"增高。

第十四章 脊髓疾病影像学检查

第一节 脊髓损伤的辅助检查

一、X射线

1. X射线检查，可显示脊柱骨折的形态及受伤程度，对截瘫原因及脊髓损伤程度判断很有帮助。CT可显示骨折部位椎管容积改变、骨折片或椎间盘等突入椎管内压迫脊髓情况。

2. MRI（磁共振成像）技术的应用，改变了X射线和CT检查等不能观察到的脊髓形态学变化。MRI可直接检查脊髓损伤的形态学改变，显示脊髓的出血、水肿变性、坏死、空洞形成、胶质增生以及脊髓萎缩等一系列病理变化。但应注意这些形态学改变程度，并不和脊髓功能改变完全一致，还需结合电生理检查全面评价。MRI与X射线平片及CT检查，互为补充，对脊髓损伤的早期治疗、预后判断提供可靠依据。

3. 通过电生理检查脊髓损伤后的周缘及中枢神经系统传导功能改变，体感诱发电位检查和运动诱发电位检查，可了解脊髓的功能状况，结合临床体征，对脊髓损伤的类型、部位、范围和程度做出比较准确的判断。

脊髓内出血：是指脊髓内血管破裂或渗流而出现的脊髓损害，主要病因以外伤多见，血管畸形和血液病或溶栓治疗等也可引起。

二、MRI

MRI表现：MRI检查脊髓内出血优于CT。出血渗入蛛网膜下腔在T_1像显示较清楚，血肿信号高于脑脊液，并形成蛛网膜下腔堵塞，上下方之蛛网膜下腔增宽积液。髓内出血的MRI信号的演变规律与脑出血相同。急性出血在24小时内，T_1像上呈等或略高于脑脊液信号，T_2像呈低信号；血肿相邻的脊髓水肿带在T_2像呈高信号，T_1像呈低信号；亚急性与慢性出血（半个月以上），T_1、T_2像均为高信号，脊髓的水肿消退，水肿表现消失。

（一）脊髓空洞症

这是一种缓慢进行的脊髓变性疾病，病变部位多在颈及上胸段，少数累及腰段。

病因未明，可能有胚胎早期神经管闭合不全或脊髓中央管形成障碍等先天性发育异常、先天性血管疾病导致脊髓梗死部位软化而形成空洞、脑脊液动力学异常压力向下冲击脊髓中央管形成空洞、继发于脊髓外伤出血炎症等四种。病理改变主要是胶质增生和空洞形成，空洞向四周挤压造成神经细胞萎缩、变性。

MRI表现：MRI是目前诊断脊髓空洞症最佳的检查手段，多数三维扫描图像可使病变显示直观而全面，有利于区分是原发性或继发性，有助于手术适应证的选择。脊髓空洞症在矢状面上显示脊髓中央管增宽，边缘呈波浪状，内为脑脊液信号，T_1 像可显示其内有否分隔、明确病变上下范围。横轴位可清楚了解脊髓组织变薄及萎缩程度。若为中央管粘连，其下端呈鸟嘴状。本病常需与室管膜瘤堵塞中央管所致的中央管扩张鉴别。后者可见扩张之中央管壁有长 T_2、长 T_1 的肿瘤信号，增强扫描瘤体异常对比强化。

（二）脊髓血管畸形

在MRI未问世前脊髓血管畸形属罕见病，随MRI广泛应用和血管超微选择血管造影检查的应用，本病报告不断增多。本病多为先天性脊髓血管发育不良所致，按形态可分瘤状和蚓状两种，按供血动脉不同，分为脊髓后动脉供血的血管畸形和脊髓前动脉供血或前后动脉混合供血两大类。脊髓动静脉畸形多表现为脊髓或蛛网膜下的动静脉呈蜿蜒状增粗。

MRI表现：脊髓动静脉畸形的血管呈蚯蚓样改变。矢状位 T_1 像及矢状位 T_2 像可显示畸形血管为无信号的流空血管影，特别是后者在高信号脑脊液衬托下显示流空血管团更佳，有时表现为异常条索状等 T_1 信号，静脉比动脉明显粗大，无明显占位征象。如合并出血时，可见病灶中混有不规则点片状短 T_1 高信号，出血流入蛛网膜下腔时蛛网膜下腔呈填塞样改变，腔内充满长 T_1 高信号的血与脊液混合液，T_1 像脊液信号强度明显增高；由于容积效应影响，原畸形之血管可受血肿信号掩盖。出血信号的变化与颅内出血相仿。

（三）急性脊髓炎

亦称急性非特异性脊髓炎，是一组原因尚未十分明确的急性横贯性脊髓损害性疾病。目前认为本病可能是病毒感染后所诱发的一种自身免疫性疾病，外伤或过度疲劳可能为诱因。急性脊髓炎可影响脊髓的任何节段，但以颈胸段多见，特别是胸4~6水平段最为常见。病变段脊髓肿胀、神经细胞大量变性或消失、胶质细胞增生，严重者有脊髓坏死或空洞形成。

MRI表现：急性期病变节段脊髓水肿、增粗，MRI矢状面显示病变最为理想，病变段脊髓呈现斑片状、梭状或带状长 T_2 高信号。T_1 像显示脊髓炎不敏感，大多呈等信号，部分为不清晰的略低信号，脊髓局部肿胀增粗。注射磁共振造影剂增强扫描，病变区呈斑片状轻至中等度不均匀强化，但强化区不代表病变区；横轴位 T_1 像可根据高信号区的位置，分辨病变损及全脊髓或一侧，是灰质抑或白质为主。晚期病变脊髓萎缩变细。

（四）放射性脊髓病

这是指由于放疗后所产生的脊髓损害，可能为放射线直接损害神经组织、血管缺血性改变、自身免疫反应的结果、自由基损伤等四种因素，继而导致脊髓软化坏死。病理表现是神经细胞减少、变性、髓鞘脱失，微血管变性闭塞，胶质细胞反应，病变脊髓软化坏死，甚至形成空洞。

（五）腰椎间盘突出

腰椎间盘突出是临床引起腰腿痛的主要原因，发病率较高，严重影响患者的生活和工作。

MRI表现：MRI具有X射线平片、椎管造影、CT断层三者结合对腰椎显示的优点，是 检查腰椎病变最理想的方法。椎间盘脱出的典型表现为：矢面呈间盘髓核T2像高信号 减弱或消失，脱出髓核呈点状高信号；T1像呈鸟咀状，可有窄颈征，脊膜前脂肪线消失；轴位示椎间盘后突或后外突出，压迫神经根。梯度回波序列（gradientecho, GRE）可显示脱出于脊膜前间隙的髓核呈高信号。椎间盘突出以腰4／5、腰5／骶1间盘为最多。腰椎间盘退行性变为中老年人的常见病，主要表现为间盘脱水改变；T1像可见间盘信号失均匀性，中央呈低信号。

（六）脊椎结核

这是较声见的脊椎疾病，多发生于儿童，青壮年、老年也可患病。脊椎结核的发病率居全身骨关节结核的首位。脊椎结核中尤以下段胸椎及腰椎为最多，脊椎结核主要破坏椎体，形成寒性脓肿；椎体破坏塌陷或移位，可导致脊髓受压，严重者可造成截瘫。

MRI表现：脊椎结核的病变早期，即在骨密度未改变前，MRI信号可有清楚显示，病椎在T2像呈斑片状高信号，T1像病灶呈低信号。椎体破坏，以边缘为著，可累及椎弓根；椎间盘受累可变扁或消失椎旁脓肿形成，脓肿在T2像呈椎旁梭状高信号；在T1像呈低信号，信号强度稍低于肌肉。腰椎结核可致腰大肌发生炎性改变，肌肉肿胀，T2像可见腰肌出现斑片状高信号，对于骨膜下型结核的少椎旁脓疡，MRI比X射线平片和CT显示更清楚。MRI可清楚显示脓肿突入椎管程度和脊髓受累情况。脊椎结核需与化脓性脊椎炎鉴别。后者脓疡量较少，且其蛋白量多，T1像脓液信号稍高于结核脓液，且范围多较局限。转移性肿瘤也表现为椎体及椎弓根破坏，与结核相近，但肿瘤一般不侵及椎间盘。

（七）脊椎恶性肿瘤

脊椎原发性恶性肿瘤较少，多由其他肿瘤如肝癌、肺癌、乳腺癌以及盆腔区肿瘤转移而来。骨髓瘤是骨髓造血系统的原发性肿瘤，部分可在脊椎首先发现。

轻移瘤首先破坏椎体，然后侵犯椎弓根，单纯侵犯椎体者少见。发生在脊椎的转移瘤和骨髓瘤临床表现的共同特点为：局部疼痛呈渐进性加重，以夜间疼痛为甚。肿瘤较大突入椎管，可有脊神经受压症状；腰骶椎病灶压迫盆神经，可有大小便障碍。实验室检查有血沉加快、碱性磷酸酶增高、尿本周蛋白试验阳性等，对诊断骨肿瘤较有意义。MRI是检查脊椎肿瘤最理想的方法，文献报道MRI可比X射线早14～30天发现病变。脊椎转移瘤常表现为单个或多个椎体出现圆斑状T_2高或低信号，T_1像表现为低或等信号，增强扫描病灶均匀中等以上强化，GRE病灶呈高信号。跳跃式病灶和椎弓根破坏是脊椎转移瘤的主要特征，病椎可发生压缩性病理骨折，一般椎间盘不被波及。多发性骨髓瘤可单个或多个椎体发病，一般不侵犯椎弓根。

T_2像病椎可为栅栏状、斑片状及全椎体高信号，T_1像呈低信号；GRE对脊椎肿瘤最敏感，能显示T_2加强像未显示的病灶，病灶呈高信号。仅从MRI信号特征上有时不易与转移瘤鉴别，常需结合临床资料方可确诊。

（八）脊柱外伤

1. 脊椎骨折　脊柱外伤由直接或间接暴力作用于脊柱所致。脊柱剧烈弯曲，易导致颈椎或胸腰交界处椎骨骨折，或合并脊髓损伤。横向力及颈部挥鞭伤易产生椎骨滑脱或颈髓挫伤。垂直分力过大易造成压缩性骨折及椎间盘脱出。脊柱外伤较常见的有颅颈联合部损伤、寰枢关节脱位、齿突骨折、压缩性椎体骨折、腰骶关节滑脱等。寰椎骨折常因垂直反冲力所致，严重者可合并颅底骨折；横向作用力可致环枕关节脱位。头部过伸、过屈或过度牵引，可致齿突骨折和寰枢关节脱位，特别是新生婴儿严重屈曲旋转，幼儿被牵着头部悬吊身体，均可致上颈段脊柱损伤，严重者可导致脊髓损伤甚至出血。

MRI表现：脊椎检查常用的扫描位置是矢状位和横轴位，上颈段及颅颈联合部损伤需加作冠状位可清楚显示寰枢关节及齿突。T_1像可良好显示椎体粉碎或压缩性骨折，错位及椎间盘突出、脊髓压迫和椎体移位情况。急性期的椎体压缩骨折所致的骨髓水肿T_2像呈高信号，T_1像呈低信号，GRE尤其敏感，呈高信号。脊椎移位合并脊膜囊受压、脊髓断裂时，脊液循环受阻，局部蛛网膜下腔增宽。脊髓挫伤表现为T_2像高信号，T_1像信号强度稍低，在横轴位显示受伤脊髓的信号改变较清楚；伴有脊髓出血时，可见受损的脊髓内有点片状短T_1异常高强度信号影。晚期可见外伤段以下脊髓萎缩软化及空洞形成。

2. 脊髓损伤　脊髓损伤包括脊髓震荡、脊髓挫伤、脊髓受压和脊髓横断伤。脊髓震荡是指脊髓单纯功能性损伤，多见于脊柱的剧烈震荡，造成神经内传递功能的短暂异常和脊髓微循环的一过性中断。脊髓挫伤包括所有超出脊髓震荡这种可逆性功能性损伤范畴以外的脊髓损伤，但无持久脊髓受压。脊柱外伤或剧烈震荡可导致脊髓出现水肿。

三、脊髓神经的运动、反射与感觉定位

（一）肌肉运动与相应脊髓节段的关系

运动检查关键肌肉运动

颈5：屈肘肌（肱二头肌，肱肌）

颈6：伸腕肌（桡侧腕长伸肌和短肌）

颈7：伸肘肌（肱三头肌）

颈8：中指屈指肌

胸1：小指外展肌

腰2：屈髋肌（髂腰肌）

腰3：伸膝肌（股四头肌）

腰4：踝背伸肌（胫骨前肌）

腰5：趾长伸肌（趾长伸肌）

骶1：踝跖屈肌（腓肠肌，比目鱼肌）

（二）神经根与相应反射的关系

腱反射：肱二头肌反射：颈5～6

肱三头肌反射：颈6～8

跟腱反射：腰4～骶2

腹壁反射：上：胸8～9

中：胸9～10

下：胸10～12

提睾反射：腰1～2

跖反射：骶1～2

（三）皮肤感觉与相应脊髓节段的关系

感觉检查关键区域

颈2：枕骨粗隆

颈3：锁骨上窝

颈4：肩锁关节顶部

颈5：上臂外侧

颈6：前臂外侧及拇、示指

颈7：中指

膝腱反射：腰2～4

跟腱反射：腰4～骶2

腹壁反射：上：胸8～9

中：胸9～10

下：胸10～12

提睾反射：腰1～2

跖反射：骶1～2

桡骨骨膜反射：颈6～9

膝腱反射：腰2～4

颈8：环小指及前臂尺侧

胸1：肘前窝的尺侧

胸2：腋窝

胸3：第三肋间

胸4：乳头平面

胸5：第五肋间

胸6：剑突平面

胸7：第七肋间

胸8：肋弓平面

胸9：第九肋间

胸10：脐平面

胸11：第十一肋间

胸12：腹股沟韧带中部

腰1：胸12与腰2之间

腰2：大腿前中部

腰3：大腿内倾

腰4：内踝

腰5：小腿前外侧和足背

骶1：外踝和足外侧

骶2：腘窝

骶3：坐骨结节

骶4、5：肛门周围

四、自主神经功能检查

（一）皮肤、毛发、指甲营养状态

自主神经功能受到损害后，皮肤黏膜可出现多种变化，如苍白、潮红、发绀、色素减少或色素沉着等。另外可发生质地改变，如增厚、变硬、潮湿或干燥与脱屑，也可出现皮疹、水肿或溃疡。毛发干燥、粗糙、易脱落；指甲失去正常的光泽，变薄，有沟纹且易脱落。泌汗增多或减少。

（二）眼心反射

被检查者平卧，静数脉搏，医师用中指、食指分别置于被检者眼球两侧，逐渐加压至以患者不痛为限。眼球加压20～30秒后，心率减慢10～12次／分钟为正常。如＞12

次／分钟提示交感神经功能增强，心率反常加快提示交感神经功能亢进，迷走神经麻痹则无变化反应。

（三）皮肤划纹征

1. 白色划纹征　用钝器轻而快地划过皮肤，在8～20秒内，划过之处出现白色划纹，持续1～5分钟，这是由于血管收缩所致。在交感神经兴奋性增高者，该征在下肢皮肤表现比较明显。

2. 红色划纹征　用钝器慢而重压地划过皮肤，划后3～5秒出现红色划纹，持续8～30分钟，一般是正常现象，有时红纹甚宽，持续较久时才有相对的意义，是由于副交感神经兴奋性增高或交感神经麻痹，引起血管扩张之故。

（四）卧立位试验

由卧位到立位脉率增加超过10～12次／分钟为交感神经兴奋性增强；由立体到卧位脉率减慢超过10～12次／分钟则为迷走神经兴奋性增强。

（五）发汗试验

交感神经节后纤维受刺激，可多汗受损为无汗或少汗。

1. 碘淀粉法　将患部皮肤清洁、干燥，体表上涂以含碘溶液（碘15克；蓖麻子油100毫升，纯酒900毫升），干后表面上再均匀撒布淀粉末，皮肤出汗后，碘与淀粉反应而变蓝色。无汗处皮肤颜色不变化。

2. 发汗的方法。

（1）毛果芸香碱法：皮下注射1%毛果芸香碱1毫升（10毫克），3～5分钟后观察出汗情况。本法禁用于颅内压增高者。

（2）阿司匹林法：服阿司匹林0.6～0.9克，热开水一杯，观察面部出汗情况。

（六）竖毛反射

竖毛肌由交感神经支配。将冰块置于被检者颈后或腋窝，正常者数秒钟后可见竖毛肌收缩，毛囊处隆起如鸡皮。根据竖毛反射障碍的部位来判断交感神经功能障碍的范围。

（七）握拳反射

被检者用力握拳5分钟，可引起心率增快与收缩压、舒张压增高。自主神经系统功能异常时，此反应发生障碍，常用于检测交感神经传出纤维功能。

（八）排尿障碍

见于脊髓横断损伤。常用的方法是膀胱压力测验。首先排尿，按常规操作，放入16号导尿管，测定并记录残余尿量；膀胱排空后将导尿管接于测压器上，排尽空气，测定压力，然后以每分钟10毫升的速度将生理盐水注入膀胱内，每次注入记录压力一次。

压力为纵坐标，容量为横坐标，画一曲线，记录患者开始有尿意和急需排尿时的压力和容量。

五、周围血管检查

（一）望诊

1. 皮肤血运不足　表现为苍白、指（趾）肚瘪陷、皮肤及皮下组织松软，见于动脉痉挛、断裂、重度休克。

2. 静脉回流受阻　皮肤、甲床青紫，皮肤皱纹减少或消失，肢体肿胀，严重者皮肤出现小泡。

3. 肢体坏疽　肢体局部发黑、干瘪，与健康组织分界清楚。

4. 皮肤营养不良　皮肤发亮、菲薄，皮肤皱纹减少或消失。指（趾）甲发黄、脆、增厚。

（二）触诊

1. 皮肤温度　各部体表温度不同。躯干至四肢逐渐降低。一般手部温度较足部高，拇指（趾）高于小指（趾）。皮肤湿度可用中指第二节背面测试，方法简单，但不能精确记录。用半导体皮肤点温计测皮肤温度，较为准确。

2. 动脉搏动的检查。

（1）肱动脉：在上臂下1／3之内侧，将软组织压向肱骨可触及搏动。

（2）桡动脉：在腕部掌面，于桡侧腕屈肌之外方。

（3）尺动脉：在腕部掌面，于尺侧腕屈肌之内方。

（4）股动脉：在腹股沟韧带中点之下。

（5）腘动脉：可嘱患者俯卧，检查者一手使膝关节屈曲，另一手拇指在腘窝部逐渐加压以扪及腘动脉；也可嘱患者仰卧，膝关节屈曲，检查者双手握住膝部，拇指放在踝前，用其余手指尖在腘窝部扪及搏动。

（6）足背动脉：足前方，内外踝连线的中点与第1、2趾间连线上，可扪及搏动。此动脉常有变异。

（7）胫后动脉：在内踝后下缘，向后约一横指处可扪及搏动。

（三）听诊

动静脉瘘局部可有持续性杂音，收缩期杂音增强且沿血管径路向远近两侧传导较长距离。动脉瘤局部可有收缩期杂音，但限于动脉瘤的局部。

第二节　局部检查

一、颈部检查

（一）颈部外形与分区

根据解剖结构，颈部每侧可分为两个大三角区域，即颈前三角和颈后三角；颈前三角为胸锁乳突肌内缘、下颌骨下缘与前正中线之间的区域；颈后三角为胸锁乳突肌后缘、锁骨上缘与斜方肌前缘之间的区域。

1. 望诊　注意观察颜面、头部有无发育及姿势异常；颈部皮肤有无蜘蛛痣、感染病灶、瘘管、银屑病等；颈部有无特殊部位的疤痕、窦道。疑有颈椎结核，应检查有无咽后壁脓肿；颈椎有无生理前突消失、后突畸形、颈椎短缩、发际下移以及颈椎活动是否受限。短颈者多伴有颅底凹陷症或颈椎畸形；落枕者头颈僵硬体位；颈椎外伤后呈强直保护姿态，亦称军人颈。

2. 触诊。

（1）压痛点：落枕压痛点常在斜方肌中点，伴有肌紧张。颈椎病压痛点在颈5、6、7棘突旁。前斜角肌综合征压痛点在锁骨上窝、颈后三角区。颈背肌纤维组织炎压痛点广泛。乳突和枢椎棘突之间的压痛多为枕神经受累。

（2）包块：颈部包块的检查时注意部位、数目、大小、质地、活动度，与邻近器官的关系和有无压痛等特点，注意甲状腺肿大和来源于甲状腺的包块与其他颈前包块的鉴别，前者可随吞咽动作上下移动。新生儿胸锁乳突肌上的包块，常为先天性斜颈。颈部侧方如有包块，应注意颈部淋巴结肿大、寒性脓肿、囊状肿瘤、腮裂囊肿等疾患的鉴别诊断。

（3）气管位置的检查方法：二指法和三指法。正常人气管位置居中。气管向健侧移位，见于大量胸腔积液、积气，纵隔肿瘤以及单侧甲状腺肿大；气管向患侧移位，见于肺不张、肺硬化、胸膜粘连。

3. 叩诊　在颈椎棘突旁用叩诊锤叩击时，颈椎病或颈椎间盘突出症者有上肢放射性痛。检查者用拳头沿颈椎纵轴轻轻叩击头顶，在颈椎病者常可诱发疼痛。颈结核或颈部损伤不应做此检查，以免加重脊髓损伤。

4. 动诊及测量　中立位为面向前、眼平视、下颌内收。让患者作颈部前屈、后伸、旋转、侧屈活动，记录并与正常比较。正常颈部活动度为：前屈35°～45°，后伸35°～45°，左右侧屈45°，左右旋转60°～80°。

5. 颈部血管

（1）颈静脉充盈：了解颈静脉充盈的概念、颈静脉压测量方法。颈静脉压增高见于右心衰、缩窄性心包炎、心包积液、上腔静脉阻塞综合征以及胸腔、腹腔压力增加等情况。

（2）颈动脉搏动：正常人颈动脉搏动很微弱。颈动脉搏动增强见于主动脉瓣关闭不全、高血压、甲状腺功能亢进及严重贫血患者。

（3）颈部血管杂音：注意其部位、强度、性质、音调、传播方向和出现的时间。如颈动脉或椎动脉狭窄、锁骨下动脉狭窄产生的杂音以及颈静脉杂音的部位及特点。

（二）颈肋与前斜角肌综合征检查

颈肋为一先天性解剖异常，或称颈肋综合征、前斜角肌综合征。颈肋多发生在第7颈椎，少数在第6颈椎。颈肋游离端位于颈前斜角肌与中斜角肌之间。由于臂丛及锁骨下动脉也由前、中斜角肌与第一肋骨所构成的三角间隙穿出，然后进入肋锁间隙，因此颈肋的突出游离端就从后方压迫臂丛，从而导致神经、血管的压迫症状。此外，部分颈肋的末端多以纤维束间接与第一肋骨相连，少数尚附着于前斜角肌，此纤维束也是形成压迫的重要原因。

1. 临床表现。

（1）神经症状：臂丛下干受压者多，中干受压者少，故上肢的麻木、疼痛及感觉异常主要在前臂及手部的尺侧，相当颈8胸1神经支配区。当头部转动、提重，肩部负重时症状加重。病程长者可发生手部肌肉萎缩，以小鱼际肌及骨间肌为主，肌力减退，技巧操作失灵。

（2）血管症状：少部分患者有锁骨下动脉受压症状，可能由于动脉本身有一定弹性与压力。患侧上肢血压偏低，脉搏减弱或消失，患肢外展和上举时更为明显。由于供血不足，可出现手指末梢皮肤角化或溃疡等营养性改变。

（3）局部症状：在锁骨上可触及坚硬的骨生包块伴局部压痛且向患侧放射。

2. 前斜角肌综合征　患者坐位，头稍向后仰，将下颌转向患侧深吸气后屏住呼吸，检查者一手抵住患侧下颌，给以阻力，一手摸着患侧桡动脉，如有动脉搏动减弱或消失为阳性，见于前斜角肌综合征。

（三）颈椎病检查

颈椎病共分7型：颈型、神经根型、脊髓型、椎动脉型、交感神经型、食管型和混合型颈椎病。不同类型的颈椎病临床表现、体征、查体表现及辅助检查各有不同。

1. 颈型颈椎病　由颈椎间盘退行性改变引起颈椎局部疼痛或反射性地引起枕、颈、肩部疼痛、上肢疼痛和相应压痛点。查体主要表现颈部活动受限，通常无上肢放射痛或麻木，多无病理征表现。

2. 神经根型　在各型颈椎病中发病率最高，约占60%以上。主要是突出的椎间盘、骨赘、变窄的椎间孔（包括软组织的肿胀）刺激或压迫颈神经根所致。因长期使用电脑工作或伏案工作姿势，该型颈椎病发病率年龄逐渐年轻化。

主要查体表现为颈肩痛伴有单侧或双侧上肢疼痛，疼痛部位与受累神经支配区域一致，若病变位于上部颈椎，可出现头枕部疼痛和麻木，痛麻常与颈椎活动有关。患侧上肢乏力、沉重或持物坠落，头颈部活动障碍，尤以后伸及患侧屈受限为主。颈椎生理前突减少、变直或后突，颈部活动受限，尤以后伸及患侧屈受限为主；患侧棘突旁有压痛和放射痛，在$C_5 \sim C_6$棘突旁多见；患侧臂丛神经牵拉试验阳性；受累神经颈椎棘突旁在受累神经根支配区域皮肤感觉异常，腱反射亢进或减弱；患侧上肢可出现肌力减弱、肌萎缩等。

3. 脊髓型　其原因是椎间盘或骨赘向后方对脊髓的直接压迫，另外，椎管先天性狭窄也是造成脊髓型颈椎病的原因之一。临床表现以脊髓束症状为主，但可因压迫部位不同而出现不同症状。早期可出现下肢沉重踏棉感、乏力、束胸感、步态不稳等，晚期可出现肢体麻木或瘫痪。上肢表现为下运动神经元损伤，下肢表现为上运动神经元损伤。头部症状及体征常不明显，但可表现为不规则的躯干和下肢感觉障碍，四肢腱反射亢进，肌张力增高。霍夫曼征及巴宾斯基征阳性。

4. 椎动脉型　主要病变是椎动脉狭窄，引起的椎动脉弯曲等致使椎动脉血流阻滞。该型占10% ~ 15%。

眩晕常为主要症状，可同时伴有颈肩或颈枕部疼痛，可有恶心、呕吐、耳鸣、耳聋、视物不清、记忆力减退、步态不稳等椎动脉供血不足的症状。眩晕常与颈部活动有关，头后伸或旋转时症状加剧。常合并颈椎不稳，辅助检查注意颈椎动力位X射线片的检查。有些患者在头部突然转动时，因脑缺血感到肢体无力而跌倒，但意识大都无障碍（又称"猝倒"），神经内科检查无阳性发现，多诊断为短暂性脑缺血发作。

5. 交感神经型　为分布在椎动脉或颈脊神经根、脊膜、关节囊上的交感神经纤维受到刺激所致。可表现为头晕、头沉、偏头痛、视物模糊、眼窝胀痛、心律异常、肢体肿胀、发凉或出汗障碍等。

6. 食管型　颈椎椎体前缘的特大骨赘增生骨刺对前方的食管造成直接压迫，而出现吞咽不适。多考虑食道病变而首先就诊于消化或普外科，食管型颈椎病多见于老年患者，占颈椎病比例很低，少见。若不合并其他型颈椎病，多无任何运动、感觉等神经刺激表现，无病理征。侧位X射线片可诊断。

7. 混合型　为合并以上两型或多型颈椎病表现多见，注意仔细查体辨别。

（四）颈椎的特殊检查

1. 前屈旋颈试验　令患者头颈部前屈，再左右旋转活动，若颈椎出现疼痛即为阳性，提示颈椎骨关节病，表明颈椎小关节多有退行性变。

2. 上肢牵拉试验（颈脊神经根张力试验）　嘱患者坐位，检查者一手将患者头部推向健侧，另一手握住患者腕部向外下方牵引，如出现或明显加重患肢疼痛、麻木感即为阳性，多见于神经根型颈椎病。

3. 压顶试验　嘱患者坐位，头后仰并偏向患侧，检查者双手交叉，用手掌压其头顶，沿颈部纵轴向下施加压力，如患者感到颈部疼痛并向患侧上肢放射为阳性，见于神经根型颈椎病或臂丛损伤、前斜角肌综合征。

4. 引颈试验　与压顶试验相反，向上牵引头颈，若原有神经根性症状减轻为阳性，提示神经根型颈椎病。

5. 挺胸试验　正常肋锁间隙约一横指宽，可使锁骨下动脉通过，如肋间隙过窄，可使锁骨下动脉受压。检查时患者坐位，两肩外展，两臂后伸，如桡动脉搏动减弱或消失即为阳性。

6. 间歇跛动试验　患者双臂平举外展、外旋位令手指做快速伸屈动作，记录时间并观察上肢位置的改变，患者的手数秒内出现前疼痛、上肢因疲倦不适而逐渐下垂，为阳性。

如手指伸屈动作持续1分钟以上，保持原平举位，仅有轻度不适，为阴性。用于诊断胸廓出口综合征。

二、躯干检查

（一）脊柱

从枕骨结节向下，第一个触及的是第2颈椎棘突，它与第2颈椎椎体约在同一水平；第7颈椎棘突特别长，又称隆椎，极易触及，颈前屈时更为明显。

（二）腰背部

1. 望诊　一般情况，步态有无异常以及坐、立、走、卧时腰背部有无姿势改变。
2. 触诊。

（1）压痛点腰背肌压痛：骶棘肌两侧局限性或较散在压痛，见于腰肌劳损。棘突旁压痛：下腰椎棘突旁开1~1.5厘米处压痛，深压可向患肢放射，见于腰椎间盘突出症。望诊注意脊柱是否有侧凸，两肩是否等高，双髂嵴上方是否水平。侧凸分为：姿势性侧凸，见于儿童期坐姿不良，腰椎间盘突出症，脊髓灰质炎后遗症等；器质性侧凸，见于佝偻病，肩部疾病胸膜粘连和特发性脊柱侧凸。

侧面望诊，注意脊柱四个生理弯曲，是否有脊柱后凸，脊柱前凸。脊柱后凸小儿多有佝偻病引起，儿童和青少年多有脊柱结核引起，成年人多见于强直性脊柱炎，老年人多有退行性变引起。脊柱前凸多由于大量腹水、腰椎滑脱、先天性髋关节脱位引起。

触诊对于正常人脊柱无压痛和叩击痛。脊柱两旁肌肉有压疼，常为急性腰肌劳损。第3腰椎横突较其他长，所承受的拉力大，如有损伤可有局部牙痛并向下肢放射。脊柱叩击痛多见于脊柱结核、骨折、腰椎间盘突出症。

3. 量诊。

（1）Cobb角测量法：Cobb角为测量脊柱侧弯程度的常用标准，该法由脊柱侧弯学会命名委员会推荐。首先必须要求脊柱全长站立位标准正侧位X射线片。

测量方法：首先确定上、下端椎，然后画两条与上、下端椎相应的与上、下终板垂直的直线，这两条直线的交角即为Cobb角，即侧弯弧度角。端椎是整个弯曲凹面中倾斜度最大的椎体，通常呈旋转中立位。如果端椎无法确定，可用椎弓根代替。距离身体中线最远、位于弧度中间的椎体称为顶椎。如弧度的椎体为双数则有两个顶椎。一般来说，在弧度以外，上端椎上一个椎间隙和下端椎下一个椎间隙在凹侧较凸侧更宽。而在弧度内，凸侧的椎间隙较凹侧的椎间隙更宽。用于脊柱侧凸的术前诊断和术后结果测定。脊柱前后凸畸形角度的测量侧位X射线片上，上端椎上缘延长线与下端椎下缘延长线所形成的角度，前凸畸形以负数表示，后凸畸形角度以正数表示。

（2）椎体旋转测量法：在脊柱侧凸中病变中心的椎体常有不同程度的旋转，测定旋转的方法是在脊柱前后X射线片上测量椎弓根的位置，将椎体旋转分为Ⅴ度。

0度，双椎弓根对称；Ⅰ度，椎体旋转后两椎弓根均向侧弯凹面移位，但均在椎体轮廓以内；Ⅱ度，凸侧椎弓根接近移至中线，而凹侧椎弓根影部分消失；Ⅲ度，凸侧椎弓根移至中央，凹侧椎弓根影完全消失；Ⅳ度，凸侧椎弓根超过中线到达凹侧。

珀尔德里奥尔设计了一个模板，用来在X射线片上测量椎体旋转角度。首先在X射线片上标记出偏移的椎弓根和椎体缘，然后用测量尺直接进行测量，可直接读出椎体旋转度数。

（3）腰椎滑脱的分度：最常用的方法是以计算上位椎体在下位椎体滑移的百分率来评估滑移程度。标准腰椎侧位片上能看到椎体间相对发生移位。从椎体及正常椎体后缘各画一条垂直于椎间隙的垂线，正常不与上一椎体相交。将上位椎体下缘等分成4份，若此线位于前方第一份内为Ⅰ度，位于第二份内为Ⅱ度，以此类推，共Ⅳ度。

中指尖可达足面，腰椎呈弧形，常时中指尖可达足面，腰椎呈弧形，一般称为90°；后伸30°；侧屈左右各30°；侧旋，固定骨盆脊柱左右旋转的程度，应根据旋转后两侧连线与骨盆横径所成角度计算，正常为30°。

4. 腰背特殊检查。

（1）摇摆试验：患者俯卧位，双髋双膝关节极度屈曲，双手抱于膝前，检查者一手扶着双膝，一手从下面托起患者臀部，使腰部做被动屈曲及摇摆活动，如有腰部疼痛为阳性，见于腰部软组织劳损或腰骶郡病变。

（2）直腿抬高试验及直腿抬高加强试验：患者平卧位，膝关节伸直，下肢被动抬起。正常时抬高70°以上，不能抬高到上述范围记录其抬高角度，称直腿抬高试验阳性，见于腰椎间盘突出症。患者也可诉由腘绳肌强直引起的大腿后部疼痛。如鉴别疼痛是由腘绳肌强直引起的还是神经源性时，可将腿抬高到患者诉疼痛的角度，然后稍稍降低以缓解疼痛，将患足部被动背伸以增加对坐骨神经的牵拉，有坐骨神经放射性疼痛则为阳性，称直腿抬高试验加强试验阳性，说明疼痛是神经源性。如果不引起疼痛则说明是腘绳肌强直引起。

（3）健侧直腿抬高试验：检查直腿抬高试验征后，同法检查健侧，如患肢能引起坐骨神经放射性痛为阳性，见于腰椎间盘突出症。

（4）腘神经压迫试验：患者平卧，髋膝关节背屈，然后膝关节逐渐伸直至开始有坐骨神经痛时止，再使膝关节稍屈曲。检查者在此位置上用手指深压股二头肌腱内侧腘窝部胫神经，如能使患者产生放射性痛为阳性，见于腰椎间盘突出症。

（5）股神经牵拉试验：患者俯卧位，膝屈曲，将小腿上提或膝关节屈曲而髋背伸，紧张股神经，出现股神经支配区域大腿内侧或小腿内侧疼痛或感觉异常为阳性，见于腰2~4椎间盘突出症。

（6）抬物试验：不配合检查的儿童，为观察其腰部僵直情况，可将玩物放在地上，引起患儿抬起。脊柱无病变儿童能弯腰将物品拾起，脊柱僵硬患儿拾物时，一手压在膝上，再蹲下去取，而不能弯腰，称为抬物试验阳性，多见于腰椎结核。

（7）儿童腰部伸展试验：患儿俯卧位，检查者将双小腿抬起。正常儿腰部后伸活动自如且不痛。脊柱结核患儿，僵直的腰部随臀部抬离床面。

（8）腰部超伸展试验：患者俯卧位，双膝关节伸直，将患者双下肢抬离床面而腰成超伸位，并用力向下挤压其腰部，如有腰痛为阳性，见于腰椎病变。

（三）腰背检查

1. 牵拉腰部关节韧带导致疼痛的检查。
2. 牵扯神经导致坐骨神经痛的检查。
3. 局部封闭试验。
4. 增加脑脊液压力试验　此检查用于判断患者的背痛是否由鞘内病变，如肿瘤引起。增加硬膜外静脉的容量可提高硬脊膜鞘内空间的压力。患者坐位，深吸气，憋住，同试图排大便般用力。这种动作可增加鞘内压力，并可引起患者背痛加剧或下肢疼痛增加，此又称为瓦氏动作阳性。
5. 梨状肌综合征检查　梨状肌压迫坐骨神经引起坐骨神经痛，梨状肌向外下穿坐骨大孔，将坐骨大孔分成上、下两部分，称为梨状肌上孔及梨状肌下孔，坐骨神经大多经梨状肌下孔穿出骨盆至臀部，部分有解剖变异者则从梨状肌内穿过。梨状肌因外伤等各种原因出现水肿、变性、挛缩等病理变化后，常导致坐骨神经于变性挛缩的肌缘之间遭受卡压；继而引起臀后部及大腿后外侧疼痛麻痹，特别是肌肉或神经有变异者更易发生。在奔跑或坐位时，梨状肌可以挤压从其下经过的坐骨神经而出现症状。

临床表现为臀部疼痛，向大腿放射；肌痉挛严重者，呈刀割样疼痛，咳嗽、喷嚏可加重疼痛。一般为单侧发病，多伴有跛行。检查时梨状肌腹压痛阳性，有时可触及条索状隆起肌束；做肛诊、盆腔检查及按压坐骨切迹时，疼痛明显加剧。患侧下肢抗阻力外展外旋无力或疼痛加重。如被动强力屈曲、内收、内旋患侧大腿时，疼痛明显加剧，并出现沿坐骨神经放射性疼痛，即为梨状肌紧张试验阳性。

第三节　放射性核素扫描

放射性核素骨显像始于20世纪60年代初，因其具有一次成像能显示全身骨骼、探测成骨病变的高灵敏度、无绝对禁忌证和价格相对低廉等优点广泛用于临床，其不足之处是低特异性和不精确的解剖定位。同时，骨密度测定也是核医学在骨骼系统检查中的常用方法之一，对于骨质疏松的诊断及评价具有重要的价值。

一、放射性核素骨显像

（一）显像原理

骨组织由骨细胞核细胞间质组成。骨细胞间质含有机物和无机盐两种成分。有机成分占成人骨干重的35%，主要为胶原纤维，另有少量黏蛋白分布于纤维之间，起黏合作用。无机成分占成人骨干重的65%，主要包括羟基磷灰石［$Ca_{10}(PO_4)_6(OH)_2$］晶体和磷酸钙。羟基磷灰石晶体具有很大的表面积，每克晶体的表面积可达300平方米，类似一个大的离子交换柱，能与体液中可交换的离子或化合物发生离子交换或化学吸附作用。^{99m}Tc标记磷酸盐经静脉注射后，通过两种途径进入骨组织。一是与骨组织中的无机成分进行离子交换或化学吸附；二是与骨组织中的有机成分相结合，从而特异使骨骼现象。

^{99m}Tc标记磷酸盐在骨骼内的沉积与局部血流量、骨骼无机盐代谢和成骨活跃程度有关。当局部骨供血增加，代谢旺盛，成骨活跃或新骨形成时，放射性示踪剂聚集增多，显像图上表现为异常的放射性增高去，即"热区"。反之，当骨组织血供减少或出现溶骨时，则放射性示踪剂聚集减少，表现为放射性减低区，即"冷区"。当骨骼局部发生病理改变，如炎症、肿瘤、骨折等导致局部供血、骨盐代谢及成骨过程的改变，均可在相应的显像图上表现出局部放射性分布异常，据此可以对骨骼疾病的诊断和疗效观察提供依据。

（二）显像剂

目前国内应用最广泛的骨显像剂是亚甲基二磷酸盐（^{99m}Tc–methylene diphospho-nate，^{99m}Tc–MDP），静脉注射后2小时后约5%浓集在骨组织，其在骨的半衰期约24小时，主要由肾脏排出，3小时经尿排出35%，24小时内排出50%~75%，基本不经肠道排泄。注射剂量按11.1 MBq（0.3 mCi）/kg计算，需555MBq（15~30mCi）。另一种骨显像剂为焦酸盐$^{99m}T_c$-PYP，因其容易弥散进入红细胞，可能结合血红蛋白，加上$^{99m}T_c$-PYP是具有P-O-P键的化合物，能被骨骼中的碱性磷酸酶水解，体内稳定性差，所以作为骨显像剂不如 $^{99m}T_c$-MDP，目前已较少采用。

（三）显像方法

1. 全身骨显像　无须特殊准备，静脉注射示踪剂后，嘱患者饮水500～1000毫升，加速非骨组织内放射性药物的清除，降低非骨组织本底。于注药后2～4小时患者仰卧于扫描床上，从头到足或从足到头一次连续照相获得全身显像图，常规全身显像取前位和后位。显像检查前应尽量排空膀胱，必要时导尿，以减少膀胱内放射性对骨盆病变的检出。排尿时注意避免尿液污染体表或衣裤。

2. 局部骨显像　局部骨显像目的是对疑有病变的感兴趣区或在全身骨显像的基础上对病变部位进行显像，从而充分显示局部的病损或状态。

3. 断层骨显像　SPECT沿人体纵轴旋转连续采集多体位平面影像数据，再由计算机重建成各种断层影像，从而提供骨骼的三维图像。它能有效地减少病变与正常组织放射型重叠，比较正确地显示骨骼内放射性分布的真实信息，其灵敏度与特异性较平面骨显像要高，易于更准确判断骨病变的部位、大小，以及提高较小病变的检出。

4. 动态骨显像　包括三时相和四时相骨显像。三时相骨显像是在静脉"弹丸"式注射骨显像剂后于不同时间进行显像，已分别取得血流、血池及延迟相的显像资料。血流相反映较大血管的灌注和通畅情况，血池相反映软组织的血液分布，延迟相反映骨骼的代谢活性，实为静态显缘；四时相骨显像即在三时相骨显像的基础上增加一次24小时的静态显像。

（四）正常影像表现

1. 血流相和血池相　静脉注射显像剂后8～12秒可见局部大动脉显影，随之显示软组织轮廓，放射性呈对称散在较均匀地分布。血池相仍可见大血管影，软组织轮廓更为清晰，放射性分布均匀，两侧对称。此期骨骼放射性仍较低。

2. 静态显像（延迟相）　全身骨骼结构显示清晰，不同部位骨骼因结构、代谢活性和血供状态的差异，放射性分布亦不相同。由于松质骨较皮质骨血运丰富、代谢活跃，含有松质骨较多的扁平骨及长骨的骨骺端比含有密质骨较多的长骨骨干社区放射性示踪剂多，现象更清晰。

前位影像可见颅骨、颧骨、下颌骨、颈椎、胸骨、胸锁关节、锁骨、肩峰、髂嵴、股骨粗隆、臻关节、踝关节等均呈对称性显示，以胸骨及胸锁关节显示清晰。左右前肋清晰可辨。四肢长骨影迹一般可辨。

后位影像能清楚地显示颅骨、双肩、后肋、肩胛下角、胸椎、腰椎、骶骨和股骨头，由于主理弯曲，胸椎及腰椎上段显示更为清晰。肩胛下角、双侧骶髂关节和坐骨由于"重力"作用出现局部放射性增浓。肾脏影像比前位明显，正常前位和后位骨显像。

儿童和青少年正处于生长发育期，骨质生长活跃，骨骺和骨化中心周围的软骨钙化带都表现为放射性高区。

通常骨显像时，膀胱内放射性多少取决于注射药物后是否排尿。如受检者伴肾盂积水，则该部位放射性分布明显增加，同时还应注意幼儿和尿失禁患者因尿液放射性污染而造成的伪影。

（五）临床应用

1. 早期发现恶性肿瘤骨转移　各种恶性肿瘤均可发生后骨转移，以乳腺癌、前列腺癌、肺癌、鼻咽癌和甲状腺癌骨转移率最高。好发部位多在红骨髓丰富的椎体和骨盆等松质骨，因为多数恶性肿瘤是通过Baton椎静脉丛转移至肋骨、椎体和骨盆等躯干骨，并且躯干骨的总面积远大于四肢骨和头颅骨，因而受累概率较大。

恶性肿瘤患者有无骨转移和转移范围的大小对治疗方案的选择和预后判断有重要意义。全身骨显像是探查恶性肿瘤骨转移灶最常用而有效的检查方法，具有很高的灵敏度，常在病变早期仅有功能代谢改变，甚至无骨痛症状时即能发现异常，一般认为较X射线检查可以提早3～6个月发现骨转移灶。

在骨显像上骨转移灶的特征性表现为多发、无规则、大小不等和形态各异的放射性浓缩灶，以中轴骨受累较多，以胸腰椎、肋骨、骨盆、四肢骨近端、胸骨、颅骨等常见，四肢骨远端较少受累。

骨显像仅见单个放射性浓聚灶，即"热区"时，骨转移的概率低于50%，特别是肋骨和颅骨上的单发浓聚灶仅有10%～20%为转移灶。但若同时X射线片阴性，则高度提示为骨转移灶，应追踪观察。

广泛骨转移可以引起高度成骨性反应，大多数放射性示踪剂蓄积在骨而不是软骨组织，中轴骨和四肢骨近侧端呈高摄取，几乎没有显像剂自泌尿道排出，因此肾不显影或显影很淡，这种表现称为"超级影像"，常见于前列腺癌、胃癌和乳腺癌，这与上述三种癌在其他器官系统被累及之前已有散播到骨的倾向有关。

有时在骨显像图上可见到放射性减低或缺损区，称"冷区"，是由于中肿瘤细胞分泌的某些因子刺激破骨细胞或血供闭塞引起的，其周围常被放射性增高区环绕。

放射性核素骨显像的非创伤性可以允许做连续观察，骨转移灶放射性浓聚的强度、累及范围、病灶数量分布等表现在治疗过程中的动态变化可以反映治疗转移。一般而言，治疗过程中病灶范围缩小、显影变淡、病灶数量减少等提示转移病变改善。

（1）肺癌：肺癌是最常见的恶性肿瘤，已成为目前人类因癌症死亡的主要原因。肺癌除常见直接侵犯临近肋骨外，多由肺静脉进入体循环向全身散播，转移部位主要是在红骨髓丰富的中轴骨；肿瘤栓子亦可到达肢体的远端，如掌骨、跖骨、指骨和趾骨等，但较少见。

肺癌在骨内能产生溶骨性、成骨性或混合性反应，以混合性为主。在全身骨骼不同部位骨转移的发生率由高到低依次为胸部、脊柱、骨盆、四肢和颅骨。四肢转移常见于肺鳞癌，有时甚至有掌骨、跖骨和指骨、趾骨转移。位于肺尖的肺上沟瘤能局部侵犯邻近的锁骨和较上的肋骨。当肺癌病人无症状时，骨显像也常能发现有骨转移，因此，肺癌病人应常规作骨显像。

大约10%的肺癌病人可以见到肺性肥大性骨关节病（hypertrophic pulmonary osteo-arthropathy，HPO），其发病机制主要是骨膜新骨形成，可能与病灶产生毒素和自主神经紊乱引起末梢循环异常有关。HPO核素骨显像的表现主要是长骨特别是下肢骨的"双条征"或"轨道征"，通常呈对称性、弥漫性放射性增高；有时伴有四肢骨的不均匀非对称的放射性增加，类似骨转移；常合并关节周围对称的放射性增加。同时HPO的特征变现随病情好转和恶化亦有相应变化，在去除肿瘤后或经化疗临床有所缓解时，"双条征"可以消退；在肿瘤复发时的随访显像中再次出现。

骨显像是肺癌病人的常规和定期检查的项目。肺癌治疗前进行骨显像有助于治疗方案的确定和预后的估测；治疗后定期进行骨显像会尽可能早地发现骨转移。而且肺癌术后与术前相比较骨显像可有一些良性变化，需临床注意与转移相鉴别。手术过程对肋骨的创伤造成局部放射性增高，随术后时间的推移，其放射性逐渐减低，甚至恢复正常；术后常见术侧半个胸部软组织放射性增高，可能与该部位部分非被切除使容积减少，局部炎症或术后造成胸膜血循环改变有关；放疗后数周，常见受照侧软组织放射性摄取增加，可能的原因使照射野的软组织尤其是胸膜血液循环发生改变，引起细胞损伤，血循环中羟基磷灰石在局部沉着增加；放疗4~6个月后常见照射野内胸椎放射性减低，为辐射效应造成血流减少所致；胸腔内有恶性积液时可见患侧胸部呈放射性浓集，系胸膜血循环增加、显像剂随渗液渗至胸腔内所致。

（2）乳腺癌：乳腺癌是女性最常见的恶性肿瘤之一。乳腺癌的转移也是成骨性、溶骨性或混合性的，以混合性为主。乳腺癌骨转移病人骨显像特征以多发的放射性浓聚灶为最常见，它的分布多是非对称性、无规律的，可遍及全身骨骼，以中轴骨好发。乳腺癌的骨转移可能在最初诊断明确后很多年才发现。

乳腺癌除经血行播散外，还可局部侵犯肋骨或经受累的内乳淋巴结转移至胸骨。如果胸骨病变不靠近胸骨柄关节，且呈不规则、非对称、偏心性，则高度提示骨转移。乳腺小叶浸润癌骨转移有时可见肾盂内有放射性滞留，而乳腺导管浸润癌几乎没有这种现象，原因是小叶浸润癌常见广泛的后腹膜及输尿管浸润，目前认为提示复发或转移。有时乳腺癌软组织转移病灶也可有放射性浓聚。

骨显像不仅对乳腺癌病人的随访具有很重要的价值，还可用于乳腺癌骨转移病人疗效的监测。10%~15%的经治疗的乳腺癌病人具有"闪烁"现象，即在治疗后6个月内临床上有明显好转，但骨显像似有恶化的表现（最明显在治疗后3个月），而在治疗后6个月骨显像时可明显好转。这一现象常提示预后良好。此外，乳腺癌病人乳房切除术后骨显像可见患侧肋骨放射性摄取较对侧高，这是由于患侧软组织切除较多、射线衰减减少，或继发于乳房切除术愈合血流效应所致。

（3）前列腺癌：前列腺癌在早期即有广泛转移的倾向，尤以骨为主，常经血行散播到肋骨、椎体、骨盆等躯干骨，骨转移主要是成骨性反应。骨显像时诊断前列腺癌骨转移灶的最灵敏的方法，其骨显像征象以多发性异常放射性浓聚灶为最多见，单个转移灶较少见。

常见"超级影像"表现，即中轴骨、骨盆和股骨近端的放射性普遍明显增高，而肾脏放射性明显减少。另一种常见的有特征的征象是局部累计一侧的骨盆全部，需结合其他影像学检查以排除Paget病。

大量研究表明，具有较高的特异性的血清前列腺癌特异抗原（prostatic specific antigen，PSA）血清水平与骨显像结果具有良好的相关性，对前列腺癌应定期进行骨显像随访以观察治疗效果和早期发生新骨转移灶。同样治疗有效者，骨显像也可以出现"闪烁"现象。

目前全身骨显像已成为恶性肿瘤病人治疗前评价和治疗后随访的常规定期检查项目，也是核医学显像检查频率最高的项目之一。全身骨显像检查不但能早期发现骨转移瘤，确定其病变范围，而且有助于临床分期，选择治疗方案、术后随访了解有无骨转移，以及检测化疗和放疗反应和评价治疗效果。

2. 观察和判断原发性骨肿瘤的病变范围和疗效　原发性肿瘤一般根据临床表现和X射线片所见就可以得到诊断和确定局部病变范围。但放射性核素骨显像发现原发性骨肿瘤周边新近扩展病变的灵敏度比X射线片高，也易于显示病灶周围较轻的病损，可以真实显示病变累及的实际范围，对确定手术切除范围、合理安排放疗照射野、选择针吸活检部位等有较大的临床价值。而且骨显像对早期发现成骨肉瘤和尤文肉瘤的骨转移及随访观察，特别是对早期发现跨越转移有重要价值。

（1）骨肉瘤：成骨肉瘤是原发骨肿瘤中最常见的一种，恶性程度很高，多见于年轻人。最常发生的部位是骨骺生长最活跃的部位，多见于股骨下端和胫骨上端。

骨显像的特征取决于局部血供情况、肿瘤侵犯的范围和反应性骨的形成。典型的骨显像变现为：血流相局部血流灌注增多；血池相局部放射性摄取增高；延迟相病变部位呈高度放射性浓聚，有时在放射性浓聚的"热区"中可见大小不等的斑片状放射性减低区；伴或不伴有软组织浓聚。这种现象特征基于骨肉瘤的组织病理学基础：骨肉瘤为恶性骨形成性肿瘤，它的成骨细胞以及由这些细胞形成的肿瘤样骨组织（瘤骨）对$^{99m}T_c$-MDP高度摄取；而放射性减低区则与骨肉瘤对骨的破坏导致骨缺损和肿瘤深部组织的区域性或广泛性坏死、液化及囊腔形成有关；由于骨肉瘤生长迅速，常突破骨皮质向软组织浸润形成包块，骨显像上常可见到骨肉瘤病灶的软组织浓聚影。而且，骨肉瘤的多发病灶、骨化性肺转移灶以及治疗后复发和股转移病灶也都高度摄取骨显像剂$^{99m}T_c$-MDP而呈现放射性浓聚。

全身骨显像可以明确原发骨肉瘤的部位、范围以及骨转移的部位，方法简便，尤其对于非典型疾病过程的骨肉瘤病人，用骨显像进行早期诊断和定期随访是十分重要的。正确判定肿瘤浸润范围有助于确定手术范围和合理确定放疗照射野以及估价疗效，骨显像显示异常放射性浓聚区的范围比实际肿瘤范围稍大，按照骨显像所显示的范围行手术切除时有效和安全的。

（2）尤文肉瘤：尤文肉瘤是来源于骨髓结缔组织的原发恶性肿瘤，并有沿骨髓浸润倾向，恶性程度高，大多发生在儿童和青少年，30岁以后很少见，男性多于女性。病变部位多在髂骨，其次为肋骨、脊柱、股骨、胫骨和肩胛骨等。三相骨显像上可见骨骼局部血流灌注增强，血池相放射性异常增高，延迟相肿瘤部位高度浓聚放射性示踪剂，多数呈均匀分布，少数可在"热区"中见放射性减低区存在，肿瘤边缘不甚清楚。

骨显像在确定尤文肉瘤的范围和早期诊断骨转移灶上优于X射线检查，因为尤文肉瘤周围的反应性充血不像骨肉瘤那样常见，因而骨显像能较准确地确定病变范围，有助于放疗布野和手术范围的确定。术后常规用骨显像随访时，若在手术切除后的残余区，或在放疗后4~6个月在原肿瘤部位仍有很高的放射性浓聚，可以认为是局部肿瘤复发、感染或病理性骨折所致。

（3）软骨肉瘤：软骨肉瘤是以肿瘤细胞形成软骨为特征的恶性骨肿瘤，其发病率低于骨肉瘤，大多数为20岁以上的成人。病变部位大多在干骺端，靠近软骨板处。四肢长骨和盆骨为好发部位，也见于肩胛骨、椎骨、骶骨、锁骨和足骨、指骨等部位。

软骨肉瘤特征：骨显像表现为浓密的斑片状放射性摄取增加、病骨形态改变，肿瘤边界清晰。

（4）多发性骨髓瘤：多发性骨髓瘤是浆细胞异常增生的恶性肿瘤，起源与骨髓网状内皮系统，以侵犯成年人造血骨髓为特点，多发生于40岁以上。X射线检查有溶骨性骨改变，病灶累及的主要部位是颅骨、肋骨、椎体、胸骨、盆骨和股骨等，膝和肘以下骨髓极少累及。

骨显像的灵敏度不及X射线，其表现为多样性：生长不活跃、微小溶骨灶可正常，阳性病例中单纯"热区"可占2／3；"热区"合并"冷区"可占1／3；病灶以多发性为主；有较多的"冷区"病灶是本病的显像特点。

良性骨肿瘤也可能摄取骨显像剂而成轻度浓聚。近年骨显像在良性骨病的应用逐渐增多，主要用于早期观察病变演变过程，较准确地判断单发或多发性骨疾病的范围，并观察治疗前后的变化。尤其在X射线检查难以显示的病变，例如脊柱、骨盆和股骨颈等处，骨显像具有较大价值。

（5）骨样骨瘤：骨样骨瘤是一种良性成骨细胞的病变，多见于儿童和青少年，男性多于女性，好发于股骨和胫骨。X射线片典型征象为在骨皮质上可见直径小于2厘米的透明区，周围皮质有增厚及硬化，有时在透明病灶中，还能见到少量的钙化。骨显像对疑有骨样骨瘤病变，但X射线待查为阴性的病例，尤其是对脊柱、骨盆和股骨颈的骨样骨瘤患者特别有价值。放射性核素骨显像的典型征象是在骨样骨瘤病变部位可见边界清楚的放射性浓聚热区，其周围可能出现弥漫性放射性增加，这是由于病变周围有反应性骨形成引起的。

（6）骨软骨瘤：骨软骨瘤是骨生长方向异常的疾病，病损骨向偏离最近骨骺的方向生长，又称外生骨疣。多见于年轻人，男性多于女性，在骨生长发育结束，骨骺愈合后病变就停止生长。以长骨干骺端特别是股骨远端和胫骨近段（膝关节区）多见，单发病变多见；骨显像能显示生长活跃期的骨软骨瘤，在干骺端见一突出的局限性放射性增高区，这是由于此时血流增加、细胞活跃和外生骨疣表面的软骨钙化作用。

（7）纤维性骨结构不良：纤维性骨结构不良是一种原因不明的骨疾患，病变部位缺乏成熟的骨组织，而含有纤维基质和不同程度钙化的未成熟骨小梁。多见于青少年，女性多见。这种病变可以侵犯所有部位的骨骼组织，且常为单侧病变。好发部位为股骨和胫骨。在全身骨显像上出现单发性或多骨多发性，多限于一侧肢体骨骼病灶的放射性浓聚区，且异常影像与受累长骨横径一致，为本病的典型表现。结合临床和X射线检查不难诊断。

（8）非骨化性纤维瘤：非骨化性纤维瘤是由成熟的非成骨性结缔组织发生的良性纤维组织肿瘤，是一种溶骨性病变，常见于青少年。多发生在四肢长骨的干骺端，尤其是股骨下端、胫骨上端及腓骨两端，且多为单发性，病灶较大时局部出现疼痛和病理性骨折。X射线检查在邻近骨骺生长板处见圆形透亮区，四周有一硬化圈。骨显像大多在X射线检查不能显示病变时才有价值，其征象和骨囊肿相似，在放射性增高的环中见有一放射性摄取减低，如有骨折存在则为放射性摄取增高区。

（9）骨囊肿：骨囊肿是一种局部充满液体的囊肿，囊壁有纤维组织构成，一般由骨骺损伤后、出血后，骨发育障碍或血肿吸收所形成。常发生在20岁以内，无症状，骨显像可正常或呈局部放射性减低区，有时出现沿病灶外周显示放射性摄取轻度增加。

3. 早期诊断股骨头缺血性坏死　股骨头是缺血性无菌性坏死最常见的部位，有创伤性和非创伤性之分。前者多见于股骨颈骨折，后者多因慢性长期饮酒或长期服用激素引起，还包括儿童特发性股骨头坏死。不论何种股骨头缺血性坏死，仅在后期才在X射线片上显示出股骨头变形、萎缩和髋臼骨质增生等改变，骨显像则在症状早期甚至在出现症状之前即可发现一些特征性的异常改变，从而有助于早期进行治疗而避免远期并发症。

股骨头缺血性坏死在骨显像上的表现与病程有关。疾病早期（无症状或1个月左右），股骨头部位因血供中断而在三相骨显像的血流、血池、延迟相上均表现为患侧整个股骨头区放射性摄取减低，周围无放射性浓聚反应，但此期改变一般在临床上常较少检出。

随着病程进展，由于坏死变形的股骨头磨损髋臼表面、骨膜炎症、血管再生与修复等因素，而形成以股骨头为中心的放射性缺损区，周边出现放射性摄取浓聚影，即所谓"炸面圈"样改变。到中后期由于髋臼磨损更加严重，放射性分布也愈加增多，可掩盖股骨头区放射性减低区，而表现为股骨头和髋臼部均呈放射性浓聚影，但此时断层显像仍能见到放射性分布中心减低，周边增高的"炸面圈"征象。若为股骨颈骨折，骨折局部有明显放射性聚集影像。有时可影响对股骨头的观察，应注意区别。

"三时相"骨显像常较单纯的静态显像灵敏，骨断层显像显示缺血区更为直接和方便，二者结合对早期诊断股骨头缺血可提供更有价值的影像学资料。

4. 早期诊断急性骨髓炎　骨髓炎是常见的骨科感染性疾病，可以由关节炎及其周围软组织直接感染，也可由远处感染血源性传播引起。X射线是常规诊断方法，但X射线检查需待骨质破坏和新骨形成才出现异常征象，此种改变常出现在发病后2~3周。骨显像是骨髓炎早期而敏感的诊断方法，通常在骨组织产生脓肿坏死之前，局部已有充血性炎症表现改变，出现明显的血流和代谢异常时就可以表现为放射性浓聚，因此骨显像可以X射线摄片早期发现病变。

一般来说，急性骨髓炎在发病后12~48小时病变部位即刻呈现示踪剂的明显浓聚，当临床出现骨髓炎症状时，骨显像几乎都能探测到病变部位放射性摄取增加的表现。典型骨显像表现为血流相、血池相及延迟相均可见骨区呈较局限的放射性增高，24小时内病变处骨／软组织放射性比值随时间上升；某些骨髓炎患者早期骨显像可见到放射性"冷区"可能是由于局部压力增高，使血流降低或血管栓塞、脓液压迫血管所致，当高度怀疑骨髓炎而^{99m}T$_c$-MDP显像呈阴性时，用^{67}Ga进行骨显像可能出现阳性结果。

急性骨髓炎与开放性骨折和／或内固定后引起的软组织蜂窝组织炎的鉴别对治疗有重要意义，但临床上常难以鉴别，X射线摄片亦是如此，但应用三相骨显像可以进行鉴别。其要点是急性骨髓炎病变部位在骨骼，三相骨显像时血流相、血池相和延迟相放射性增高影像主要局限在骨内，且放射性随着时间的延长而增多和集中；软组织蜂窝组织炎骨显像的血流相和血池相异常影像多呈局部弥漫性放射性增多，不只限于骨内，且随时间的延长在静态影像上原有异常部位的放射性有减少的趋势。若干小时后再做一次静态成像，两种疾病的上述差别将更加明显，这有助于早期鉴别诊断。

二、骨矿物质含量测定

骨质疏松症是危害老年人身体健康的常见病，65岁以上人群50%发病，其中25%~30%发生自发性骨折。由内分泌代谢性疾病所致的骨质疏松症也很常见，骨活检方法测定骨矿物质含量（bone mineral content，BMC）即骨密度（bone mineral density，BMD）具有创伤性。目前常用方法有单光子吸收法、双光子吸收法、双能X射线吸收法、定量CT法等。

第四节　其他影像学检查

一、骨髓炎

骨髓炎按病情发展分为急性和慢性两种。超声可在骨膜下或者骨周脓肿期进行定性诊断，并有助于与蜂窝织炎和单纯性软组织脓肿进行鉴别。声像图特征如下。

（一）急性骨髓炎

早期最易探到的超声征象是出现骨膜下脓肿带状无回声区，骨膜增厚被掀起，呈拱形抬高，或在骨周出现脓无回声区，这一改变比X射线出现骨内破坏早，最早可在症状出现后24小时内出现。当出现骨质破坏时，声像图上可见骨的正常结构失常，皮质回声中断，骨质中出现不规则、边缘不清的低回声区，可夹杂较强回声。软组织肿胀，有时其内可见肿胀无回声区，彩色多普勒血流成像（color doppler flow imaging，CDFI）和彩色多普勒能量图（color doppler energ，CDE）可见血流信号增多。急性脊髓炎有典型的病史和临床症状，一旦超声探查到骨膜下或骨周脓肿液性暗区，即可做出诊断，同时可指导脓肿穿刺及切开引流。

（二）慢性骨髓炎

骨皮质回声带呈不规则强回声，表面凹凸不平，骨瘘孔处骨皮质出现局限性回声中断或缺损，骨髓腔显示不清，有时可见死骨呈孤立的点状、带状或块状强回声，后方常出现声影，周围为低回声区包绕。

二、关节积液

关节积液是关节和关节周围疾病最早的共同症状。关节积液常发生在大关节，尤以髋、膝、肘关节多见。超声对大关节积液，诊断准确可靠，并可指导穿刺抽液和注药。

声像图特征：大量关节积液时，关节囊扩张，关节腔增宽，腔内充满液性无回声区，有时中间可见相当多的点状回声。少量关节积液时，只在关节两骨表面出现无回声，关节腔增宽。外伤引起的关节积血，常使关节腔突然增大，出现液性无回声区。关节滑膜增厚，内壁不光滑，有时可见结节状隆起，但骨端关节面回声清楚。当关节内存在游离体时，可见积液内孤立性可移动的点、团状强回声。此时关节表面软骨变薄、粗糙或缺失。膝关节积液常合并髌上滑囊炎，有时可合并腘窝囊肿。

三、先天性髋关节脱位

B型超声是新生儿和婴儿髋关节较理想的影像检查方法。它可直接显示软骨性股骨头和髋臼及其相互关系，具有不受体位影响，无X射线伤害，可以动态观察等优点。

声像图特征：完全脱位，股骨头向外上方软组织内移位，与髋臼完全分离，髋臼窝内空虚且变浅，骨性臼顶内缘平坦或呈圆形；半脱位，股骨头向外轻度移位，与髋臼间的间隙较宽，头与臼不能完全嵌合，骨性髋臼发育不良且髋臼顶受压变形。

四、骨关节结核

早期骨中心型结核病灶超声难以发现，当发生骨破坏、缺损、出现骨膜下脓肿或形成寒性脓肿后，以及大关节结核，超声检查可有阳性发现。特别对单纯性滑膜结核、关节积液和寒性脓肿的探测，优于X射线检查。同时还可以引导穿刺抽脓和注射给药。声像图特征：

（一）单纯性关节滑膜结核

可见滑膜不规则增厚，回声增强，关节积液及邻近滑囊肿大积液，软组织肿胀。发展为全关节结核时，可见关节软骨缺损，关节间隙变窄，骨骺变形。关节周围可见脓肿无或无低回声区，关节囊不规则增厚，有时可见钙化强回声。

（二）单纯骨结核

以掌、指骨多见。骨皮质破坏，回声连续性中断或缺损，并可见局限性或骨膜下脓肿无回声区，死骨形成可见游离性斑点状强回声。骨膜不规则增厚，病灶区呈梭形肿大。

（三）腰椎结核

可见病变椎体前缘强回声带变形缺损，高度变小，有时可见角状变形，病变区为低回声区，可见不规则回声斑点，椎旁可见冷脓肿呈低或无声区，在适当平面上，可见脓肿与病变椎体相通。大的脓肿内常出现清浊分层现象，有时可见伴有声影的强回声死骨碎片。

五、肌肉损伤血肿

主要由直接或间接暴力，肌肉被撕裂，小血管破裂所引起的。

声像图特征：肌肉血肿的形态决定于出血程度、位置及有无软组织破裂。局限性血肿呈圆形或卵圆形，位于肌腹之间者则多呈纺锤形，夹层在肌腹周围的血肿表现为无回声区包绕肌肉。声像图的表现决定于损伤的部位和时间：刚发生的新鲜血肿呈强回声，有不规则的壁；96小时内随血块溶解，内部回声逐渐消失；4~6天后血块溶解变为无回声区，血肿边界清楚；如不再发生出血，则肿块逐渐缩小消失。受累肌肉可见局限性或弥漫性肿大，肌肉厚度增加。合并大的肌肉断裂时，肌纤维连续性中断，呈"钟舌征"即回缩的肌肉端呈强回声被血肿包绕。肌肉收缩动态检查，对区别单纯血肿或合并肌肉撕裂的血肿有参考价值。再发性或慢性肌肉损伤，在肌肉内损伤区，出现不均匀强回声，且病灶不随肌肉收缩而增大。肌肉挤压伤，只表现肌肉厚度增加，回声减低，但结构正常。

六、肌腱断裂

超声对肌腱断裂的完全性撕裂伤可帮助确诊，准确性高于关节造影和X射线检查，并可以提供肌腱病变的位置、大小、性质及其演变等资料，是肌腱疾病诊断的首选方法。

声像图特征：肌腱撕裂声像图表现基本相似，只是发生部位不同。当完全撕裂时，近端（肌腹端）回缩、断端分离、腱回声中断或缺失。屈曲相关肢体可使断端距离增大。急性时，断端可出现血肿、呈梭形肿大，内部为低回声。陈旧期，断端纤维增生、瘢痕形成，则呈中等或高回声。当发生部分性撕裂时，急性期肌腱局限性肿胀，边缘不光滑，厚度增加可达1.2～1.5厘米（正常小于6毫米），部分纤维撕裂处可见小锥形低回声区。CDE可确定其炎症改变的程度。

七、腘窝囊肿

腘窝囊肿亦称 Baker 囊肿，是临床最常见的滑液囊肿之一，它位于膝关节后方，充满滑液的硬性包块。过去诊断靠关节造影及放射性核素扫描，虽有效但属侵入性检查，关节造影又因脓肿是否与关节相同而使应用受到限制。超声对此病的诊断准确可靠，安全快速，可反复检。

八、软组织异物留存

软组织异物留存常发生在软组织的开放性外伤。由于其不能自行吸收，并有引起局部组织感染、化学性损伤及副损伤的危险，一旦有异物存留应尽早取出。正确的定位诊断是手术成功的前提。除X射线、CT外，超声是另一种准确有效地定位诊断方法。

声像图特征：金属、表面光滑的玻璃及瓷块等异物，出现短带状、点状或团块状强回声，后方常可出现明亮的"彗星尾征"或声影；木竹、塑料及沙石等，回声较金属等回声略低。当异物合并有出血、渗液或感染性脓肿形成时，周围可出现低或无回声区。靠近骨皮质的异物，其后方声影或"彗星尾征"不明显，易漏诊。CDFI可判定异物与邻近大血管的关系。

九、脂肪瘤

脂肪瘤是常见的软组织良性肿瘤，可发生于任何有脂肪存在的部位。

声像图特征：肿瘤切面形态常为扁平形，大小不等，长径大于后径，长轴与皮肤平行，60%边缘回声清楚，部分有强回声包膜，余40%边缘回声不清楚。肿瘤内部与周围肌肉比较可呈较强回声、等回声、低回声或混合回声。60%以上内部回声均匀，余40%内部可见点状或线状强回声。大多数后方不减弱。深部脂肪瘤多沿肌肉间生长，可深达骨膜，但很少侵犯邻近骨骼。探头加压肿瘤可见变形。CDFI示肿瘤内多无血流显示。

十、脊椎手术中超声探测

脊椎手术切除椎板提供了良好的声窗，使脊椎管内解剖结构和病变的显示更清晰，同时可判定脊髓的位置、搏动是否正常，为手术者提供了有决定意义的资料。术中超声的选择频率为7.5～10.0 MHz，手术野用生理盐水充满，探头需消毒，置于手术区内硬膜外进行探测。由于超声具有简便快捷、可移动等优点，尤其适合于术中探查，这是其他影像方法所不及的。脊椎手术中的超声探查可应用于以下几方面。

1. 诊断脊髓的先天性异常，如脊髓纵裂，低位脊髓症等。

2. 椎管内肿瘤、异物、外伤性血肿的定位，判定肿瘤的性质、大小、数量、血供情况及肿瘤与正常脊髓之间的界限等。

3. 脊椎骨折时，判断有无排列不良和错位，骨折碎片对脊髓和脊膜压迫的程度，评估手术减压的效果等。

4. 诊断脊髓损伤的并发症，如脊髓内或蛛网膜下腔囊肿形成，并指导囊肿引流定位。

5. 判定椎管肿瘤术后症状复发的原因，以避免不必要的手术探查。

第五节　实验室检查

血常规检查是患者血液学检查中最通常做的实验，包括红细胞计数、血红蛋白测定、白细胞计数和白细胞分类四项试验，通过对外周血中红细胞和白细胞数量和质量的检测，以了解患者的一般状况。如有无贫血、贫血的程度，有无感染、感染的鉴别诊断，从而为进一步检查提供重要线索。

一、红细胞（red blood cell，RBC）计数

（一）正常值

1. 成年男性　（4.0～5.5）×10^{12}／L（400万～500万／mm^3）；

2. 成年女性　（3.5～5.0）×10^{12}／L（350万～500万／mm^3）；

3. 新生儿　（6.0～7.0）×10^{12}／L（600万～700万／mm^3）。

（二）临床意义

1. 生理性变化

（1）性别与年龄：新生儿红细胞明显高于正常成人，2周后降至成人水平。男性6～7岁最低，以后逐渐升高，25～35岁达峰值；女性13～15岁达高峰，以后随经期和内分泌变化逐渐降低，21～35岁最低，以后逐渐升高与男性接近。

（2）精神因素：感情冲动、兴奋、寒冷，红细胞增高。

（3）气压：气压低红细胞增高，如高山居民、登山运动员等。

（4）长期献血：因骨髓受刺激使红细胞增加。

（5）妊娠：尤其是中、后期，由于孕妇血容量增加，红细胞相对减少，称生理性贫血。

2. 病理性增加

（1）由于大量失血或丢失血浆，导致血液浓缩所致，如剧烈呕吐、腹泻、大面积烧伤等。

（2）继发于慢性长期缺氧的疾病，如先天性心脏病、肺源性心脏病、高原性心肌病等。

（3）真性红细胞增多症是一种慢性的原因不明的骨髓造血功能亢进性疾病，其特点是红细胞持续性显著增加，可高达（7.0~10.0）×10^{12}／L，白细胞和血小板亦增加。

3. 病理性减少　病理性减少见于各种原因引起的贫血。

（1）红细胞丢失过多，如急、慢性失血性贫血。

（2）红细胞破坏增加，如先天或后天获得性溶血性贫血。

（3）造血原料不足，如缺铁性贫血、巨幼红细胞性贫血。

（4）造血功能障碍，如再生障碍性贫血等。

二、血红蛋白（hemoglobin，HB／HGB）

血红蛋白测定用于了解有无贫血、贫血程度及与红细胞的比例关系。

（一）正常值

1. 成年男性　120~160 g／L（12~16 g／dL）；

2. 成年女性　110~150 g／L（11~15 g／dL）；

3. 新生儿　170~200 g／L（17~20 g／dL）。

（二）临床意义

血红蛋白是红细胞内的主要成分，在正常情况下血红蛋白和红细胞之间存在着恒定的换算关系。即血红蛋白10 g／L相当于红细胞0.35×10^{12}／L；一般来讲，随着红细胞增高，血红蛋白也相应增加，故血红蛋白增高同红细胞增高意义相同。但在贫血时期，红细胞和血红蛋白之间存在以下三种情况：

1. 红细胞和血红蛋白成比例减少，为正细胞正色素性贫血，如急性失血、溶血、再生障碍性贫血等。

2. 红细胞减少大于血红蛋白降低，为大细胞性贫血，如巨幼红细胞性贫血等。

3. 红细胞减少小于血红蛋白降低，为小细胞低色素性贫血，如缺铁性贫血等。

因此，同时测定红细胞和血红蛋白对贫血形态分类有一定价值。

三、白细胞（white blood cell，WBC）计数

白细胞计数是利用溶血剂溶解红细胞后，测定稀释液中的各种白细胞总数，计算

每升血液中白细胞数量。其方法与红细胞计数相似，有显微镜计数法和血细胞自动计数仪法。

（一）正常值

1. 成人 （4.0~10.0）×10^9/L（4 000~10 000/mm^3）；
2. 新生儿 （15.0~20.0）×10^9/L（15 000~20 000/mm^3）；
3. 婴儿 （11.0~12.0）×10^9/L（11 000~12 000/mm^3）。

（二）临床意义

1. 生理性增加　见于新生儿、婴幼儿，妊娠、分娩及经期妇女，剧烈运动、兴奋、创伤、寒冷、午后等白细胞暂时性轻度增加，一般在（10~20）×10^9/L。

2. 病理性增多

（1）各种病菌感染：如阑尾炎、扁桃体炎、中耳炎、肺炎、败血症等。其增高程度与感染细菌种类、感染程度、感染部位有关。

（2）急性出血、溶血：内出血较外出血增多更明显，如宫外孕大出血、蛛网膜下腔出血、肠破裂出血等。急性溶血时白细胞也显著增加。

（3）中毒：化学药品及药物中毒可引起白细胞增多，代谢产物中毒，如尿毒症、糖尿病酮症酸中毒，子痫、痛风、烧伤等均能引起白细胞明显增多。

（4）严重组织损伤：如心肌梗死、脑梗死、创伤、手术等。术后白细胞增多与组织损伤程度有关。

（5）白血病：绝大多数白血病患者白细胞均明显增加。个别患者可显著增加，尤以慢性粒细胞白血病增高更显著。

（6）肿瘤：约半数以上肿瘤患者白细胞增高，消化道恶性肿瘤晚期更明显。

3. 病理性减少

（1）感染性疾病：如革兰阴性杆菌感染（如伤寒、副伤寒、布氏杆菌等），病毒感染（如流感、风疹、麻疹、病毒性肝炎等），原虫及螺旋体感染（如黑热病、疟疾、回归热等）。

（2）某些药物中毒及肿瘤化疗、放疗后。

（3）某些血液病：如再生障碍性贫血、低增生性白血病、脾功能亢进、粒细胞减少症等。

四、中性粒细胞（neutrophil，N）

（一）正常值

中性分叶核粒细胞0.50~0.70，中性杆状核粒细胞0.01~0.05。

（二）临床意义

1. 增多

（1）生理性增多：除新生儿、婴幼儿，凡引起白细胞生理性增多的因素均可引起中性粒细胞生理性增多。

（2）急性感染：尤其是化脓性感染，是引起中性粒细胞增多最常见的原因，不受白细胞总数的影响。

（3）急性出血、溶血及严重的组织损伤：其增高的程度常与白细胞总数一致。

（4）急性中毒：包括化学药品、代谢产物及生物毒素中毒。

（5）粒细胞类白血病反应：感染、大出血、大面积烧伤等可使骨髓产生过度反应，使白细胞增多，并出现幼稚中性粒细胞等类似白血病的血象改变。

（6）粒细胞白血病及恶性肿瘤晚期：急性粒细胞白血病，在白细胞明显增多时伴原始粒细胞增多；慢性粒细胞白血病，白细胞显著增多，以成熟或接近成熟的粒细胞为主。

2. 减少　凡引起白细胞总数减少的疾病均可引起中性粒细胞减少。

五、嗜酸性粒细胞

（一）正常值

嗜酸性粒细胞0.005～0.5。

（二）临床意义

1. 增多

（1）过敏性疾病：食物及药物过敏症、支气管哮喘、血管神经性水肿、血清病等嗜酸性粒细胞轻度或中度增高。

（2）皮肤病：湿疹、疱疹、药物性皮炎、牛皮癣等嗜酸性粒细胞轻度或中度增高。

（3）寄生虫病：钩虫、蛔虫、血吸虫、绦虫等嗜酸性粒细胞常增多，尤其是肠道寄生虫感染时增高更显著，有时可呈嗜酸性粒细胞类白血病反应。

（4）血液病：慢性粒细胞白血病、少见的嗜酸性粒细胞白血病、霍奇金病、脾切除等。

（5）其他：传染病恢复期、结缔组织病、高嗜酸性粒细胞综合征等。

2. 减少　见于伤寒、副伤寒，如传染病急性期（除外猩红热）、严重烧伤、大手术以后、肾上腺皮质功能亢进、大量应用肾上腺皮质激素等。

六、嗜碱性粒细胞

（一）正常值

嗜碱性粒细胞0～0.01。

（二）临床意义

增多可见于慢性粒细胞白血病、罕见的嗜碱性粒细胞白血病、骨髓纤维化及转移瘤等。

七、淋巴细胞

（一）正常值

淋巴细胞0.20～0.40。

（二）临床意义

1. 生理性增多　婴幼儿和学龄前儿童。

2. 病理性增多

（1）病毒及杆菌感染：如风疹、麻疹、流行性腮腺炎、传染性单核细胞增多症、传染性淋巴细胞增多症、伤寒、结核、百日咳等。

（2）传染病及中毒症的恢复期、肾移植术的排斥反应等。

（3）血液病：如淋巴细胞性白血病、淋巴瘤、再生障碍性贫血等。

3. 病理性减少（绝对减少）　见于放射病、细胞免疫缺陷病及应用肾上腺皮质激素治疗者。

八、单核细胞

（一）正常值

单核细胞0.03～0.08。

（二）临床意义

1. 生理性增多　儿童较成人稍高，2周内婴儿达0.15或更高。

2. 病理性增加

（1）感染：亚急性细菌性心内膜炎、结核、伤寒、疟疾、黑热病等。

（2）急性传染病、粒细胞减少症恢复期。

（3）血液病：单核细胞性白血病、粒-单核细胞性白血病、粒细胞缺乏症恢复期、骨髓增殖异常综合征等。

九、红细胞比容（hematocrit，HT）

（一）正常值

男：0.42～0.49；女：0.37～0.43。

（二）临床意义

红细胞比容又称红细胞压积，是指一定量的抗凝血积压后红细胞占全血的容积比，是一种间接反应红细胞数量、大小及体积的简单方法，综合红细胞计数和血红蛋白含量，可计算红细胞平均值，有助于贫血的形态学分类，测定方法有多种，温氏法仍是目前临床常用的方法。

1. 增多　见于各种原因引起的血液浓缩、红细胞增多症等。
2. 减少　见于各种贫血，但由于贫血类型不同，红细胞比积减少程度不同。

十、平均红细胞血红蛋白含量（mean corpuscular hemoglobin，MCH）

（一）正常值

MCH 27～31pg。

（二）临床意义

大细胞贫血高于正常，缺铁性贫血则低于正常。

十一、平均血红蛋白浓度（mean corpuscular hemoglobin concentration，MCHC）

（一）正常值

MCHC 320～360 g／L。

（二）临床意义

MCHC表示血红蛋白的浓度和红细胞比积的关系，其数值即表示血液中实际血红蛋白的浓度，既是贫血的指标，又是铁剂治疗的指证。由于正常红细胞即含有最大量的血红蛋白，因此高色素性是不可能的。因此，贫血又分为正色素性和低色素性贫血。

十二、血小板（platelet，PLT）计数

（一）正常值

PLT（100～300）×10^9／L。

（二）临床意义

血小板的数量和功能与止凝血机理有密切关系。（80～100）×10^9／L为血小板减

少状态；小于$80 \times 10^9 / L$为血小板减少；小于$50 \times 10^9 / L$，有自发性出血之可能。

1. 生理性变化　每天有6%～10%变化，运动、进食、午后、妊娠中晚期轻度升高，女性期第1天降低，第3～4天恢复正常或略高。

2. 病理性变化。

（1）血小板生长障碍：再生障碍性贫血、急性白血病、放射病、多发性骨髓瘤、骨转移瘤等。

（2）血小板破坏增加：原发性血小板减少性紫癜、脾功能亢进，系统性红斑狼疮等。

（3）血小板消耗过多：弥漫性血管内凝血、血栓性血小板减少性紫癜等。

（4）感染或中毒：伤寒、败血症、化学药物中毒等。

3. 血小板增多　原发性血小板增多症、真性红细胞增多症、慢性粒细胞白血病早期、急性出血、溶血、脾切除后等。

参考文献

1. 侯树勋. 脊柱外科学［M］. 北京：人民军医出版社，2014.

2. 贾连顺，李家顺. 脊柱创伤外科学［M］. 上海：上海远东出版社，2014.

4. 党耕町. 脊柱外科技术［M］. 北京：人民卫生出版社，2014.

9. 侯树勋. 现代创伤骨科学［M］. 北京：人民军医出版社，2015.

11. 胡有谷. 脊柱外科学［M］. 北京：人民卫生出版社，2015.

12. 胥少汀. 实用骨科学［M］. 北京：人民军医出版社，2016.

14. 荣独山. X线诊断学［M］. 上海：上海科学技术出版社，2016.

15. 李正，王慧贞，吉士俊. 先天畸形学［M］. 北京：人民卫生出版社，2016.

16. 郭世绂. 骨科临床解剖学［M］. 济南：山东科学技术出版社，2016.

17. 赵定麟，等. 现代脊柱外科学［M］. 北京：世界图书出版公司，2016.

18. 金大地. 现代脊柱外科学［M］. 北京：人民军医出版社，2017.

19. 许乙凯，陈建庭. 脊柱脊髓CT、MRI诊断学［M］. 北京：人民卫生出版社，2017.